儿童咬合诱导

全科医生进阶的必修技能

（日）关崎和夫 著   黄 河 王玲玲 主译

朱 敏 主审   胡璐璐 陈惠珍 王 芳 姜 威 副主译

下颌扩弓

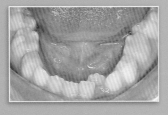
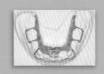
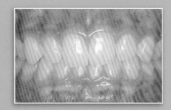

全口扩弓＋不良舌习惯 | 托槽矫正

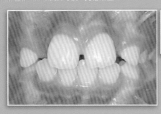
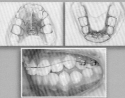
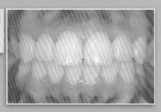

北方联合出版传媒（集团）股份有限公司

辽宁科学技术出版社

沈 阳

This is translation of GPのための咬合誘導 効果的な歯列拡大と床矯正の限界, by 関崎和夫, the Japanese edition originally published by Quintessence Publishing Co., Ltd. in Tokyo, Japan.

©2020，辽宁科学技术出版社。

著作权合同登记号：06-2015第177号。

图书在版编目（CIP）数据

儿童咬合诱导 /（日）关崎和夫著；黄河，王玲玲主译.—沈阳：辽宁科学技术出版社，2020.3（2021.5重印）

ISBN 978-7-5591-1525-6

Ⅰ.①儿…　Ⅱ.①关…②黄…③王…　Ⅲ.①儿童—牙—保健　Ⅳ.①R788

中国版本图书馆CIP数据核字（2020）第012445号

出版发行：辽宁科学技术出版社
　　　　　（地址：沈阳市和平区十一纬路25号　邮编：110003）
印 刷 者：辽宁新华印务有限公司
经 销 者：各地新华书店
幅面尺寸：210mm×285mm
印　　张：13.5
插　　页：4
字　　数：300千字
出版时间：2020年3月第1版
印刷时间：2021年5月第2次印刷
责任编辑：陈　刚　殷　欣　苏　阳
封面设计：袁　舒
版式设计：袁　舒
责任校对：李　霞

书　　号：ISBN 978-7-5591-1525-6
定　　价：328.00元

投稿热线：024-23280336
邮购热线：024-23280336
E-mail:cyclonechen@126.com
http://www.lnkj.com.cn

前言

"咬合诱导（Denture guidance）"这一专业用语诞生在1960年，至今已经沿用50多年。深田英朗医生和落合靖一医生将Brauer编著的《儿童口腔医学（Dentistry for children）》第5章 "预防矫正（Preventive Orthodontics）"出现的 "Denture guidance" 一词译为"咬合诱导"。之后，深田医生在1963年将此定义和理念发表在《小儿齿科学杂志》1卷1号中。

"牙齿自胚胎35～40日起开始形成，到完成恒牙列咬合的漫长期间，牙齿、颌骨、颜面软组织都相互影响发生了多次变化。这期间都应该尽量保持正确的生长方向，如果发现哪怕只是一点点的不协调，也要尽可能去查找原因，去除原因。另外，有时会不幸因为没有察觉到的原因导致生长方向紊乱，此时应尽早加以纠正使其回归到正确的方向。由此可见，以上的所有努力都应该被定义为'咬合诱导（Denture guidance）'。（省略）总之，把儿童口腔治疗说成是'进行正确的咬合诱导'绝不过分。"

这篇文章发表在20世纪60年代，那是一个儿童猖獗龋盛行，仅是治疗龋病就已经耗尽精力的时代，我对深田医生和落合医生提出咬合诱导理论的远见性感到非常惊讶，这在现代及未来都是通用和完美的理念。

受这个理念启发，除了龋病预防、牙周病预防这些理所应当的事情，我认为更应该从幼儿期、学龄期尽早发现和去除不正咬合的原因，联合利用颌骨、颜面部软组织、牙列的发育，建立健全的恒牙咬合。

牙列拥挤是日本人发病率较高的错殆畸形，传统的治疗从恒牙列完成时开始，多数病例不可避免地需要拔除4颗前磨牙。但是，如果在混合牙列期的适宜时期利用生长发育机制扩大牙列，依次去除引起错殆畸形的原因，向正确的方向进行咬合诱导，多数病例在恒牙列期可以通过非拔牙矫正治疗实现目标。当然，并不是所有拥挤病例都能依靠非拔牙矫正治疗解决，咬合诱导有它的界限和缺点，我将通过大量的病例加以介绍。

基于咬合诱导理念，本书将介绍"如何有效地扩大牙弓（扩弓）和活动矫治器的局限性"，如果能对大家有所帮助我将感到非常荣幸。

关崎和夫

2014年7月

序一

与关崎先生认识的时候，我刚好在编写关于咬合诱导的内容，在扩弓方面出现一些困惑。随后，我在《QUINTESSENCE》杂志上拜读了先生关于扩弓的文章，并得到了这本杂志的特别版。

后来，我又有幸邀请到先生参加了我主持的日本小儿齿科研究会，得到了很多帮助。

另外，虽然研究会更名为町田塾，事实上是关崎先生在全国各地开设的矫正齿科和小儿齿科的专科医院，召集医生组织了以咬合诱导为中心的学习会。

我从一开始主张前牙和后牙各有各的排列空间时，就必须考虑在各自的区间获得充足的间隙。获得前牙排列空间的方法包括前牙唇倾、侧方扩大牙弓、拔除部分前牙、片切等。但是，前牙唇倾和部分拔除都不符合美学的要求。另外，片切也只不过是最后的妥协方法。因此，侧方扩大牙弓是获得前牙排列空间最适宜的方法。

本书在介绍对生长发育期的牙列进行咬合诱导的同时，也介绍了对重度拥挤病例的处理方法，更着重对临床上常见的扩弓治疗进行了大篇幅的描述。

关崎先生虽然在大学毕业后就职于口腔修复科，从事研究工作，但自从开业以来，更加关注咬合诱导，并开始治疗很多病例，这也成为了本书出版的原动力。

我建议开展咬合诱导的医生一定要阅读这本书。

町田 幸雄

日本小儿齿科研究所所长东京齿科大学名誉教授

2014年7月

序二

　　作者关崎先生，常年持续发表关于"咬合诱导"的文章都以大量的临床报告为基础，而这本书更是该领域的集大成者。首先，谁都会感叹文章中有诸多病例的详细介绍。而且，作者不仅展示了成功病例，对于完全可以不发表的失败病例也进行了介绍。这就是本书的信念和使命。

　　作者倡导从失败中学习的态度与我的临床理念十分吻合。另外，被认为是先天缺失的家谱图（第1章1-2，参照图4）中，提供了家族同胞的曲面断层片，这点非常独特。众所周知，收集这些资料绝非易事。善于发现新事物的人们有着敏锐的洞察力。

　　在日本，咬合诱导历经数十年走到今天。本书的另一个特点正是考察了大量过去关于咬合诱导发表的论文，更像是一本怀旧的历史书。此外，我还非常惊讶于第2章"拥挤"的第39页（第2章2-2）中出现了"watchful neglect"一词。这在英语圈里可能不是常用语，但据我所知，最早在口腔领域出现是由榎惠先生（原东京医科齿科大学助理教授，后于日本齿科大学就任教授，已故）发表（第1章1-3，参照表4）。在临床上讨论一期矫正治疗的效果和界限的基础上，医生们如何来翻译"watchful neglect"可能是最有趣的话题。

　　能够拜读到学生时代恩师的著作，万分感激关崎老师！

　　这是在咬合诱导和颅颌面发育领域，特别是年轻医生们必须要阅读的一本书，大家或许会有新的发现。

福原 达郎

昭和大学名誉教授

原日本矫正口腔学会会长

2014年7月

荐语

咬合诱导，是我一直想要了解的，源于近年来对儿童长期口呼吸问题的关注。口呼吸被认为是影响牙颌面发育的不良习惯之一，令儿童出现牙弓狭窄、腭盖高拱、上牙前突等诸多牙颌面的问题。令人欣喜的是，越来越多的儿童口腔医生和正畸医生开始关注口呼吸的原因，关注上气道的通畅程度。但当确定了上气道的通畅性后，对于已经出现的牙颌面畸形，尤其是牙弓的狭窄，"如何去矫治？什么时候开始矫治？用什么样的矫治器？"等问题摆在了我们面前。关崎和夫先生用大量的文献和病例，在本书中给出了答案。

作为一名正畸医生，深知早期矫治的重要性，非常同意对于"咬合诱导"的广义定义。自胚胎35～40日牙齿开始形成起到完成恒牙列咬合，这是一个漫长的时期，期间的变化不仅仅是牙列及咬合，还包括颌骨、颜面的发育。无论是儿童口腔医生、正畸医生，还是口腔全科医生，如果能尽早发现儿童牙颌面的不协调，哪怕是一点点，也要尽可能去查找原因并去除原因，以维护其正确的生长方向。因此，此"咬合诱导"不单单是指治疗，更大意义在于随访、儿童口腔的保健，更是儿童牙颌面发育的管理，此乃口腔中的"上医治未病"。另一方面，对于病因去除后已经出现的牙颌面畸形，早期大多是轻度的，以最小的干预获得最大的效果，力争尽早回归到正确的生长方向，此乃"中医治欲病"。"咬合诱导"从另一层面诠释了《黄帝内经》中这句中国古语的从医意境。

初识本书的主译之一黄河医生，是惊讶于他译作的"多产"，《口腔美学修复精粹（第一卷）》《口腔美学修复精粹（第二卷）》《牙齿形态》《图解牙冠修复高级技巧》《种牙你找对医生了吗》《总义齿疑难病例解析》《口腔摄影技能——轻松拍出清晰的口内照片》《质感》《初学者的总义齿制作方法》等，没有来自院校的压力，我看到了一位不断自我加压的口腔医生。从他这里，我又认识了这一群勤奋、活跃的口腔医生，一群对专业不满足的年轻人。正是由于他们的"不安稳"，让更多的口腔医生可以读到最新的口腔方面的国际论著。

非常感谢黄河医生及译者团队的邀请，很荣幸担任本书的主审，为他们的忙碌和努力点赞。

朱敏
上海交通大学医学院附属第九人民医院
主任医师、医学博士、硕士研究生导师
2019年12月

谨以此书献给五十岚孝义先生

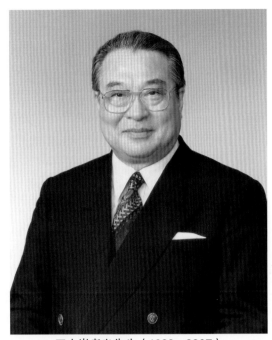

五十岚孝义先生（1938—2007）

谢辞

　　谨以此书，对前日本大学齿学部修复学教室主持固定义齿讲座的五十岚孝义先生表示谢意！恩师五十岚孝义先生，耗尽毕生的精力从事殆学的研究和临床工作，启发了无数口腔医生和口腔系学生，使得现在日本口腔医学领域人才辈出，非常值得尊敬！如果没有五十岚孝义先生在诊断方法、临床技术、摄影技巧、论文的书写及发表方法等方面的基础指导，我将无法完成大多数病例报告，更无法出版本书。没能让恩师读到本书是永远的遗憾！

主审

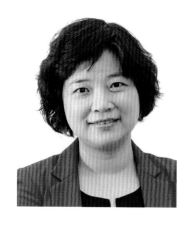

朱敏，上海交通大学医学院附属第九人民医院口腔颅颌面科副主任、主任医师、医学博士，硕士研究生导师。

国际牙医师学院院士，中华口腔医学会口腔正畸专业委员会委员，中国整形美容协会牙颌颜面医疗美容分会常务理事，中国医师协会睡眠呼吸专业委员会口腔学组组长，中国睡眠研究会睡眠呼吸障碍专业委员会常委，中国睡眠研究会睡眠医学教育专业委员会常委，中国整形美容协会数字与精准医学分会颅颌面畸形专业委员会副主任委员。获得多项国家、省部级课题资助，第一作者或通讯作者发表SCI收录论文16篇，拥有专利8项。

临床主要从事牙颌面畸形的正颌正畸联合治疗、成人睡眠呼吸障碍的口腔矫治器治疗、儿童及成人OSAHS相关牙颌面畸形的序列治疗、唇腭裂的正畸序列治疗等。

主译

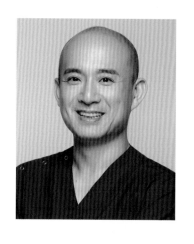

黄河，苏州索菲亚齿科院长，毕业于日本鹿儿岛国立大学齿学部，拥有中日两国医师资格。

苏州民营口腔医疗协会副会长，华人美学牙科学会（CAED）理事，国际种植医师学会（ICOI）研究员（FELLOW），中日医学技术交流协会口腔分会委员，江苏省口腔医学会委员，中华口腔医学会口腔种植专业委员会会员，江苏省口腔综合病例大赛二等奖，美国隐适美认证医师，士卓曼特约讲师，义获嘉伟瓦登特公司特邀讲师，GC而至齿科有限公司特邀讲师。

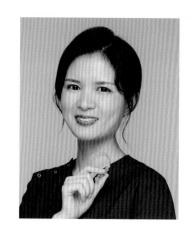

王玲玲，毕业于苏州大学医学部口腔医学系。美国隐适美认证医师，芬兰罗慕认证医师，韩国庆北大学齿科学院MIA正畸认证，韩国IFEA研修，中日口腔美学修复论坛研修，中国TWEED中心研修，口腔粘接修复技术MICD研修。

副主译

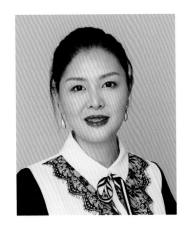

　　胡璐璐，福建医科大学硕士生。访澳学者，拜博口腔北京总院儿牙总监，华人美学牙科学会会员，伯斯康口腔学院特聘讲师，义获嘉伟瓦登特公司认证讲师。擅长成人美学设计及修复、儿童美学修复，以美学为导向的青少年颌骨管理，以美学为导向的正畸治疗。

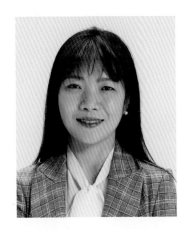

　　丁香梧桐（陈惠珍），新加坡国立大学牙科博士，同济大学儿童口腔医学硕士。杭州青上矫正齿科联合创始人，国际儿童牙科协会会员，中华口腔医学会儿童口腔医学专业委员会会员，中国医师协会睡眠医学专业委员会会员。《儿童护牙宝典》作者，西湖儿童牙科专业论坛发起人，新浪微博认证健康博主"儿童牙医丁香梧桐"。

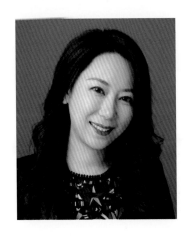

　　王芳，上海马泷澄心&丽洁口腔门诊部院长。湖北口腔医学会口腔美学专业委员会委员，中华口腔医学会会员，中华口腔医学会正畸专业委员会会员，中华口腔医学会修复专业委员会会员，中华口腔医学会美学专业委员会会员。欧洲美容牙科学会认证口腔美容大师（DSD MASTER），美国隐适美隐形矫正全球讲师，美国隐适美隐形矫正美学讲师，美国USC南加州大学访问学者。华人美学大赛冠军，韩国庆北大学齿科学院MIA正畸认证，日本IPOI牙周专科医师认证。

译者名单

主 审

朱 敏（上海交通大学医学院附属第九人民医院）

主 译

黄 河（苏州索菲亚齿科）

王玲玲（苏州索菲亚齿科）

副主译

胡璐璐（拜博口腔北京总院）

陈惠珍（杭州青上矫正齿科）

王 芳（上海马泷澄心&丽洁口腔门诊部）

姜 威（上海嘉定区牙病防治所）

译 者

李 莹（奥新全民口腔医院）

雷 蕾（中南大学湘雅口腔医院）

曹玉林（益阳医学高等专科学校口腔医学系）

施璐琪（苏州索菲亚齿科）

目录 CONTENTS

第**1**章

咬合诱导

1-1 什么是咬合诱导?

咬合诱导的历史

　　"咬合诱导（Denture guidance）"作为口腔医学术语最初出现在1963年出版的《小儿齿科学杂志》1卷1号中，由深田医生为咬合诱导做了定义并发表[1]（图1）。那年，日本儿童口腔医学会创立，是日本儿童口腔医学的黎明期[2]。

　　咬合诱导最初由落合医生在翻译Brauer编著的《儿童口腔医学（Dentistry for children）》时发现，在"预防矫正（Preventive Orthodontics）"一章中经常出现"Occlusal guidance""Denture guidance"用语，他将"Occlusal guidance"译为"咬合的诱导"，将"Denture guidance"译为"牙列的诱导"。后来，同深田医生商议后将"的"去除定为"咬合诱导"。"Denture guidance"一词首次被Brauer使用在书中，深田医生根据其定义和理念创造出纯日本化用语"咬合诱导"[3-4]。

　　大多数口腔医生将咬合诱导理解为"儿童期简单的矫正治疗（狭义的咬合诱导——手段）"。但是，深田医生最初定义的咬合诱导是指"为诱导获得正确的咬合所采取的儿童口腔治疗措施（即广义的咬合诱导——理念）"[5]（图2）。

　　咬合诱导作为学术术语在儿童口腔医学及一般临床口腔医学领域被认定后，又出现"咬合育成"一词。"咬合"与"育成"是常用的术语，"咬合育成"作为术语最初在1977年坂本医生[6]的论文中出现，并于1979年由井上医生[7]和坂本医生[8]在论文的标题中使用后普及起来。提倡咬合育成的井上医生曾和深田医生有过对话[9-10]，在之后的论文中也确认了咬合育成和广义的咬合诱导相同，那使用咬合诱导是不是更合适呢？但井上医生并没有改变自己的说法。

　　咬合诱导（1963）后出现咬合育成（1977），又经过一段时间出现了牙列育成[12]（1995）、口腔育成[13]（2003）、口腔成育[14]（2003）等各种各样的术语。但是，从这些术语的定义和治疗内容来看，没有一个超过1963年深田医生定义的咬合诱导理念，都只是在其范围内。

世界通用的咬合诱导术语

　　町田医生[15]曾经评价："当时日本儿童口腔医学还处于发展阶段，深田医生能够提出这样精准的术语非常值得敬佩。如今，'咬合诱导'一词不仅在儿童口腔医学领域，在日本的口腔医学界也被完全肯定。希望能早日成为世界通用的医学术语。"笔者也非常同意。

　　咬合诱导在世界不能通用的意见也存在。虽然口腔界不断地从欧美引进医学术语、知识和技术，但从现在开始应该习惯使用从日本启用的术语、定义和理念。另外，也有口腔医生认为"咬合诱导"用语已经过时。但是今天，当笔者再次重温深田医生的咬合诱导理念时并没有感到过时，反而非常敬佩他的深知远见。

　　因此，笔者向在日本推广像"咬合诱导"这样完美术语和理念的落合先生、深田先生等先辈的伟业表示敬意，并且将坚定地继续使用"咬合诱导"这一原创术语[4,16-18]。

第1章 1 咬合诱导

第2章 2 拥挤

第3章 3 下颌扩弓

第4章 4 上颌扩弓

第5章 5 扩弓治疗的困难期在于侧方牙群替换期

第6章 6 全口扩弓的实际病例

第7章 7 扩弓治疗的验证

第8章 8 上下颌扩弓成功的关键

■咬合诱导的定义（深田，1963）

牙齿自胚胎35~40日起开始形成（注），到完成恒牙列咬合的漫长期间，牙齿、颌骨、颜面软组织都相互影响发生了多次变化。这期间都应该尽量保持正确的生长方向，如果发现哪怕只是一点点的不协调，也要尽可能去查找原因，去除原因。另外，有时会不幸因为没有察觉到的原因导致生长方向紊乱，此时应尽早加以纠正使其回归到正确的方向。

由此可见，以上的所有努力都应该被定义为"咬合诱导（Denture guidance）"。（省略）

总之，把儿童口腔治疗说成是"进行正确的咬合诱导"绝不过分（图3）。

注：深田的原著论文中记载的是"出生后35~40日"，笔者认为可能是"胚胎35~40日"发生笔误，根据笔者的判断加以修改（参考文献[19]）

图1 深田定义的咬合诱导（1963）。根据文献[1]稍加修改引用。

咬合诱导（狭义）
通过对错殆畸形的早期发现、早期治疗达到恒牙列正常咬合的各种治疗方法

- 间隙保持装置
- 间隙获得
- 牙齿轻微移动
- 牙弓扩大
- 咬合调整
- 发现萌出异常
- 萌出诱导
- 肌功能训练
- 口腔不良习惯的预防与破除
- 其他

咬合诱导（广义）
为诱导获得正确的咬合所采取的儿童口腔治疗措施

- 龋病治疗及预防
- 根管治疗
- 牙周治疗
- 牙冠修复
- 外科
- 饮食指导
- 健康教育
- 其他

图2 广义的咬合诱导与狭义的咬合诱导。

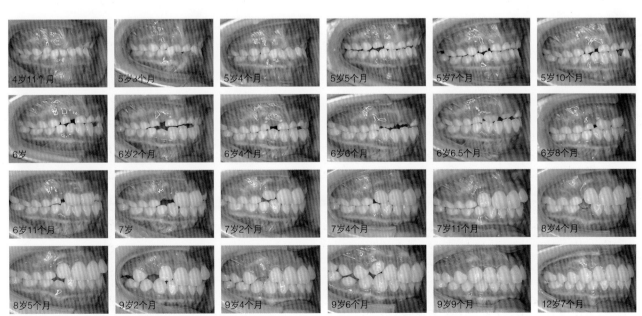

4岁11个月 | 5岁3个月 | 5岁4个月 | 5岁5个月 | 5岁7个月 | 5岁10个月

6岁 | 6岁2个月 | 6岁4个月 | 6岁6个月 | 6岁6.5个月 | 6岁8个月

6岁11个月 | 7岁 | 7岁2个月 | 7岁4个月 | 7岁11个月 | 8岁4个月

8岁5个月 | 9岁2个月 | 9岁4个月 | 9岁6个月 | 9岁9个月 | 12岁7个月

图3 将反殆诱导为正常咬合的病例。

 要点

咬合诱导的关键是什么？
咬合诱导中"错殆畸形'苗头'的早期发现"和"尽早向正确的方向诱导"至关重要。

1-2 如何发现错殆畸形的"苗头"？

■乳牙列完成期出现的错殆畸形（上部为儿童照片，下部为家长照片）

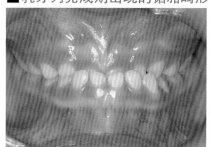

图1a 乳牙列完成期呈现反殆。

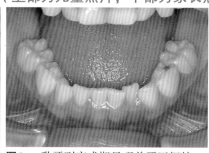

图1c 乳牙列完成期呈现前牙区拥挤。

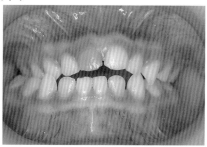

图1e 乳牙列完成期呈现磨牙区反殆、偏颌、吮指习惯导致开殆。

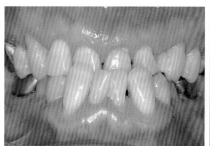

图1b 上图（图1a）父亲的口内照。骨性反殆。

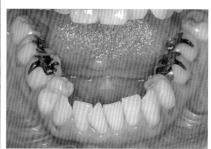

图1d 上图（图1c）母亲的口内照。下颌前牙区、前磨牙区拥挤。

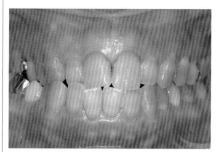

图1f 上图（图1e）母亲的口内照。磨牙区反殆、偏颌。

从健全的牙列发现错殆畸形的"苗头"很难

发现乳牙列期已经出现的错殆畸形，并且预测、诊断恒牙列将出现怎样的错殆畸形并不困难。如果不及时治疗乳牙列的反殆、拥挤、偏颌、开殆、牙弓狭窄等问题，将在恒牙列期发展为同样的错殆畸形（图1）。另外，乳前牙存在融合牙或先天缺失牙时，恒牙列期多数将出现前牙拥挤或先天缺失；乳磨牙的先天缺失或龋源性早期丧失对继替恒牙列也会产生很大的影响。

但是，从健全的牙列发现错殆畸形的"苗头"相当困难（图2）。健全的乳牙列替换为恒牙列后，三人中就有两人（65.1%）发展成错殆畸形（图3）[1]。出现这样的情况，不仅是家人无法察觉，甚至大部分临床医生（General Practitioner，以下简称GP）也不清楚其中原因。

预测遗传因素的关键

那么，怎样做才能一眼识别出乳牙列错殆畸形的"苗头"呢？

笔者通常会结合儿童的口内情况和家族遗传因素来预测恒牙列的发展，并且会预先向家长说明存在错殆畸形的遗传因素（图4）。错殆畸形受遗传因素的影响较大，因此熟知其他家庭成员的面貌和牙列状态非常重要。为了获得这些信息，设立家庭医生的机制十分必要。

■乳牙列未呈现错𬌗畸形

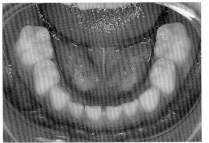

图2a　健全的乳牙列。

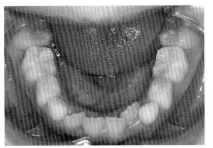

图2b　替换期切牙出现拥挤。

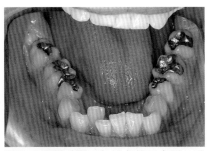

图2c　左图（图2b）母亲的口内照。重度拥挤和牙弓狭窄。

■健全的乳牙列发展为恒牙列错𬌗畸形的发生率和种类

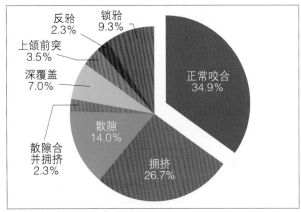

反𬌗
2.3%

锁𬌗
9.3%

上颌前突
3.5%

深覆盖
7.0%

散隙
14.0%

正常咬合
34.9%

散隙合
并拥挤
2.3%

拥挤
26.7%

图3　健全的乳牙列替换为恒牙列后，约2/3发展为错𬌗畸形。参考文献[1]。

■遗传因素引起的先天性缺失

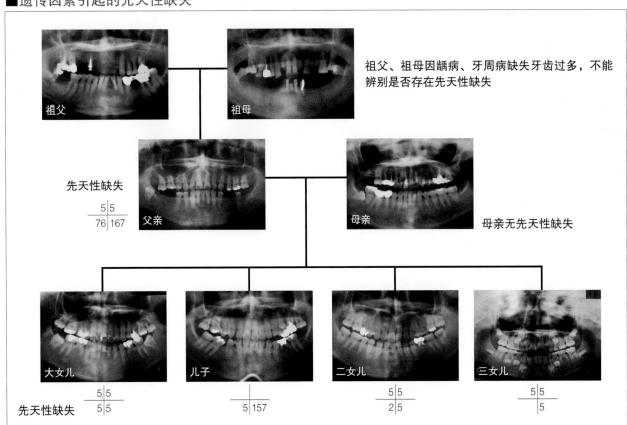

祖父

祖母

祖父、祖母因龋病、牙周病缺失牙齿过多，不能辨别是否存在先天性缺失

先天性缺失

$\dfrac{5|5}{76|167}$　父亲

母亲　母亲无先天性缺失

大女儿

儿子

二女儿

三女儿

先天性缺失　$\dfrac{5|5}{5|5}$　　$\dfrac{\ \ |\ \ }{5|157}$　　$\dfrac{5|5}{2|5}$　　$\dfrac{5|5}{\ |5}$

图4　为掌握先天性缺失的遗传性，熟知其他家庭成员的面貌和牙列状态非常重要。

第1章
1 咬合诱导

第2章
2 拥挤

第3章
3 下颌扩弓

第4章
4 上颌扩弓

第5章
5 扩弓治疗的困难期在于侧方牙群替换期

第6章
6 全口扩弓的实际病例

第7章
7 扩弓治疗的验证

第8章
8 上下颌扩弓成功的关键

■吮指、吐舌等不良习惯

[吮指导致开𬌗]

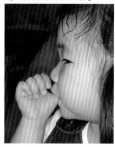 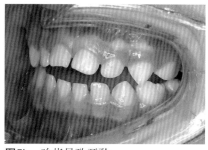 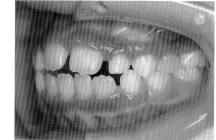

图5a　3岁2个月，女性。　图5b　吮指导致开𬌗。

图5c　8岁1个月时吮指习惯自然消失，前牙区开𬌗得到改善。

[吐舌导致开𬌗]

初诊时

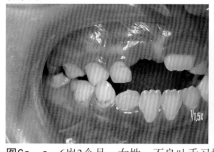 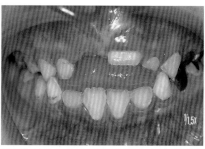 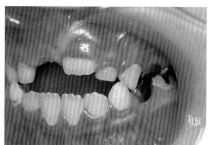

图6a～c　6岁3个月，女性。不良吐舌习惯导致开𬌗。饮食时存在婴儿式吐舌吞咽习惯，恒牙低位。指导正确的舌位、吞咽方法及唇肌训练1年，在没有使用防止吐舌的装置下自然地矫正了开𬌗。

第二磨牙萌出完成时

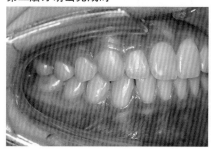 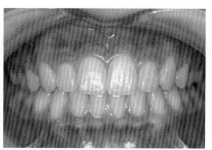 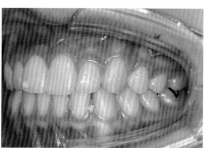

图7a～c　12岁8个月。第二磨牙萌出完成时。为避免导致恒牙列的开𬌗，希望尽早改正吐舌习惯。

环境因素和错𬌗畸形的"苗头"

错𬌗畸形的"苗头"除了遗传因素，还有环境因素。我们需要注意吮指（图5）、吐舌（图6，图7）等不良习惯以及俯卧睡等姿态，也需要关注儿童在饮食、看电视、玩电子游戏时的姿态，这些资料的收集离不开家庭成员的协助。遗传因素无法改变，但是在家庭和口腔医生的协助下，应该尽可能地去除环境因素。

容易被忽视的乳牙龋源性根尖病变

作为口腔医生，当然要避免龋病引起的乳牙

■ 后继恒牙胚避开根尖病变的现象

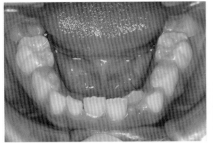

图8a　7岁2个月。

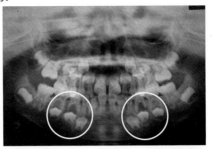

图8b　7岁2个月。双侧第一前磨牙牙胚正常萌出。

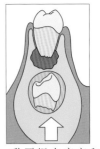

图8c　乳牙根尖病变和恒牙胚。

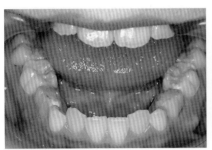

图8d　9岁1个月。

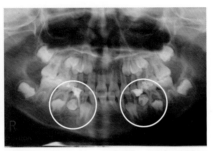

图8e　9岁1个月。双侧第一恒磨牙牙胚旋转，向颊侧萌出。

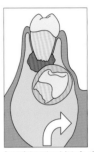

图8f　恒牙胚避开根尖病变，异位萌出。

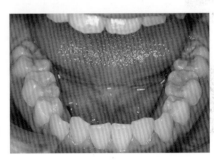

图8g　10岁9个月。当拔除下颌双侧第一乳磨牙后，第一前磨牙改变萌出方向，基本萌出正常。

早失。而乳牙根尖病变作为错殆畸形的"苗头"常常被忽视。大部分GP都有这样的经验，在乳磨牙残留的情况下，继替恒牙从颊侧异位萌出的情况较常见。这是由于龋病乳牙存在根尖病变，继替恒牙因防御性保护而出现回避现象[2-4]（图8a~f）。

关于咬合诱导，存在为了保持间隙而尽可能保留乳牙的说法，但也要看时期和场合。当出现恒牙牙胚回避根尖病变的现象时，应该尽早拔除乳牙，并使用丝圈式固定间隙保持器保留萌出空间，期望继替恒牙沿正常方向萌出（图8g）。为获得健全的恒牙列，要对失活乳牙定期行X线检查等。然而，比这更重要的事情是不让乳牙失活，必须加强龋病管理、龋病预防。

第1章　咬合诱导

第2章　拥挤

第3章　下颌扩弓

第4章　上颌扩弓

第5章　扩弓治疗的困难期在于侧方牙群替换期

第6章　全口扩弓的实际病例

第7章　扩弓治疗的验证

第8章　上下颌扩弓成功的关键

1-3 何时开始咬合诱导？

■在诊室内经常听到的对话

［对话1］
"医生，孩子6岁的时候，我们同医生商谈过牙齿不整齐的事情。但是那个医生说还太早。"

［对话2］
"前些日子带孩子去附近的口腔医院检查，医生说现在开始治疗牙齿不齐有点晚了……"

［对话3］
"我的孩子从7岁开始矫正，已经花了6年时间。"

根据文献[1]部分引用

治疗时机是永远的课题

"怎样判断从何时开始治疗？"

这是矫正和咬合诱导的专家在以往常年讨论也未得出答案的难题。在20世纪60年代后期的日本，高桥[2]、榎[1]和福原[3]等矫正专家在很多地方学会上围绕着"早期治疗的是与非"展开了激烈的讨论，这些讨论内容和当时的情况被他们用文献记载下来，距今已经四五十年。重新阅读这些文献，笔者发现关于早期矫正开始时机的问题同当时的情况一样，并且这些专家通过众多研究和临床实践得到的结论仍然被视为经典。

笔者也开展了大量从切牙替牙期开始的咬合诱导矫正治疗，属于早期矫正的支持者。但是，并不是所有病例都适合早期治疗。榎[1]在各类学会和文献中提倡这个理念，后来，坂井[4]、浅井[5]等提出

了watchful neglect（发现错𫞩畸形的时候不一定是矫正开始的时机，定期密切观察不予以治疗）。另外，我们需要细心谨慎地思考病例，探求"何时做？做什么？为什么做？"。这也是榎、坂井另一个文献的课题。关于咬合诱导的治疗介入时期，可以阅读坂井[4]的"咬合诱导的步骤"，有很大的参考价值（表1）。

另外，对于像笔者这样开展早期矫正治疗的医生，应该将坂井[4]的"预防矫正所必需的能力（表2）"和浅井[5]的"关于咬合诱导，医患双方应有的状态（表3）"，铭记在心。笔者在矫正开展的早期很苦恼，常常反复阅读高桥、榎、福原等的文献，也常常自我反省"早期治疗是否合适"。希望开展早期矫正治疗的口腔医生一定要阅读高桥、榎、福原、坂井、浅井等人的文献（表4），定会有所帮助。

表1　咬合诱导的步骤。引用文献[4]

步骤	时期	治疗目标	治疗内容
咬合诱导前期	乳牙咬合建立 0～2岁	获得咀嚼能力	指导哺乳、断乳和辅食喂养 （饮食指导）
第1期咬合诱导	乳牙列期及第一磨牙萌出期 3～4岁 5～6岁	维持健全的乳牙咬合和功能 改善咬合关系 诱导第一磨牙	治疗龋病、保持间隙 解除反𬌗、锁𬌗 破除口腔不良习惯 解除第一磨牙异位萌出
第2期咬合诱导	切牙替换期 7～8岁	密切关注切牙区替换，获得正常的覆盖和排列	治疗切牙咬合异常 破除口腔不良习惯
第3期咬合诱导	侧方牙替换期 9～11岁	密切关注侧方牙替换，维持第一磨牙正常咬合	解除锁𬌗 第一磨牙的远中移动
第4期咬合诱导	恒牙列期 12岁～	协调软、硬组织的形态和功能	传统矫正治疗

表2　预防矫正所必需的能力。引用文献[4]

1. 能够判断初期的错𬌗畸形。
2. 能理解错𬌗畸形的原因。
3. 能制订出预防措施。
4. 具备简单矫正到标准方丝弓的治疗技能。
5. 能预测将来的牙列和咬合状态。

表3　关于咬合诱导，医患双方应有的状态。引用文献[5]

1. 选择的治疗方法对患者而言是正确而必要的吗？
2. 治疗效果是否只是暂时性的？
3. 治疗效果同付出的时间、费用以及患者的努力是否均衡？
4. 是否存在时间更短、花费更少就能得到同样效果的方法？
5. 治疗后是否会在将来诱发颞颌关节、咬合功能、牙周等方面的新问题？
6. 如果需要做出某些牺牲，应该怎样考虑优先顺序？

表4　必读文献推荐

1. 榎 惠，何时做？做什么？为什么做？矫正治疗开始时的建议。
   齿科展望1965；25（4）：639-653, 25（5）：767-781, 25（6）：1001-1010.
2. 高桥新次郎，矫正治疗开始的时机。
   近东矫正杂志1967；2（1）：7-14.
3. 福原达郎，矫正治疗开始时机的疑问（上，下）——知识与智慧的缺失。
   齿科展望1968；31（6）:929-938, 31（7）：1161-1169.
4. 坂井正彦，咬合诱导——何时做？做什么？为什么做？——咬合诱导的基本思考方法。
   小儿齿科临床2002；7（10）：85-91.
5. 浅井保彦，关于咬合诱导，医患双方应有的状态。
   矫正临床杂志2001；（1）：65-88.

1-4 早期治疗的是与非

早期治疗的期望：最小的干预，最大的效果

与传统矫正治疗相比，咬合诱导大多数从幼儿期和学龄前期就开始进入早期治疗阶段。早期治疗的目的无非是在"最小的干预"下达到"最大的效果"[1]。

"最小的干预"大多数指向拔牙或非拔牙问题。非拔牙虽然被认为是最小的干预，但大多数情况是，为了避免拔牙，医生需要从替牙初期开始就对患者进行长期管理。这种长时间的管理，实际上对医患双方反而变成了最大的干预[2]。相反，也存在不进行早期治疗，在确定了生长发育状态的情况下，到了恒牙列期再做出诊断，必要时减数拔牙矫正的方法。这是因为治疗方法和时机已经基本确定，如果拔牙是必要的，并且能

简化矫正装置、减少佩戴时间、降低龋病和牙周病的风险，从长远来看也可以被认为是最小的干预。

有利于儿童生长发育的咬合诱导

事实上，花费了医患双方很长时间和精力的咬合诱导遭到了很多正畸专科医生的批评[3]。咬合诱导的理想状态是在短时间内完成最简单的矫正治疗和必要的早期矫正。但是，随着时间的流逝，伴随着儿童的生长发育，我们应该以预防龋病和牙周病，获得健全的恒牙列为目的，重新理解深田提倡的咬合诱导理念。患者、家庭和口腔医生将共同迎来追求慢生活和健康的时代[4]（图1～图3）。

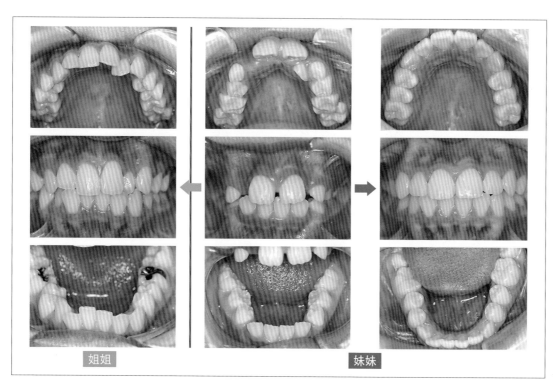

姐姐　　　　　妹妹

图1 有同样的遗传因素，咬合诱导后得到无龋病的健康牙列。

■长期的咬合诱导过程

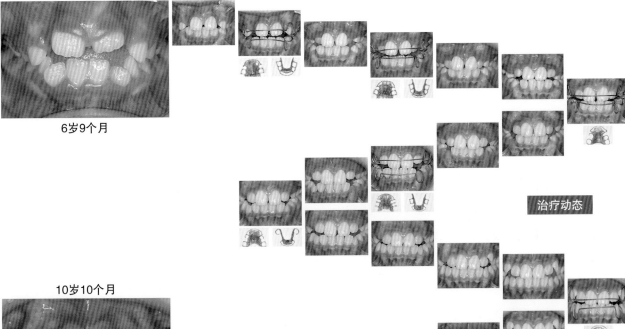

6岁9个月

10岁10个月

图2 咬合诱导的漫长过程。

治疗动态

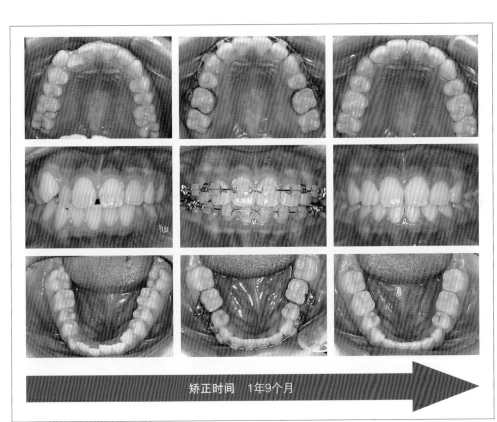

图3 确定生长发育状态，在恒牙列期进行矫正的方法。如果拔牙是必要的，并且能简化矫正装置、减少佩戴时间、降低龋病和牙周病的风险，也可以被认为是最小的干预。

矫正时间 1年9个月

早期治疗成功与否的关键

无法预测的错𬌗畸形多由"牙量、骨量不协调（discrepancy）"导致

肯定早期治疗的口腔医生，像深田咬合诱导定义[1]的那样，根据"发育方向一旦出现错位，应该尽早引导到正确位置"的理论，进行着"正确方向的咬合诱导"。但是，尽管进行了长期的治疗，并非所有的早期治疗都能顺利完成。最终，错𬌗畸形仍然存在，变成了"无法预测的错𬌗畸形"。

与五沢[2]观察了替牙期接受治疗的67名患者，仅25%（17名）的患者在恒牙期不需要矫正，75%（50名）的患者仍需再矫正治疗。另外，大多数在恒牙期再矫正的患者是要解决"牙量、骨量不协调（discrepancy）"[3-4]的问题。坂井[5]对103名患者进行口腔管理，包括从乳牙期开始的咬合诱导以及龋病治疗。直到第二磨牙萌出完成前阶段，坂井调查发现，35.9%（37名）的患者又出现了错𬌗畸形，并推测在第二磨牙、第三磨牙萌出完成后错𬌗畸形的人数将增加。另外，他还认为

在恒牙期出现错𬌗畸形，45%是由牙量和骨量不协调所致。

笔者[6]也对第二磨牙萌出前的30名患者进行了咬合诱导，发现46.7%（14名）的患者在恒牙期仍需要矫正治疗，其中57.1%（8名）的患者由牙量和骨量不协调导致错𬌗畸形（图1~图3）。

因此，观察早期治疗失败的病例会发现，大多数"不能预测的错𬌗畸形"是包括拥挤在内的"以牙量和骨量不协调为基础的错𬌗畸形"，而非上颌前突或下颌前突。浅井[7]也指出，"在乳牙期需积极治疗的反𬌗病例并不是很多，更多的是拥挤病例"，并指出即使是反𬌗的早期治疗，很多时候也隐藏着"牙量和骨量不协调导致的错𬌗畸形"。

对于"牙量、骨量不协调（discrepancy）"导致的错𬌗畸形以外的病例，早期治疗成功率高

反过来说，如果能避开已经确诊或将来可能出现的"牙量、骨量不协调（discrepancy）"导致的错𬌗畸形，早期矫正的成功率可能性就高，也可能会得出早期矫正非常有效的结论。事实上，笔者选择合适的病例后在早期使用简单的装置进行短期咬合诱导，这些病例在恒牙期避免再次矫正的情况非常多（参照第1章1-7），因此不能一概而论得出"早期矫正是没有意义的"结论[6-8]。但这些是在避开"牙量和骨量不协调导致的错𬌗畸形"的基础上得到的结果，还不能根本解决全部的问题。笔者将在后面的"上颌扩弓"和"下颌扩弓"的章节中详细讨论。

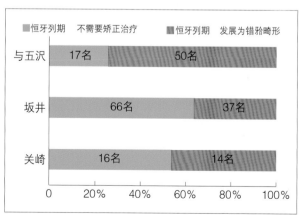

图1 替牙期早期治疗后病例的转归。

咬合诱导失败的病例

■病例1

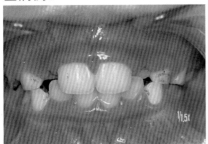

图2a　初诊时。8岁1个月，男性。侧切牙反𬌗。

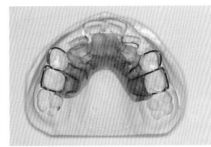

图2b　活动矫治器。上颌侧切牙唇侧移动。

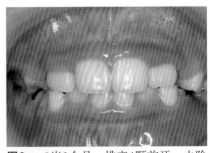

图2c　8岁3个月。排齐4颗前牙，去除装置，观察。

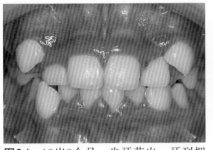

图2d　10岁8个月。尖牙萌出，牙列拥挤。

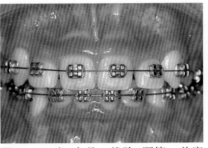

图2e　11岁5个月。拔除4颗第一前磨牙，托槽固定矫正。

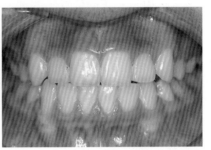

图2f　15岁8个月。矫正结束后1年8个月，现在定期复查中。

■病例2

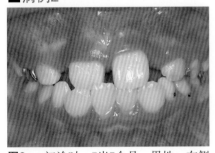

图3a　初诊时。7岁7个月，男性。右侧切牙反𬌗。

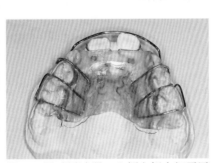

图3b　活动矫治器。上颌右侧中切牙唇侧移动。

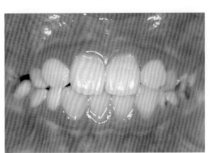

图3c　8岁4个月。排齐4颗前牙，去除装置，观察。

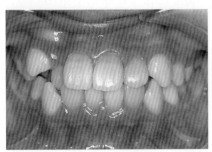

图3d　11岁2个月。尖牙萌出，牙列拥挤。

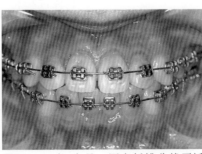

图3e　12岁7个月。固定托槽非拔牙矫正。

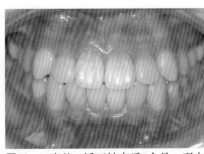

图3f　13岁整。矫正结束后5个月，现在定期复查中。

第1章 1 咬合诱导

第2章 2 拥挤

第3章 3 下颌扩弓

第4章 4 上颌扩弓

第5章 5 扩弓治疗的困难期在干侧方牙群替换期

第6章 6 全口扩弓的实际病例

第7章 7 扩弓治疗的验证

第8章 8 上下颌扩弓成功的关键

1-6 切牙替换期的咬合诱导

切牙替换期判断治疗干预时机

笔者在替牙初期，也就是切牙替换期判断治疗干预的时机，随后开始咬合诱导的情况较多。理由如下：

患者或家属曾经察觉到下颌切牙拥挤或个别切牙反𬌗等错𬌗畸形，希望接受咬合诱导治疗。

作为口腔医生，我们很容易根据切牙的大小及萌出状态在某种程度上进行生长预测和制订矫正治疗方案。

乳牙期出现的反𬌗、偏颌、吮指导致的开𬌗等，虽然可以从乳牙列完成期就开始治疗干预，但由于个体差异，应该仔细判断干预的适宜时机。

不要受初诊时主诉的干扰

在切牙替换期来本院就诊的患者，其主诉种类（图1）及分配比例（图2）如下所示[1-2]。多数为个别牙反𬌗（40%），经过详细的检查后笔者发现部分患者存在拥挤倾向的"牙量和骨量不协调导致的错𬌗畸形"（表1），这同样可以在其他主诉病例中发现。对于初诊时主诉是拥挤的患者，我们当然会按照解除拥挤的方向诊治。但是，对于拥挤以外的主诉患者，医生容易受到主述的干扰，如果只是对症治疗，就可能出现前述的"无法预测的错𬌗畸形，牙量和骨量不协调导致的错𬌗畸形"（图3，图4）。笔者早期的咬合诱导病例中也出现了数例同样的失败（第1章1-5，图2，图3）。总之，避免初诊时主诉的干扰，找出患者主诉隐藏的本质问题，正确预测和诊断出拥挤倾向是早期治疗成功的关键。

■切牙替换期出现的错𬌗畸形

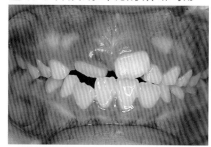

图1a 个别牙反𬌗。

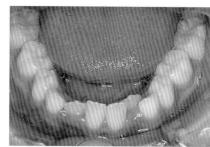

图1b 拥挤。

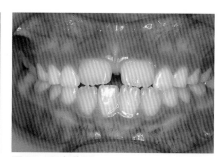

图1c 正中分开。

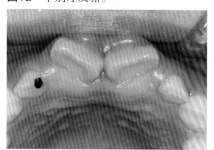

图1d 扭转。

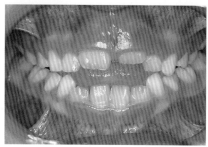

图1e 开𬌗、吐舌。

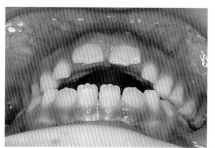

图1f 上颌前突。

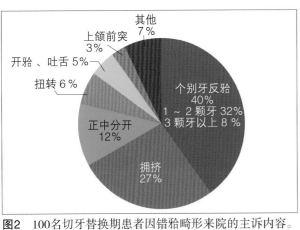

图2　100名切牙替换期患者因错𬌗畸形来院的主诉内容。表1详细表示了数量分布。

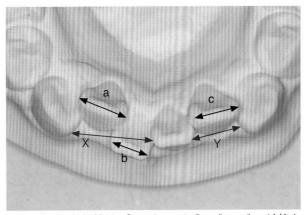

图3　尖牙间的拥挤量=［X－（a＋b）］＋［Y－c］。计算方法详见第3章3-5。

表1　下颌双侧乳尖牙未替换时来院就诊的100名患者的主诉和病例数统计表

	病例数	拥挤量（尖牙间的拥挤量）				
		没有	1mm以下	1~2mm（不含）	2~3mm（不含）	3mm以上
个别牙反𬌗——1~2颗牙	32	17	4	6	4	1
个别牙反𬌗——3颗牙以上	8	8	0	0	0	0
拥挤	27	0	0	9	8	10
正中分开	12	8	1	1	0	2
扭转	6	3	1	2	0	0
开𬌗、吐舌	5	3	1	1	0	0
上颌前突	3	1	0	1	0	1
其他	7	6	0	1	0	0
合计	100	46	7	21	12	14

■切牙替换期的咬合诱导

[个别牙反𬌗]

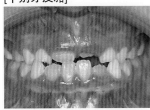

图4a　7岁3个月。活动矫治器推上颌中切牙唇侧移动。

 12年10个月后

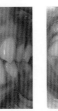

图4b　20岁整。

[拥挤]

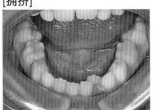

图4c　7岁10个月。活动矫治器扩大下颌牙弓。

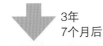 3年7个月后

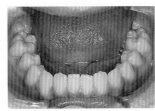

图4d　11岁6个月。

[偏颌、磨牙反𬌗]

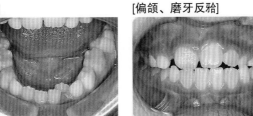

图4e　8岁11个月。活动矫治器扩大上颌牙弓。

7年2个月后

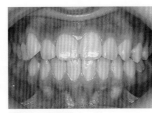

图4f　16岁整。

[开𬌗、吐舌]

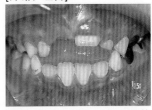

图4g　6岁3个月。在且牙替换期进行肌肉训练，破除吐舌习惯。

5年10个月后

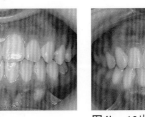
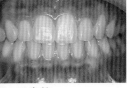

图4h　12岁整。

1-7 咬合诱导的案例

[病例1] 前牙反殆、偏颌、上颌右侧第一磨牙近中扭转（图1）

患者：8岁整，女性。
主诉：前牙地包天。
诊断：前牙反殆；下颌左侧偏斜；上颌右侧第二乳磨牙

早失，第一磨牙近中移位。
治疗方案：活动矫治器推上颌中切牙唇侧移动，右侧第一磨牙远中移动。

■初诊时　8岁整

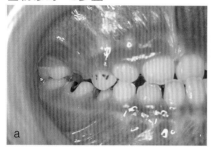 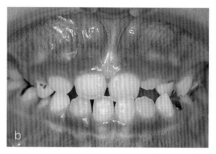 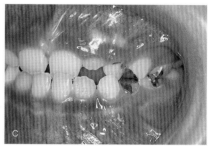

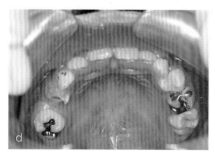 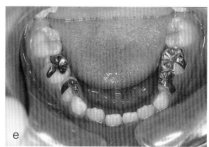

图1a～e　初诊时。

得到患者及家长的理解同意后开始咬合诱导治疗

因为从切牙替换期开始咬合诱导，持续到恒牙列完成期要经过很长时间，常常对医生和患者产生很大压力。因此，在幼儿期不仅要进行简单的矫正治疗，"狭义的咬合诱导"，还要进行包括龋病和牙周病预防等儿童口腔治疗，即"广义的咬合诱导"。向患者及家长说明这些治疗的必要性非常重要。这样，患者就会意识到除了矫正

还包括持续的预防治疗，不会单纯地认为矫正治疗时间长，从而减少了精神负担。

本院在定期复诊时拍摄照片，向患者和家长展示利用生长发育规律的咬合诱导正缓慢地发生改变。因此，患者每次来院都对看到的变化很感兴趣[1]。John Mew[2]说："咬合诱导成功的秘诀是'和小患者成为朋友'。"本院一直坚持"无论何时都不厌烦、不放弃，倾尽全力耐心地陪伴成长"的理念进行咬合诱导治疗。

■右侧第一磨牙远中移动（侧方牙群替换期）

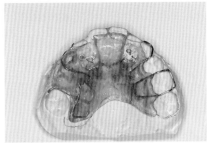

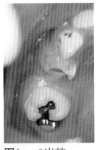

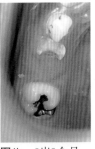

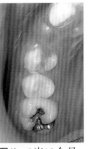

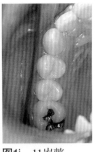

图1f　制作活动矫治器，推上颌切牙唇侧移动，右上第一磨牙远中移动。

图1g　8岁整。　　　图1h　8岁9个月。　　　图1i　9岁10个月。　　　图1j　11岁整。

图1g～j　9个月的远中移动后获得了足够的生长空间。8岁9个月时去除矫治器，后观察随诊，11岁整侧方牙群萌出完成。

■14岁5个月，第二磨牙萌出完成

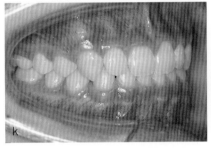

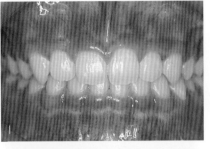

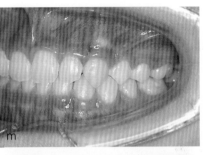

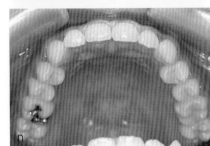

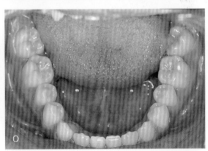

图1k～o　14岁5个月。第二磨牙萌出后患龋风险高，对初诊时已进行嵌体修复的第一磨牙施行预防充填。

■23岁4个月，定期复查

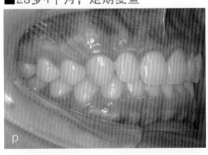

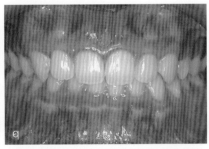

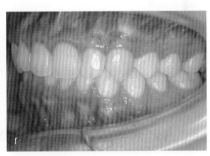

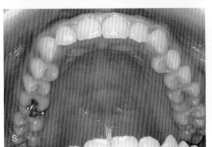

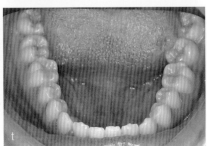

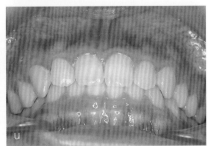

图1p～u　8岁时接受了简单的早期矫正，历时9个月。23岁4个月时，第三磨牙完全萌出。在患者患龋风险很高的情况下，其母亲积极配合预防治疗，每半年定期带患者来院接受检查和涂氟治疗。高中后定期一人来院复诊，大学及毕业后也定期来院复诊。

第1章
1
咬合诱导

第2章
2
拥挤

第3章
3
下颌扩弓

第4章
4
上颌扩弓

第5章
5
于侧方牙群替换期在扩弓治疗的困难期

第6章
6
全口扩弓的实际病例

第7章
7
扩弓治疗的验证

第8章
8
上下颌扩弓成功的关键

［病例2］个别牙反殆——侧切牙反殆（图2）

患者：7岁10个月，女性。 主诉：前牙排列不齐。 诊断：双侧侧切牙反殆。	治疗方案：活动矫治器推上颌侧切牙唇侧移位。

■初诊时

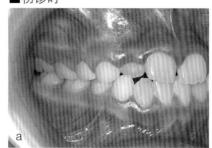 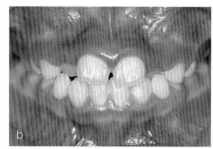 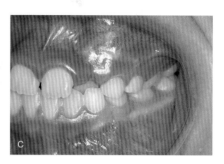

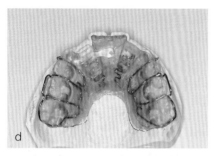 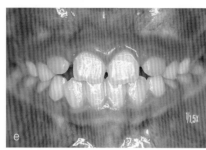

图2a～c　初诊时，7岁10个月，双侧侧切牙反殆。

图2d　活动矫治器推上颌侧切牙唇侧移位。

图2e　8岁2个月，切端位置正常后去除活动矫治器，定期观察。

■定期观察

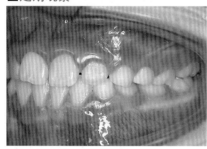 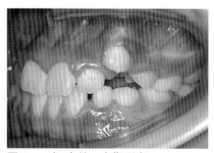 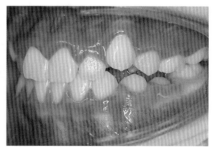

图2f　9岁整，定期观察。　　图2g　9岁6个月，定期观察。　　图2h　10岁2个月，定期观察。

图2g，h　尖牙低位萌出，但萌出空间充足且咬合稳定，继续定期观察。

■第二磨牙萌出完成

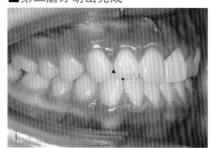 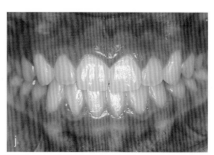 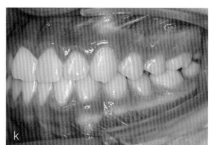

图2i～k　12岁整。第二磨牙萌出完成，牙列整齐，患者对牙齿关心度增加，并且在省零龋齿的表彰大会上获奖。

［病例3］个别牙反𬌗——侧切牙反𬌗（图3）

患者： 9岁整，男性。
主诉： 前牙排列不齐。
诊断： 右侧侧切牙反𬌗。

治疗方案： 活动矫治器推右上侧切牙唇侧移位。

■初诊时

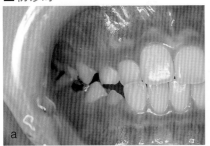
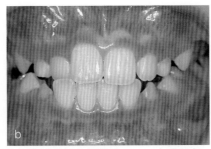
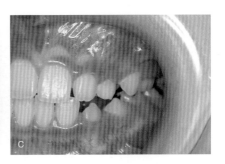

图3a～c 初诊时，9岁整。右侧侧切牙反𬌗，导致下颌右侧偏移2mm，中线偏斜。

■矫正装置：活动矫治器

图3d 活动矫治器，推上颌右侧侧切牙唇侧移位。
图3e 9岁1个月。1个月后，侧切牙切端位置正常，去除矫治器，观察随诊。

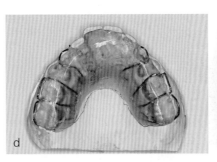
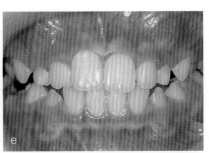

■第二磨牙萌出完成

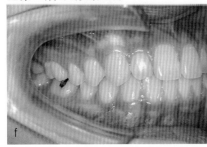
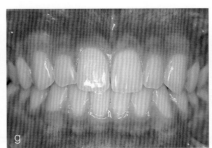
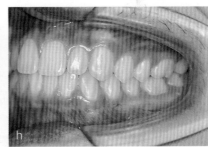

图3f～h 14岁10个月。第二磨牙萌出完成。经过1个月的矫正治疗，仅在一颗侧切牙的覆盖达到正常后，下颌偏移明显改善，中线达到一致。

参考文献

[1−1 咬合誘導とは ?]

[1] 深田英朗. 咬合誘導(Denture Guidance)の一手段としての小児補綴.
小児歯誌 1963；1(1)：115 - 120.

[2] 坂井正彦. 咬合誘導─いつ，なにを，なぜするか─，咬合誘導についての基本的考え方. 小児歯科臨床 2002；7(10)：85 - 91.

[3] 落合靖一ほか. 激動期の小児歯科医療を語る. 日歯医師会誌 1989；
42(6)：42 - 55.

[4] 関崎和夫. 咬合誘導を考える. 叢生治療の現在：下顎歯列弓拡大について(Ⅰ〜Ⅲ). the Quintessence 2003；22(9)：157 - 169, 22(10)：
177 - 191, 22(11)：187 - 199.

[5] 深田英朗. 咬合誘導に関連する諸問題─1. 歴史的ながれから(上).
日本歯科評論 1988；546：195 - 204.

[6] 坂本敏彦. 臨床教育における新しい試みとしての小児実習について─歯科矯正学の立場から─. 歯界展望 1977；50(3)：539 - 551.

[7] 井上直彦. 咬合育成と発達歯科医学Ⅰ. 歯界展望 1979；53(1)：
75 - 83.

[8] 坂本敏彦. 咬合育成推進の提唱. 日矯歯誌 1979；38(3)：333 - 336.

[9] 深田英朗. 咬合育成と発達歯科医学Ⅰを読んで(Ⅰ). 日本歯科評論
1979；438：146 - 150.

[10] 井上直彦. 咬合育成と発達歯科医学Ⅰを読んで(Ⅱ). 日本歯科評論
1979；438：151 - 158.

[11] 井上直彦. 咬合誘導の今後に関する問いかけと提案. 日本歯科評論
1979；449：67 - 79.

[12] 島田朝晴. 歯列育形成. 第一版. 東京：クインテッセンス出版，1995.

[13] 今井美行. 健康な口腔の育成を目指して①〜③. 日本歯科評論
2003；728：131 - 144, 730：155 - 164, 732：141 - 154.

[14] 三谷英夫. 口腔成育と生涯維持の基本理念. 矯正臨床ジャーナル
2003；19(7)：11 - 19.

[15] 町田幸雄. 咬合誘導の基礎と臨床. 1 咬合誘導とは. 10 - 13, 東京：
デンタルダイヤモンド社，1988.

[16] 関崎和夫. なぜ，いま咬合誘導なのか 一生涯，カリエスフリー・
歯周病フリーで健康的なクオリティーライフを過ごすために. the
Quintessence 2010；29(1)：115 - 118.

[17] 関崎和夫. 咬合誘導─下顎歯列弓拡大を検証する1〜4. the
Quintessence 2009；28(3)：70 - 80, 28(4)：82 - 90, 28(5)：94 -
112, 28(6)：84 - 98.

[18] 関崎和夫. 咬合誘導─健全な永久歯列に導くために. 日本歯科評論
2011；822：51 - 61.

[19] 中村孝，町田幸雄(著). 小児歯科カラーアトラス 2 胎生期の小児歯科.
初版第1刷. 東京：東京臨床出版，2009；9.

[1−2 不正咬合の"芽"をどのように見つけるか ?]

[1] 町田幸雄. 乳歯列期から始めよう咬合誘導. 第1版. 第1刷. 東京：一
世出版，2006.

[2] 黒須一夫ほか. 乳歯根と後継永久歯胚との位置関係，1. 同一個体内
の健全乳歯根と感染乳歯根の比較. 小児歯誌 1977；15：142 - 149.

[3] 今村基遵. 乳歯根尖性歯周炎による後継永久歯胚の回避現象. 愛院
大歯誌 1979；17：146 - 166.

[4] 関崎和夫. 永久歯萌出異常. デンタルダイヤモンド 2007；32(1)：
25 - 26.

[1−3 咬合誘導はいつから始めたらよいか ?]

[1] 榎恵. いつ・なにを・なぜ 矯正治療を始める時期についての管見.
歯界展望 1965；25(4)：639 - 653. 25(5)：767 - 781. 25(6)：
1001 - 1010.

[2] 高橋新次郎. 矯正治療開始の時期について. 近東矯歯誌 1967；2(1)：
7 - 14.

[3] 福原達郎. 矯正治療開始時期に対する疑問(上，下)─知識と知恵の断
層─. 歯界展望 1968；31(6)：929 - 938. 31(7)：1161 - 1169.

[4] 坂井正彦. 咬合誘導─いつ，なにを，なぜするか─咬合誘導についての基本的考え方. 小児歯科臨床 2002；7(10)：85 - 91.

[5] 浅井保彦. 口腔育成における患者─医師関係のあり方. 矯正臨床ジャーナル 2001；17(1)：65 - 88.

[1−4 早期治療の是非]

[1] 関崎和夫. 咬合誘導を考える. 叢生治療の現在：下顎歯列弓拡大について(Ⅰ〜Ⅲ). the Quintessence 2003；22(9)：157 - 169, 22(10)：
177 - 191, 22(11)：187 - 199.

[2] 関崎和夫. 咬合誘導─下顎歯列弓拡大を検証する1〜4. the
Quintessence 2009；28(3)：70 - 80, 28(4)：82 - 90, 28(5)：94 -
112, 28(6)：84 - 98.

[3] 与五沢文夫. 混合歯列期の矯正治療の諸問題. the Quintessence
1985；4(11)：31 - 44.

[4] 関崎和夫. なぜ，いま咬合誘導なのか 一生涯，カリエスフリー・歯周
病フリーで健康的なクオリティーライフを過ごすために. the Quintessence
2010；29(1)：115 - 118.

[1−5 早期治療の成否のポイント]

[1] 深田英朗. 咬合誘導(Dentur Guidance)の一手段としての小児補綴. 小
児歯誌 1963；1(1)：115 - 120.

[2] 与五沢文夫. 混合歯列期の矯正治療の諸問題. the Quintessence
1985；4(11)：31 - 44.

[3] Tweed CH. Indication for extraction of teeth in orthodontic procedure.
Am J Othod & Surg 1944；31：405 - 428.

[4] 井上直彦. いわゆる discrepancy について. 日本歯科評論 1980；
448：141 - 150, 449：151 - 161, 450：133 - 145, 451：33 - 46.

[5] 坂井正彦. 咬合誘導の時期と治療(上). 歯界展望 1984；63(2)：
317 - 327.

[6] 関崎和夫. 咬合誘導を考える. 叢生治療の現在：下顎歯列弓拡大について(Ⅰ〜Ⅲ). the Quintessence 2003；22(9)：157 - 169, 22(10)：
177 - 191, 22(11)：187 - 199.

[7] 浅井保彦. 口腔育成における患者─医師関係のあり方. 矯正臨床ジャーナル 2001；17(1)：65 - 88.

[8] 関崎和夫. 咬合誘導─下顎歯列弓拡大を検証する1〜4. the
Quintessence 2009；28(3)：70 - 80, 28(4)：82 - 90, 28(5)：94 -
112, 28(6)：84 - 98.

[9] 関崎和夫. 上顎歯列弓拡大を考える1〜3. the Quintessence 2010；29
(10)：86 - 94, 2011；30(2)：104 - 117, 30(4)：120 - 137.

[1−6 切歯交換期からの咬合誘導]

[1] 関崎和夫. 咬合誘導─健全な永久歯列に導くために. 日本歯科評論
2011；822：51 - 61.

[2] 関崎和夫. 咬合誘導を考える. 叢生治療の現在：下顎歯列弓拡大について(Ⅰ〜Ⅲ). the Quintessence 2003；22(9)：157 - 169, 22(10)：
177 - 191, 22(11)：187 - 199.

[1−7 咬合誘導の実際]

[1] 関崎和夫. 疾病減少の近未来を見据えた"包括的予防型歯科医院"の
構築. the Quintessence 2007；26(5)：37 - 47.

[2] 三谷寧. Facial Orhotropics ─歯列不正の原因を考える─. デンタルダイ
ヤモンド 2001；26(10)：141 - 148.

第**2**章

拥挤

2-1 拥挤的原因：现代人的颌骨并未变小！

进软食并非拥挤的原因！

我们常常听到这样的说法："最近孩子们大多进软食，因此颌骨变小，牙列拥挤度增加（图1）。"这个说法源于1980年井上[1]发表的论文，自此口腔医生便开始向普通大众进行科普传播。这种说法在人类学上听起来似乎合乎情理，但却错误地引导了现代日本人。1990年以后，持有"现代日本人的颌骨绝对没有变小，反而是在变大"这一相反理论的论文逐渐增多。

日本儿童口腔医学会和众多研究者的数据[2-5]表明，日本人在第二次世界大战后随着身高的明显增长，颌骨也在成比例地逐渐变大（表1）。中野[4]等在后来的论述中承认了"身高增长，颌骨却变小"的观点互相矛盾。尽管存在"因为进软食"这样的观点，但町田[2-3]等指出，软食与硬食对错殆畸形的发病率没有影响。中野[4]等也报道了

习惯软食的年轻一代（牙列拥挤患者）和上一代的父母相比，牙槽骨的大小基本一致。另外，也没有明确数据表明"错殆畸形增加了"。坂井[2]也表示："与其认为错殆畸形增加，不如说是（口腔医生和患者）判断错殆畸形的能力增加。"*括号内为笔者追加内容。

总之，必须重新更正牙列拥挤的原因。町田[2]认为"与正常牙列相比，牙列拥挤的基骨大小几乎没有差别，由于牙体变大造成拥挤"。中岛[2]认为"牙列拥挤不是因为进软食，而是因为高营养食物使牙齿近远中径变大，骨的生长和牙齿的生长萌出时期不协调"。

综上所述，对于现代日本人来说，"现代人颌骨变小，进软食造成牙列拥挤增加"的观点并不正确。同样，也应该重新考虑验证"从小咀嚼硬食使颌骨变大，牙齿排列将会变好"这一说法（图2，图3）。

■现代人的颌骨并未变小！

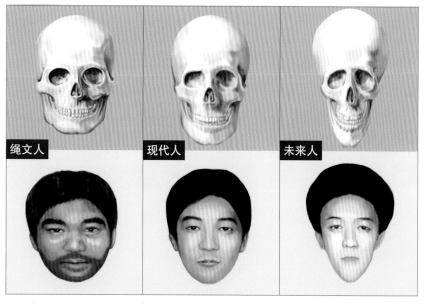

绳文人　　现代人　　未来人

图1　"现代人颌骨变小，进软食造成牙列拥挤增加"的观点在人类学上听起来似乎合乎情理，但却错误地引导了现代日本人。该图引用了文献[2]。原图是以马场悠男的骨骼数据为基础，在东京大学工学部原岛研究室计算机模拟成像（最初出自《Newton》1994年1月号）。

表1　日本儿童头影测量的最新标准值（1960年与1990年比较，日本儿童口腔医学会）。引用文献[2]

角度分析	
∠SNA, SNB	: 不变
∠Gonion	: 减小
∠Mandibular Plane	: 减小
∠GZN	: ♂不变
	♀增大
UI to SN	: 增大
LI to M. P.	: ♂不变
	♀增大

线性分析	
S—N	: 增大
Ptm'—A'	: 增大
Go—Me	: ♂增大
	♀不变
Ar—G	: 增大
N—Me	: 增大

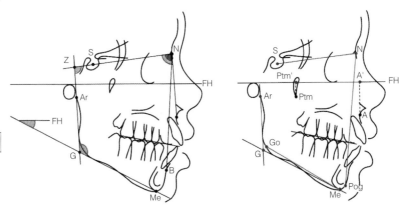

■现代人的牙冠宽度在变大！

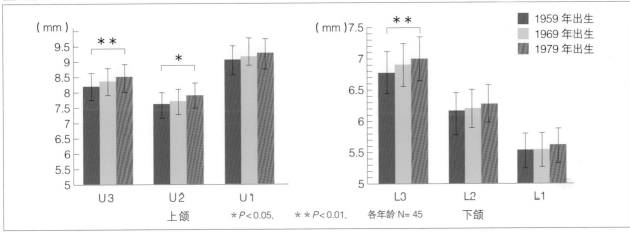

图2　前牙牙冠宽度的年代差：女性。引用文献[6]。

*P < 0.05,　**P < 0.01,　各年龄 N= 45

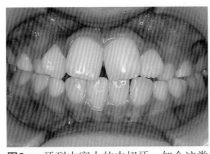

图3a　牙列中宽大的中切牙。如今这类中切牙很常见。

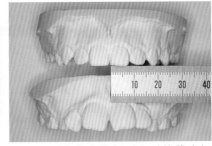

图3b　比较宽大中切牙和平均值中切牙，宽大中切牙的测量值为11.0mm。

上颌中切牙牙冠宽度

	参考值（mm）	标准差（mm）
男性	8.59	0.56
女性	8.24	0.41

笔者在测量模型时一直使用大坪（1957）的数据，最近发现所有病例的上颌中切牙宽度都超过1标准差。参考文献[7]。

2-2 很难通过乳牙列预测拥挤

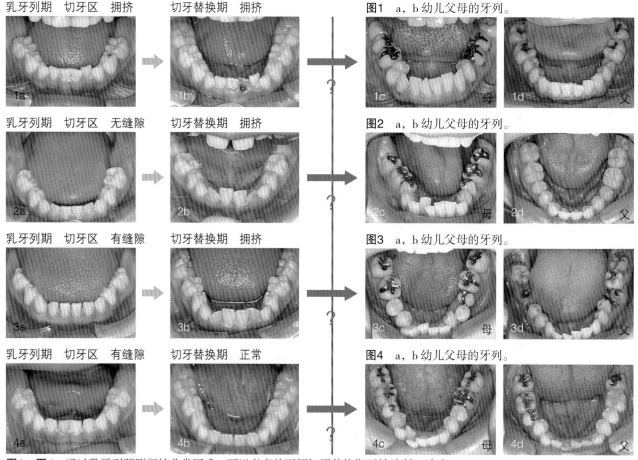

乳牙列期　切牙区　拥挤　　切牙替换期　拥挤　　图1　a，b幼儿父母的牙列。

乳牙列期　切牙区　无缝隙　切牙替换期　拥挤　　图2　a，b幼儿父母的牙列。

乳牙列期　切牙区　有缝隙　切牙替换期　拥挤　　图3　a，b幼儿父母的牙列。

乳牙列期　切牙区　有缝隙　切牙替换期　正常　　图4　a，b幼儿父母的牙列。

图1～图4　通过乳牙列预测拥挤非常困难，可以考虑从下颌切牙替换期开始诊断、治疗。

从下颌切牙替换期开始治疗拥挤比较合适

乳牙列如果出现拥挤，恒牙列发生拥挤的可能性也会非常高。但是，即使乳牙列存在间隙，也可能发生拥挤。因此，很难将乳牙列作为预测拥挤的标准[1-2]（图1～图7）。通过乳牙列完成期拍摄的X线片（图8）可以推测未萌恒前牙的牙冠宽度，并且从牙胚牙冠部的重叠程度来推测牙齿的拥挤度。但是，这种方法误差很大。例如，在可能成为正常恒牙列的乳牙列中，特别是下颌前牙的牙槽骨内，恒牙牙胚重叠交错，等待着替换萌出。如果医生只通过X线片推测出未来恒前牙的拥挤程度，并且为了预防拥挤而对正常的乳牙列进行扩弓治疗，这将是非常不严谨的诊断和治疗。

笔者认为，作为早期治疗开始的理想时期应该是，患者和家属在意牙列不齐的问题并存在矫正治疗的愿望；口腔医生对儿童的生长发育有一定程度的预测，能够诊断出拥挤倾向，同时也比较容易介入矫正治疗。病例各有不同，但"下颌切牙替换期"被认为是开始下颌拥挤治疗的最佳

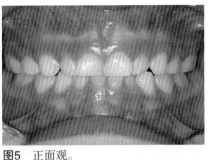

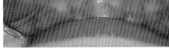

图5 正面观。

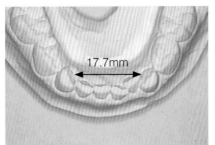

图6 乳牙列期。

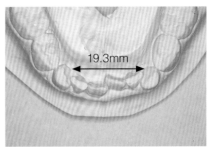

图7 混合牙列早期（切牙替换期）。

表1 判断下颌牙列拥挤的标准，根据文献[3-4]改编

下颌乳尖牙牙间宽度（舌侧牙颈部龈缘点之间的距离）
乳牙列期　　　　18.0~19.0mm
混合牙列早期　　20.0~22.0mm

密切关注牙列和咬合的发展非常重要，当测量值小于这个数值时，拥挤的发生概率较大。

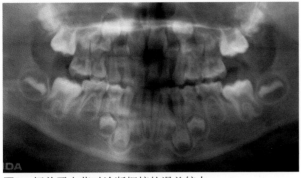

图8 恒前牙未萌时诊断拥挤的误差较大。

■拥挤的好发部位

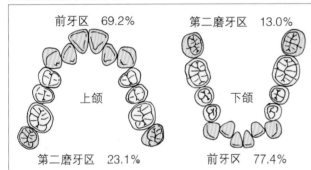

发现部位	上颌	下颌
前牙区	18（69.2）	24（77.4）
前磨牙区	0（0）	1（3.2）
第二磨牙区	4（15.4）	0（0）
前牙区和前磨牙区	2（7.7）	1（3.2）
前牙区和第一磨牙区	0（0）	1（3.2）
前牙区和第二磨牙区	2（7.7）	4（13.0）
合计	26（100）	31（100）

病例数（%）

图9 拥挤好发于上下颌前牙区，其治疗重点是消除前牙区拥挤。根据文献[5]改编。

时机[1-2]。

乳牙期拥挤治疗的重点在于牙列和咬合的发展

如果从乳牙列预测拥挤，如坂井[3-4]所述，测量下颌乳尖牙牙间宽度（舌侧牙颈部龈缘点之间的距离），以乳牙列期宽度18.0~19.0mm、混合牙列早期（切牙替换期）宽度20.0~22.0mm作为标准，当测量值小于这个数值时，拥挤的发生概率较大，需要密切关注牙列和咬合的发展（watchful neglect）（表1）。笔者从切牙替换期进行拥挤治疗时就发现，患者在治疗上花费了很长时间。为了尽可能不给患者带来负担，从此便不再进行乳牙期的拥挤治疗。

拥挤最初发生在下颌前牙，而随着上颌前牙的萌出，上颌前牙也常常出现拥挤。町田等的研究[5]表明，70%的拥挤发生在前牙区。因此，消除前牙区拥挤是治疗的重点（图9）。

2-3 拥挤从下颌切牙开始

影响下颌恒切牙排列的4个要素

在下颌切牙替换期，下颌乳切牙的近远中牙列宽度需大于下颌恒切牙牙冠宽度总和5mm左右，否则恒切牙将不能排列在下颌乳尖牙间。影响下颌恒切牙的排列因素有以下4项[1-2]。

①下颌尖牙间牙弓宽度增大

②牙弓的前后径扩大

③切牙牙轴变化

④乳切牙之间存在缝隙

其中影响恒切牙排列最大的因素是下颌尖牙间牙弓宽度增大。望月[3]曾报道下颌恒切牙萌出期，尖牙间的牙弓宽度（以尖牙牙尖为测量基准）增加4.08mm。另外，迁野、町田[4-5]等的研究也记载了尖牙间牙弓宽度在6~10岁间增加了2.75mm（6~8岁：2.14mm，8~10岁：0.61mm）（以尖牙近中舌侧颈缘为测量基准）。但是，对于以下4个因素：①下颌尖牙间牙弓宽度只增加1.0~2.0mm，间隙不足；②牙弓的前后径扩大；③切牙牙轴变化；④乳切牙之间存在缝隙。只有这几个因素都正常时切牙的排列才能达到正常状态。

然而，牙齿、颌骨的大小都存在很大的个体差异。无论①~④要素中哪项出现了问题，下颌切牙都会出现拥挤（图1~图4）。

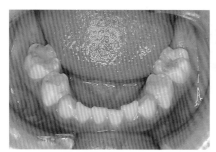

图1 乳牙列期。

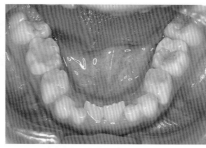

图2 下颌中切牙萌出期。

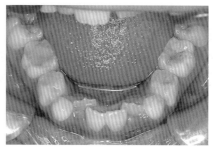

图3 下颌侧切牙萌出期。

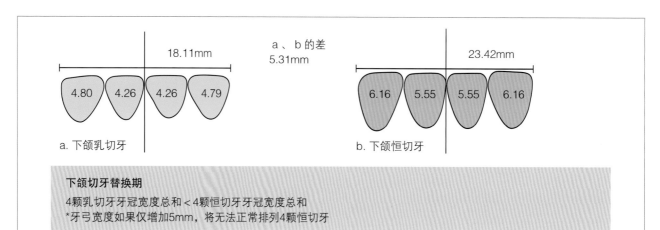

图4a，b 下颌4颗乳前牙（a）和4颗恒切牙（b）的牙冠宽度差。根据文献[4]改编。

第1章
1
咬合诱导

第2章
2
拥挤

第3章
3
下颌扩弓

第4章
4
上颌扩弓

第5章
5
于侧方牙群替换期在扩弓治疗的困难期

第6章
6
病例全口扩弓的实际

第7章
7
扩弓治疗的验证

第8章
8
的关键上下颌扩弓成功

影响下颌恒切牙排列的要素

■ 要素①：下颌尖牙间牙弓宽度增大（图5）

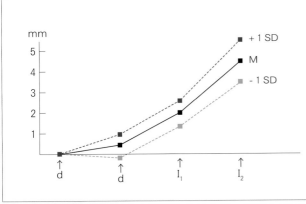

各生长阶段平均增长量

发育阶段	平均（mm）	标准偏差
乳牙期（d~d）	0.34	0.46
下颌中切牙萌出期（d~l₁）	1.47	0.76
下颌侧切牙萌出期（l₁~l₂）	2.61	1.06

图5 下颌乳尖牙间牙弓宽度的平均生长曲线。根据文献[3]改编。

■ 要素②：牙弓的前后径扩大（图6～图8）

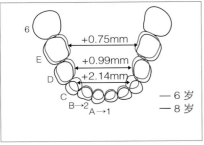

图6 6～8岁的变化。根据文献[4]改编。

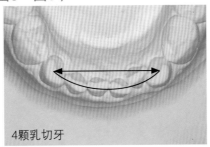

图7 乳切牙近似直线排列。

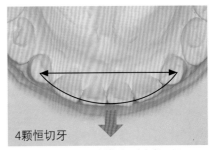

图8 恒切牙牙弓弯曲度唇向扩展。

■ 要素③：切牙牙轴变化（图9～图11）

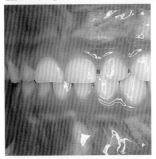

图9 上下颌乳切牙牙轴均为直立状态。

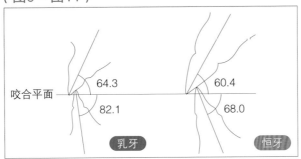

图10 乳中切牙与恒中切牙牙轴倾斜度的比较。根据文献[4]改编。

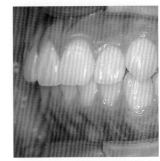

图11 上下颌恒切牙牙轴倾斜度为锐角，向唇侧突出。

■ 要素④：乳切牙之间存在缝隙（图12，图13）

图12 乳切牙之间存在缝隙。

图13 3岁时各部位存在间隙的发生率（%）和平均间隙量（mm）。根据文献[4]改编。

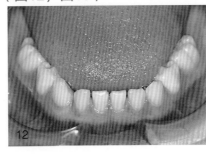

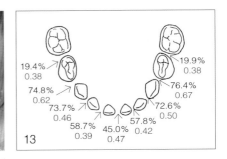

2-4 尖牙萌出后下颌切牙拥挤不能自愈！

牙弓发育的特点

尖牙萌出后下颌切牙拥挤不能自愈（图1~图3）。大多数口腔医生认为牙弓是在恒牙萌出后随着身体的生长而发育起来的。

其实不然。图4、图5是迁野、町田等总结的牙弓发育图。我们可以看到尖牙区、前磨牙区、磨牙区各部分曲线是有差异的。经过仔细分析，我们发现上颌（6-6）牙弓在第一恒磨牙萌出后生长了大约3.0mm，下颌（6-6）牙弓几乎没有变化，上下颌前磨牙区也几乎没有变化。值得注意的是在上下颌尖牙的生长曲线上，作为恒尖牙萌出的快速期，上下颌的牙弓宽度却出现明显的减小。特别是下颌尖牙（3-3）间的牙弓宽度从下颌中切牙萌出到恒尖牙萌出前增大了约3.0mm，然而从恒尖牙萌出高峰到20岁却减少了约2.5mm。

也就是说，如果下颌切牙发生轻度拥挤，到恒尖牙萌出前拥挤可能自愈，但恒尖牙萌出后牙弓宽度减少，这时存在的拥挤反而会更严重而不是好转[3-4]（图1~图3）。

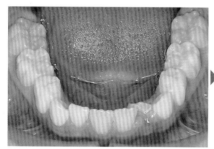 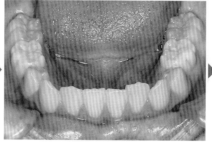 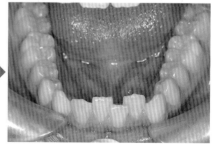

图1 侧切牙萌出期。6岁8个月。　图2 尖牙萌出期。10岁8个月。　图3 恒牙列完成期。13岁8个月。

要点 下颌切牙拥挤在乳尖牙未脱时可能自愈，但恒尖牙萌出后拥挤反而会更严重而不是好转。

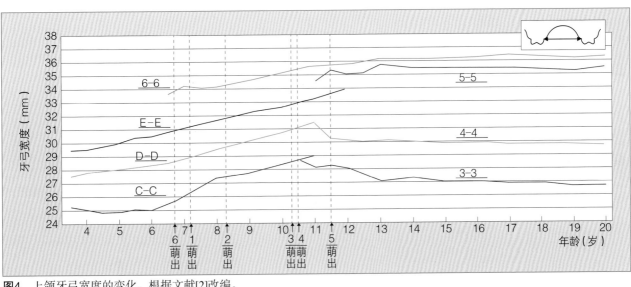

图4 上颌牙弓宽度的变化。根据文献[2]改编。

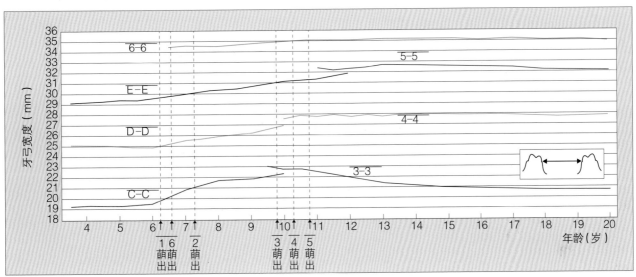

图5 下颌牙弓宽度的变化。根据文献[2]改编。

[补充]

　　主持东京齿科大学小儿齿科学讲座的町田等对牙列、颌骨、牙槽骨、咬合的生长发育进行了一系列的研究，并且观察跟踪长达20年以上，花费了大量的精力，是非常难能可贵的资料。他们对同一儿童在3~20岁期间每2个月取一次口内印模翻制石膏模型；每隔1年在生日时拍一张头颅侧位片和牙齿X线牙片；每4个月拍一次口内照片用于研究。

　　这样下来大约收集了100名病例作为研究数据。考虑到中途会有不能来院的患者，我们可以想象收集这些数据是多么不容易。在这个研究以前，也曾有人对白人儿童每6个月收集类似的研究资料，但是检查对象比较少，而且只统计到18岁。东京齿科大学小儿齿科的数据全面丰富，可信度较高。

　　如今，我们很难再收集类似的头颅侧位片和口内照片数据，这更表明这些资料在世界范围内也相当宝贵。随着大学机构研究时代的变迁，研究课题的变更，即使撇开生长发育的课题不说，这些在院校也可作为永久保存的资料，希望今后在比较人类学的研究中能起到作用。

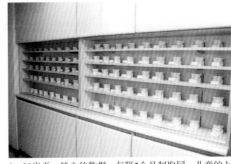

3~20岁无一缺少的数据，每隔2个月制取同一儿童的上下颌模型（照片提供：町田幸雄）

慎重选择序列化乳牙拔除

不要轻易地拔除乳侧切牙、乳尖牙

下颌中切牙和侧切牙因萌出空间不足出现拥挤，为改善当前的主诉问题而轻易拔除乳侧切牙和乳尖牙的决定十分欠妥。着急解决切牙拥挤可能会导致恒尖牙萌出空间丧失更大的问题。

拔除乳尖牙后，在唇、舌肌力量和萌出动力的平衡下，大多数病例的切牙能够自然排齐（图1，图2）。但是，到了侧方牙群替换期，几乎所有的病例会复发为以前的错𬌗畸形（图3），甚至会变成更严重的拥挤[1]（图4）。过早拔除乳尖牙可能会减小牙弓宽度，造成切牙牙轴舌侧倾斜，使得全口牙列在尖牙萌出期拥挤程度增加[2]。

笔者也有过拔除下颌乳尖牙的病例，这种方法会加大拥挤程度，只在考虑使用序列拔牙法拔除前磨牙后固定矫正的情况下才能使用。因此，拔除乳前牙时，作为序列拔牙的治疗流程，最终必须进行全口矫正。只有在与患者和家长充分沟通达成意见一致的时候才可以拔除乳前牙。

■ 序列化乳牙拔除

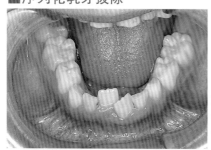

图1a　6岁4个月。中切牙萌出。

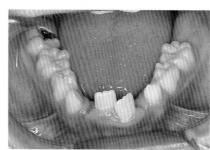

图1b　6岁5个月。乳侧切牙拔除。

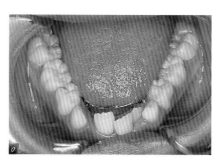

图1c　6岁11个月。左侧侧切牙萌出。

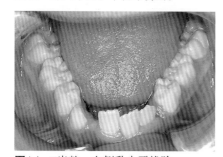

图1d　7岁整。左侧乳尖牙拔除。

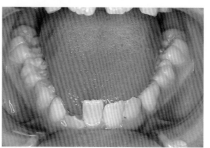

图1e　7岁2个月。右侧乳尖牙拔除。

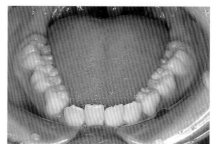

图1f　7岁6个月。恒切牙自然排齐。

乳尖牙早失的问题点

1. 替牙的连续性丧失
2. 牙弓转角处的牙槽基底丧失
3. 恒尖牙的萌出空间丧失
4. 前牙牙轴舌侧倾斜，覆盖加深
5. 牙弓长度减少
6. 中线偏斜（单侧乳尖牙早失时）

图2　乳尖牙拔除是序列拔牙法的第一阶段。引用文献[2]。

乳尖牙拔除得是否恰当

■乳尖牙拔除后，4颗切牙自然排列 ➡ 恒尖牙萌出 ➡ 拥挤复发的病例

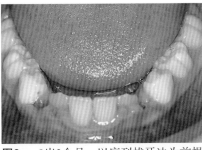

图3a　8岁2个月。以序列拔牙法为前提拔除乳尖牙。

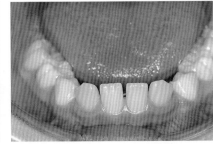

图3b　9岁1个月。切牙自然排列。

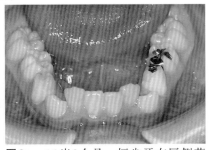

图3c　11岁2个月。恒尖牙在唇侧萌出，接着切牙区拥挤复发。

■乳尖牙拔除后，4颗切牙正常排列 ➡ 恒尖牙萌出 ➡ 拥挤加重的病例

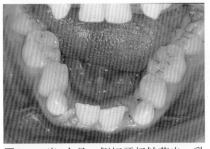

图4a　8岁6个月。侧切牙扭转萌出，乳尖牙间的剩余间隙量不足5.6mm。中度拥挤，倾向于拔牙矫正。

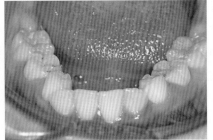

图4b　9岁9个月。切牙自然排列。序列拔牙法拔除前磨牙后托槽固定矫治。

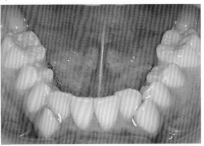

图4c　11岁1个月。对于已经确定采用序列拔牙法的患者需要定期复诊，观察与初诊时相比拥挤的严重程度，对这些患者进行指导和预约管理。

■乳尖牙排除后，牙列拥挤自然消除的病例

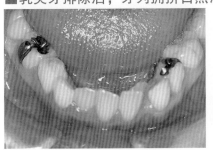

图5a　8岁2个月。下颌左侧侧切牙舌侧萌出，乳尖牙间的剩余间隙约4.8mm，于是在确定了序列拔牙法的基础上拔除乳尖牙。

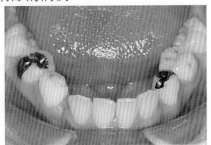

图5b　9岁3个月。乳尖牙拔除后，切牙自然排齐，恒尖牙的萌出间隙几乎完全丧失。

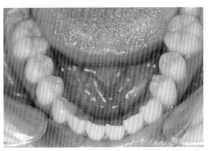

图5c　13岁6个月。恒尖牙、前磨牙萌出，牙列基本自然排齐。这样能够自然排齐的病例极其少见。

　　我们可以看到在下颌切牙替换期出现严重拥挤的病例中，尽管以序列拔牙法为前提拔除了乳尖牙，随后下颌切牙自然排齐，颌骨的生长发育也比预想的要好，侧方牙群的离位间隙也被充分利用，虽然没有进行矫正治疗，整个牙列也能自然排齐（图5）。但是，这样的病例极其罕见。预测儿童的生长发育十分困难，因此在切牙替换期的拥挤病例中，期待拔除乳尖牙后能自然排齐的这种罕见病例几乎不可能。因此，如果期待恒尖牙和侧方牙群自然排列，应避开拔除乳尖牙。

第1章　1　咬合诱导

第2章　2　拥挤

第3章　3　下颌扩弓

第4章　4　上颌扩弓

第5章　5　在侧方牙群替换期扩弓治疗的困难

第6章　6　全口扩弓的实际病例

第7章　7　扩弓治疗的验证

第8章　8　上下颌扩弓成功的关键

2-6 序列拔牙法的实例

序列拔牙法的历史和现状

序列拔牙法乍一看似乎是临床医生都能执行的工作，事实上，这一方法要求医生具备相当丰富的知识和经验。"serial extraction"最初由日本的榎翻译成"序列拔牙法"。医生必须正确判断拔牙的顺序、拔牙的时机，也必须具备咬合形成、颌骨发育等知识和经验[2]。一旦拔牙顺序或时机判断错误，将不能进行正确方向的咬合诱导，反而可能会出现尖窝关系不佳、牙齿倾斜、深覆殆等倾向[3]。另外，不使用装置就能成功诱导咬合的病例极其罕见[2,4]。

如今，在使用序列拔牙法时，常常在托槽固定矫治前的混合牙列期进行咬合诱导。不仅消除了前牙拥挤，还能缩短固定矫正的时间，降低难度，最终获得健全的恒牙列[2,5]（图1）。

20世纪60年代的美国滥用序列拔牙法，引起了不必要的牙列紊乱（arch collapse），大家常常看到儿童呈现"老人面容"，提倡该方法的Dewel和矫正学会也对此发出了警告[1]。现在，医患双方都不希望拔牙矫正，因此序列拔牙法几乎不再使用。如前所述，轻易拔除乳尖牙是牙列紊乱的第一步，如同再现了60年代美国滥用这一方法的错误，大家一定要引以为戒！

■序列拔牙法的流程

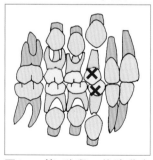

图1a　第1阶段：拔除乳尖牙。

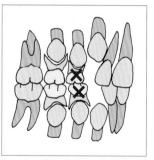

图1b　第2阶段：拔除第一乳磨牙。

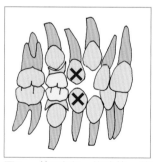

图1c　第3阶段：拔除第一前磨牙。

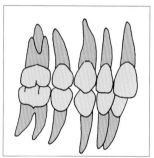

图1d　使用序列拔牙法完成咬合诱导。

■序列拔牙法的实例（图2，图3）

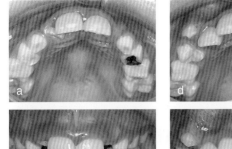 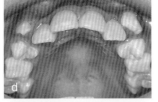 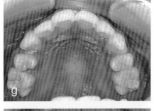 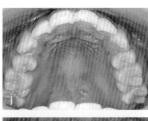

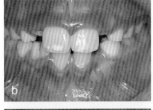 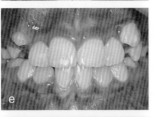 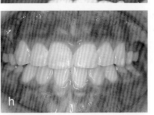 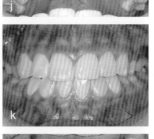

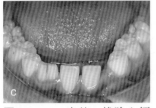 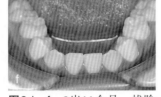 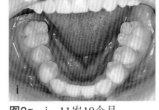 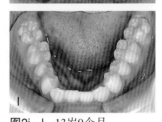

图2a～c　8岁整。拔除上颌乳尖牙。

图2d～f　9岁11个月。拔除上颌第一前磨牙。

图2g～i　11岁10个月。

图2j～l　13岁9个月。

 要点　该病例先天缺失下颌双侧侧切牙，上颌存在拥挤倾向，为不典型的连续拔牙法。在序列拔除上颌乳尖牙、第一前磨牙后获得了理想的咬合。像这样得到完美牙列的病例很难见到。

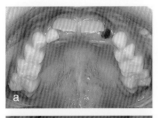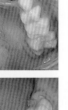 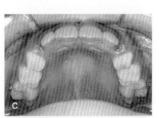 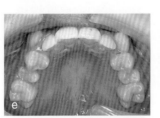 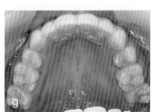

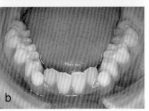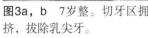 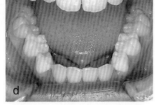 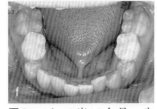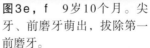 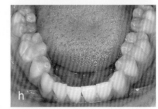

图3a，b　7岁整。切牙区拥挤，拔除乳尖牙。

图3c，d　7岁9个月。切牙区排齐，尖牙萌出空间不足。

图3e，f　9岁10个月。尖牙、前磨牙萌出，拔除第一前磨牙。

图3g，h　12岁10个月。仅使用连续拔牙法并不能完全排齐牙列。

 要点　下颌中切牙和侧切牙萌出时因萌出空间不足导致拥挤。在改善当前的主诉问题时不能轻易拔除乳侧切牙和乳尖牙，否则可能会造成尖牙萌出间隙不足的难题。在进行序列拔牙法时，必须向患者及家属充分沟通说明序列拔牙的流程，以及后期全口矫治的必要性，征得理解同意后方可开始拔牙。

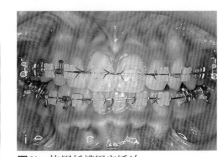

图3i　使用托槽固定矫治。

2-7 拥挤治疗的最新动态

治疗拥挤的3种方法

牙弓长度不调（arch length discrepancy）[1-2]，即牙齿大小和牙弓长度不协调。因此治疗拥挤的方法是消除这些不协调，从而解决间隙不足，控制牙弓长度，其方法有以下3种。

1. 通过拔牙获得间隙

①在恒牙列拔除前磨牙（极个别拔除磨牙）获得间隙，再进行托槽矫治。

②通过序列拔牙法拔除乳牙、第一前磨牙，获得间隙。如前所述，单独依靠序列拔牙法排齐牙列比较罕见，大多数病例需再进行托槽矫治。

2. 通过减径获得间隙

①切牙替换期或侧方牙群替换期，通过片切乳牙，为恒牙萌出提供间隙，解决拥挤。只通过片切就能从乳牙列顺利发展成健全恒牙列的病例很少，大多数还会出现拥挤，需要进行全口矫正。

②萌出结束后片切恒牙增加间隙。如前所述，只通过片切来排齐牙列十分罕见，最终仍需进行全口矫正治疗。

3. 通过扩弓获得间隙

①扩大前段牙弓的方法。

②扩大中段牙弓的方法。

③扩大后段牙弓的方法（磨牙的远中移动等）。

以上列举了3种扩弓方法。传统的拥挤治疗多见于恒牙期完成后，大多数病例需要拔除上下颌前磨牙（图1）。但是，如今"尽可能不拔牙、不片切"要求的患者增多，另外，选择②扩大中段牙弓的方法和③扩大后段牙弓的方法（磨牙的远中移动等）的口腔医生也逐渐增多（图2）。

治疗拥挤时为了避免拔牙，离不开扩弓治疗。但是，与上颌相比，下颌扩弓非常困难。大部分医生对下颌扩弓持否定意见。另外，不轻易拔牙，进行扩弓治疗出现的问题也比较多。除了选择合适的病例，医生也必须慎重判断扩弓的时机。笔者将在下个章节详细描述这些问题。

■拥挤治疗：拔除前磨牙的病例

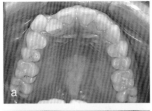
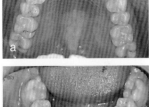
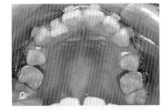
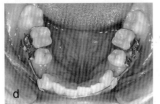
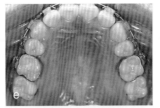
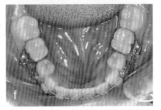
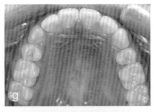
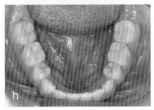

图1a，b　11岁8个月，女性。双颌前牙区拥挤。

图1c，d　12岁4个月。双颌第一前磨牙拔除后，托槽矫治。

图1e，f　14岁整。矫正治疗结束。

图1g，h　14岁1个月。去除矫正装置。

最近不拔牙、扩弓的病例增多

■拥挤治疗：不拔牙、扩弓的病例

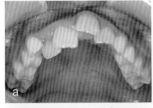
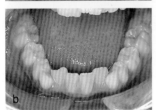
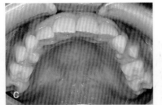
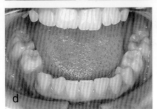
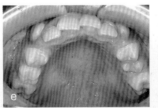
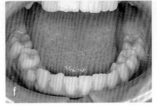
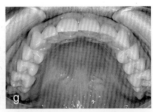
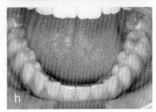

图2a，b　8岁4个月，女性。双颌前牙区拥挤。

图2c，d　10岁2个月。活动矫治器扩弓治疗。

图2e，f　10岁5个月。尖牙萌出导致牙列紊乱。托槽矫治中。

图2g，h　12岁1个月。几乎没有仅仅通过活动矫治器排齐牙列的病例。

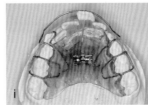

要点

最近扩弓治疗法十分盛行，轻易就开始扩弓治疗的医生很多。如果不慎重把握扩弓的适应证和扩弓时机，将很容易出现问题。另外，仅依靠活动矫治器治疗拥挤是相当危险的方法，必须掌握标准方丝弓矫治技术。

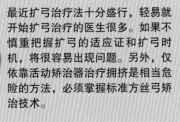
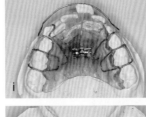
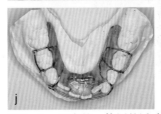
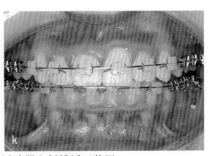

图2i～k　12岁整。使用的活动矫治器和托槽矫正装置。

第1章 1 咬合诱导

第2章 2 拥挤

第3章 3 下颌扩弓

第4章 4 上颌扩弓

第5章 5 扩弓治疗的困难期在于侧方牙群替换期

第6章 6 全口扩弓的实际病例

第7章 7 扩弓治疗的验证

第8章 8 上下颌扩弓成功的关键

参考文献

[2—1　叢生の成因：現代人の顎は小さくなっていない！]

[1] 井上直彦. いわゆる discrepancy について. 日本歯科評論 1980；448：141 - 150, 449：151 - 161, 450：133 - 145, 451：33 - 46.

[2] 坂井正彦, 町田幸雄, 高木裕三, 中原泉, 中島昭彦. 誌上シンポジウム, 最近の"日本人の顎"は小さくなっているのか？. 日本歯科評論 1998；672：49 - 97.

[3] 町田幸雄. 顎は小さくなっていない－軟食は叢生の原因ではない－. 日歯医師会誌 1995；48(4)：4 - 11.

[4] 中野政之ほか. 叢生症例における歯, 顎顔面形態の分析－家族資料による親子の比較－. 日矯歯誌 1993；52(2)：104 - 118.

[5] 佐藤亨至. 矯正歯科医のための顎顔面成長発育講座⑬ 現代日本人の顎顔面の特徴. 矯正臨床ジャーナル 2012；28(1)：93 - 97.

[6] 天野有希ほか. 歯科矯正患者における世代差と歯冠幅径との関連性について, 広大歯誌 1994；26：304 - 309.

[7] 大坪淳造. 日本人成人正常咬合者の歯冠幅径と歯列弓及び Basal Arch との関係について. 日矯歯誌 1957；16：36 - 46.

[2—2　乳歯列からの叢生予測は難しい]

[1] 関崎和夫. 咬合誘導を考える. 叢生治療の現在：下顎歯列弓拡大について(Ⅰ～Ⅲ). the Quintessence 2003；22(9)：157 - 169, 22(10)：177 - 191, 22(11)：187 - 199.

[2] 関崎和夫. 咬合誘導－下顎歯列弓拡大を検証する1～4. the Quintessence 2009；28(3)：70 - 80, 28(4)：82 - 90, 28(5)：94 - 112, 28(6)：84 - 98.

[3] 坂井正彦. 咬合誘導：いつ, なにを, なぜするか：子どもたちの口腔内を診て考えておくこと(1). 小児歯科臨床 2002；7(11)：84 - 91.

[4] 坂井正彦. 咬合誘導：いつ, なにを, なぜするか：10. 切歯交換期の諸問題：叢生 乳犬歯は抜歯か非抜歯か. 小児歯科臨床 2003；8(10)：77 - 85.

[5] 町田幸雄. 交換期を上手に利用した咬合誘導. 第1版. 第1刷. 東京：一世出版. 2011.

[2—3　叢生は下顎切歯から始まる]

[1] 中田稔. 小児の咬合誘導. Ⅱ 咬合誘導とは. 東京：デンタルダイヤモンド社, 1986；7 - 9.

[2] 関崎和夫. 咬合誘導を考える. 叢生治療の現在：下顎歯列弓拡大について(Ⅰ～Ⅲ). the Quintessence 2003；22(9)：157 - 169, 22(10)：177 - 191, 22(11)：187 - 199.

[3] 望月清之. 歯列の成長変化に関する経年的研究. 口病誌 1965；32：357 - 367.

[4] 町田幸雄. 交換期を上手に利用した咬合誘導. 第1版. 第1刷. 東京：一世出版. 2011.

[5] 辻野啓一郎, 町田幸雄. 幼児期から青年期にいたる歯列弓幅径の成長発育に関する累年的研究. 小児歯誌 1997；35(4)：670 - 683.

[2—4　永久犬歯萌出後の下顎切歯部叢生は自然治癒しない！]

[1] 町田幸雄. 交換期を上手に利用した咬合誘導. 第1版. 第1刷. 東京：一世出版. 2011.

[2] 辻野啓一郎, 町田幸雄. 幼児期から青年期にいたる歯列弓幅径の成長発育に関する累年的研究. 小児歯誌 1997；35(4)：670 - 683.

[3] 関崎和夫. 咬合誘導－下顎歯列弓拡大を検証する1～4. the Quintessence 2009；28(3)：70 - 80, 28(4)：82 - 90, 28(5)：94 - 112, 28(6)：84 - 98.

[4] 関崎和夫. 効果的な早期歯列弓拡大とその限界. 日本歯科評論 2012；838：85 - 95.

[2—5　乳歯の連続抜去を選ぶ場合は要注意！]

[1] 関崎和夫. 咬合誘導－下顎歯列弓拡大を検証する1～4. the Quintessence 2009；28(3)：70 - 80, 28(4)：82 - 90, 28(5)：94 - 112, 28(6)：84 - 98.

[2] 坂井正彦. 側方歯群の交換期. 日本歯科評論臨時増刊 より良い咬合育成を求めて. 東京：日本歯科評論社, 1996；103 - 116.

[2—6　連続抜去法(serial extraction)の実際]

[1] 榎恵. いつ・なにを・なぜ 矯正治療を始める時期についての管見. 歯界展望 1965；25(4)：639 - 653, 25(5)：767 - 781, 25(6)：1001 - 1010.

[2] 大野粛英ほか. 連続抜去法による効果的な咬合誘導について. ベッグ・矯正歯科 1991；2：43 - 91.

[3] 榎恵(監修). 歯科矯正学, 第2版. 第1編 総論, 8. 不正咬合の予防, 3. 不正咬合の予防的処置. 3. 連続抜去法. 東京：医歯薬出版, 1979；140 - 142.

[4] 大野粛英ほか. 連続抜去法－その臨床的なメリット, デメリットー. 歯界展望 1979；53(5)：719 - 733.

[5] 関崎和夫. 効果的な早期歯列弓拡大とその限界. 日本歯科評論 2012；838：85 - 95.

[2—7　叢生治療の最近の動向]

[1] Tweed CH. Indication for extraction of teeth in orthodontic procedure. Am J Othod & Surg 1944；31：405 - 428.

[2] 榎恵(監修). 歯科矯正学, 第2版. 第2編 診断学, 10. 症例分析法 4. 頭部X線規格写真による分析法. 3. Tweed 法. 東京：医歯薬出版, 1979；185 - 187.

[3] 関崎和夫. 咬合誘導を考える. 叢生治療の現在：下顎歯列弓拡大について(Ⅰ～Ⅲ). the Quintessence 2003；22(9)：157 - 169, 22(10)：177 - 191, 22(11)：187 - 199.

第3章

下颌扩弓

3-1 下颌牙弓不能扩大！？

上颌扩弓被普遍认知

进行扩弓治疗时，下颌牙弓也能被扩大吗？

很多研究文献和病例报告表明，从解剖学角度看，上颌腭中缝被打开后能够完成牙槽骨的变形和沉积等骨改建，同时存在牙齿的倾斜移动或整体移动。因此，上颌扩弓的治疗方法被普遍认可[1]（图1）。

否定下颌扩弓的文献很多

但是，多数正畸专科医生和全科医生都对下颌扩弓持否定态度[2]。他们从组织胚胎学上提出了这样的论点："因为上颌骨能够打开腭中缝而被扩大，而下颌骨的正中愈合在出生后4~12个月就已经完成，不存在再次分开的可能"（图2）。另外，Moyers[5]也同样持否定态度。他认为"能让下颌骨基骨变宽的唯一结构是下颌骨外侧缘的骨增加。但是，这样极少量的骨增加对于临床医生希望的扩弓量几乎没有帮助"。

Lundström（1923）[6]提出了牙槽骨基底论（apical base theory）[7]："牙弓的大小和形态受牙槽基底影响，移动超过牙槽基底的牙将会复发"（图3）。Case（1912）[8]曾说："扩弓能够做到让牙齿排齐，但是从长远来看，这样的结果很难在美学和咬合的稳定上得到满意的效果。"

Tully（1960）[9]认为，如果牙齿的位置和口周肌群力量不协调，即使进行了扩弓治疗也必然会产生复发。

与五沢（2002）[10]也曾发表说，下颌尖牙间扩弓的病例100%会复发。

另外，华盛顿大学的Riedel、Little等在1960至2002年间，对各类矫正完成病例的长期稳定性进行了调查研究并发表相关论文[11-18]。这些研究均对下颌扩弓持否定态度。Riedel（1960）[11]认为，矫正装置无法改变下颌牙弓的形态，大多数病例在治疗结束后会复发成原有的状态。Little（1990）[11]认为，混合牙列期进行扩弓治疗，与其他治疗相比复发的可能性更高。而保持后下颌牙弓的长度和宽度会严重缩小。

综上所述，组织学和解剖学否定了下颌扩弓，各类临床研究也几乎对下颌扩弓持否定态度，并且认为复发率很高。但是，在治疗牙列拥挤，尤其是非拔牙治疗时，全口同时扩弓的病例很常见。事实上，进行下颌扩弓治疗的病例很多[19]。

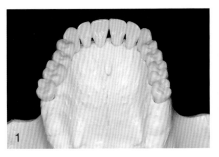

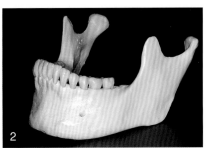

图1　打开上颌骨腭中缝，牙弓扩大。

图2　下颌正中联合在出生后4~12个月即完全闭合，无分离可能。

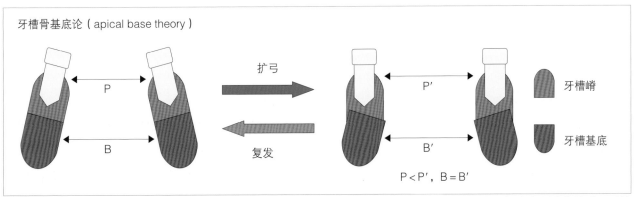

牙槽骨基底论（apical base theory）

扩弓

复发

P < P'，B = B'

牙槽嵴

牙槽基底

图3　1923年，Axel F Lundström发表牙槽基底论。根据这个理论，牙槽基底不受牙齿缺失的影响，与咬合也没有关系，只是随着个体生长发育的潜能而变化。咀嚼功能或矫正治疗并不能改变其大小和形态。因此，牙弓的大小和形态受牙槽基底影响，移动超过牙槽基底的牙齿将会复发。图：关崎作图，解说：引用文献[7]。

■上颌扩弓（图4）

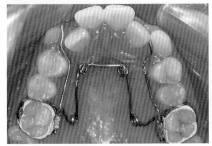

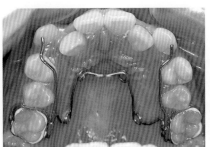

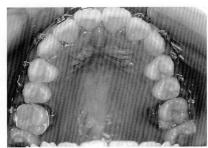

图4a　11岁10个月。Quad helix扩大上颌牙弓。

图4b　12岁整。

图4c　12岁5个月。扩弓后，托槽固定矫正。

■下颌扩弓（图5）

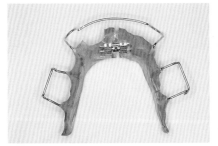

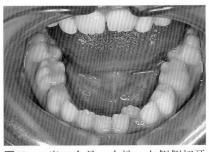

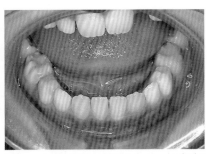

图5a　Schwarz appliance。

图5b　7岁10个月，女性。左侧侧切牙舌侧萌出。

图5c　8岁4个月。扩弓6个月，左侧侧切牙排齐。

第1章　1　咬合诱导

第2章　2　拥挤

第3章　3　下颌扩弓

第4章　4　上颌扩弓

第5章　5　扩弓治疗的困难期在于侧方牙群替换期

第6章　6　全口扩弓的实际病例

第7章　7　扩弓治疗的验证

第8章　8　上下颌扩弓成功的关键

3-2 下颌牙弓能够扩大！？ ——从历史角度

支持下颌扩弓的文献很少

如前所述，否定下颌扩弓的文献很多。无论在日本还是全球范围内，对下颌扩弓及扩弓后能够保持稳定持肯定态度的文献非常少。但笔者还是想介绍一下支持下颌扩弓的文献。

扩弓最初由上颌开始（参照第4章4-1和4-2），笔者能查到的第一篇下颌扩弓文献发表于1877年，将Kingsley[1]的扩弓螺丝（jack-screw）置于硬质树脂基托内组成下颌扩弓装置（图1）。这个装置同现在的Schwarz appliance在构造和功能上都十分类似，也可以说是Schwarz appliance相关文献的起源。

1902年，Robin[2-4]发表了利用分离式扩弓装置Monobloc（图2）将上下颌进行一体化扩弓的文献。1919年，Crozat[5]发表利用金属丝制作的活动式Crozat's orthodontic appliance（图3）。1928年，Nord[6]发表能整体移动多颗牙齿的简易螺丝基托式扩弓器（图4）。以Nord的论文为基础，这种基托式扩弓器与前文描述的Kingsley在构造和功能上几乎没有变化，在欧洲得到了极大推广[3]。

另外，像这样由一个或多个扩弓螺丝组成的扩弓装置称为Schwarz appliance（图7）。这些装置并非Schwarz重新设计[8]，他在欧洲收集了大量治疗结束后的基托式扩弓器，根据治疗目标和应对方法进行整理和总结，并在1938年出版了矫正治疗的教科书[7]。

在日本关于扩弓的论文最初是由古川[4]在1946年发表的《结合螺旋扩弓的Activater》（图5）。如前所述，他也参考了Robin（1902）发表的Monobloc装置。自此以后便几乎没有关于下颌扩弓的文献。直至20年之后，高滨发表了系列论文《螺旋扩弓Ⅰ~Ⅳ》[2,9-11]。这也是笔者所能查到的最早发表下颌扩弓的临床经过和结果的论文。高滨在《螺旋扩弓Ⅱ》中介绍了下颌扩弓的作用机制，他认为："下颌骨正中联合愈合后不可能再次分开，因此下颌牙弓的扩大依赖于牙槽骨变形，牙齿和牙槽骨作为一体向颊侧倾斜。缺点在于牙轴的变化导致咬合不稳定。"（图8）。另外，能够扩大牙弓的除了螺旋扩弓装置（Schwarz appliance），还有Adams[12]的Coffin spring（图6）。《螺旋扩弓Ⅲ》曾发表使用Schwarz appliance扩弓的病例，下颌磨牙区2个月扩大约3.3mm，4个月扩大约3.5mm。

之后，深田在1975年翻译发表了Sim编著的《临床咬合诱导（Minor tooth movement in children）》（1972）[13]。书中介绍了Schwarz appliance其实是附有扩大作用的jack-screw的改良式Hawley装置。Graber和Neuman以Schwarz的书作为基础，发表了《活动式矫治装置的临床指南（Removable Orthodontic Appliance）》（1997），并于1984年由中后[3]等翻译出版，书中也描述了下颌牙弓向侧方扩大的临床经过。

以上是1985年之前关于下颌扩弓在全球和日本的历史，这段时间关于下颌扩弓的文献非常少，在笔者所能查阅的范围内并未发现其他相关文献。

■下颌扩弓的历史

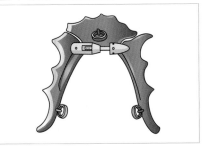

图1　1877年，将Kingsley[1]的扩弓螺丝（jack-screw）置于硬质树脂基托内组成下颌扩弓装置。这个装置被称为Schwarz appliance的起源。引用文献[1]。

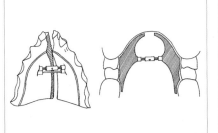

图2　1902年，Robin发表了应用扩弓螺丝簧的分离式扩弓装置Monobloc。引用文献[2]。

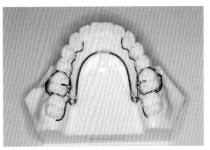

图3　1919年，Crozat发表了Crozat's orthodontic appliance。

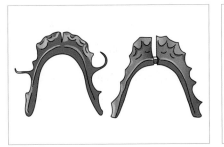

图4　1928年，Nord发表了使用简易螺丝扩大下颌牙弓装置的论文，这篇论文对Schwarz appliance的发展起到引导作用。根据文献[6]改编。

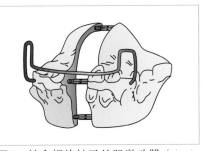

图5　结合螺旋扩弓的肌激动器（Activator）。1946年，古川在日本首次发表了关于扩弓的论文。根据文献[4]改编。

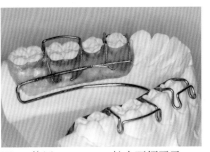

图6　使用Coffin spring扩大下颌牙弓。

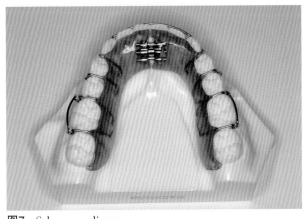

图7　Schwarz appliance。

要点

Schwarz appliance

很多医生认为是Schwarz AM发明了Schwarz appliance，其实不然。Schwarz appliance同图1的Kingsley（1877）[1]和图4的Nord（1928）[6]等扩弓装置在结构和功能上几乎没有区别。关于Schwarz appliance的起源可以通过论文追溯到Kingsley（1877）时代。之后，Nord的论文（1928）使得这种矫治器在欧洲广泛推广。另外，这种附有一个或多个扩弓螺旋组成的装置称作Schwarz appliance。Schwarz在欧洲收集了大量治疗结束后的基托式扩弓器，根据治疗目标和应对方法进行整理与总结，并在1938年出版了矫正治疗教科书[7]。这类矫治器并非Schwarz自身设计创造的新装置。

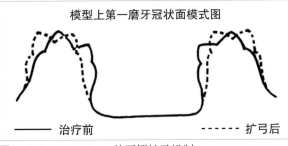

图8　Schwarz appliance的下颌扩弓机制。

模型上第一磨牙冠状面模式图

—— 治疗前　　----- 扩弓后

要点

Schwarz appliance的下颌扩弓机制

高滨使用Schwarz appliance进行下颌扩弓，他认为："下颌骨正中联合愈合后不可能再次分开，因此下颌牙弓的扩大依赖于牙槽骨变形，牙齿和牙槽骨作为一体向颊侧倾斜。缺点在于牙轴的变化导致咬合不稳定。"

3-3 下颌牙弓能够扩大！？ ——从现代角度

谨慎进行下颌扩弓

1969年，在高滨[1]关于下颌扩弓的论文发表以来的15年间，除了前述的Sim[2]和Graber, Neuman[3]的著作外，笔者还没能查阅到其他关于下颌扩弓的文献。1985年，荻原[4]在《儿童的咬合管理和活动式矫治器》中发表了使用Schwarz appliance进行下颌扩弓的病例。除此之外，到1995年的约10年间再没有其他学者发表[5]。原因有以下几点：

①当时的矫正治疗以托槽矫治为主，几乎没有医生去关注Schwarz appliance等活动矫治器。

②当时，以"下颌牙弓无法扩大"的理论深入人心，大学机构或正畸专科医生都没有对下颌扩弓进行研究和发表。

在这种矫正环境下，只有荻原报道了基托式矫治器。荻原[4]使用Schwarz appliance进行下颌扩弓，他认为："牙列的变化可引起牙槽骨改变。儿童期的牙槽骨柔软且富有活性，能够受压变形，因此下颌扩弓能够实现。另外，如果长期保持将不会引起复发。"

直至1995年，除了荻原以外再没有其他人进行下颌扩弓的情形下，岛田[6]发表了在乳牙列完成期进行的超早期治疗《牙列发育形成》。岛田积极使用了Schwarz appliance，并且在乳牙列使用托槽和弓丝对下颌牙弓进行侧方扩大。

1997年，宫岛讯翻译了由McNamara[7]编著的《混合牙列期的矫正治疗（Orthodontic and Orthopedic Treatment in the Mixed Dentition）》（1993），这可以看作是近年来关于下颌扩弓里程碑式的著作。McNamara介绍了大量关于下颌扩弓的装置、适应证和论文等。在相关论文十分缺失的情况下，McNamara在介绍论文的同时还追加了数据及详细的观察记录。另外，下颌扩弓装置不仅仅局限于Schwarz appliance，还有Fränkel's functional regulator（Fränkel装置：图7）、唇挡（Lip bumper）（图8）等，这些装置从改善肌肉系统的角度使下颌牙弓自然扩大。但是，书中只引用了论文数据和手绘图解，没有临床经过的照片，因此非常遗憾地并不能确认其真伪。

1997年，贺久翻译出版了由Greenfield[8]编著的《非拔牙矫治（Non-Extraction Orthodontics）》，该书是现在非拔牙矫治流派的基础。1911年，Angle掀起了拔牙与非拔牙病例之间的争论[7-11]。Greenfield经常在临床上使用唇挡（Lip bumper），他认为："不能仅局限于磨牙远中移动来实现下颌扩弓，还应该通过口周软组织等肌肉系统的协调和再建来稳定扩弓效果。"1999年，各务[12]发表了使用3D model矫正系统的3D Quad action（图4）进行下颌扩弓。

1997年之后，关于下颌扩弓的文献和著作突然开始增加[5]。这是因为Greenfield的《非拔牙矫治》（1997）又一次卷入了拔牙和非拔牙矫治的争论之中。为了非拔牙治疗，在混合牙列期和乳牙期的早期治疗重新被关注。而当时恰巧同期出版了McNamara的《混合牙列期的矫正治疗》（1997）和岛田的《牙列发育形成》（1995），这两部著作都介绍了下颌扩弓，从而起到了引导作用。

以上的文献中，全面肯定"下颌能够扩弓且效果稳定"的在海外只有Greenfield，在日本也只有荻原和岛田。但是如前所述，日本关于下颌扩弓的文献中，对第二磨牙萌出后以及扩弓保持后的长期观察缺乏跟踪报告。虽然得出了"下颌能

■ 现在主要使用的下颌扩弓装置

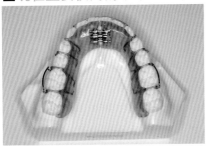

图1　Schwarz appliance。

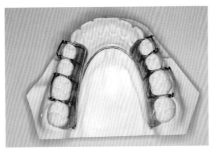

图2　Coffin spring（by Adams）。

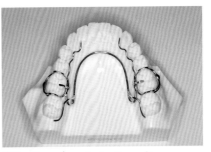

图3　Crozat's orthodontic appliance。

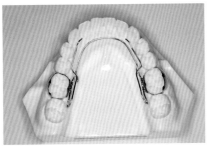

图4　3D Quad action。

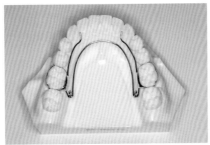

图5　Bi helix。

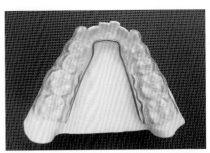

图6　CLEA（Clear Expansion Appliance，照片提供者：高桥喜见子医生）。

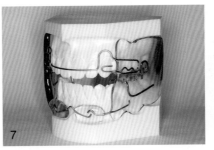

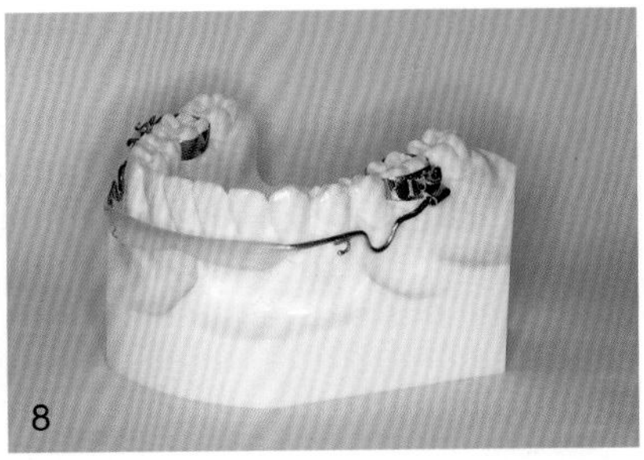

图7　Fränkel's functional regulator。
图8　Lip bumper。

表1　各种下颌扩弓装置的施力方向和力源

	装置名称	扩弓方向	力源	扩弓作用时间	活动/固定式
图1	Schwarz appliance	侧方扩大	扩弓螺丝	间断性	活动式
图2	Coffin spring（by Adams）	侧方扩大	金属丝	持续性	活动式
图3	Crozat's orthodontic appliance	侧方扩大	金属丝	持续性	活动式
图4	3D Quad action	侧方扩大	金属丝	持续性	活动/固定式
图5	Bi helix	侧方扩大	金属丝	持续性	固定式
图6	CLEA（Clear Expansion Appliance）	侧方扩大	金属弹线	持续性	活动式
图7	Fränkel's functional regulator	侧方扩大	解除颊肌、舌肌力量	持续性	活动式
图8	Lip bumper	磨牙远中移动	唇肌力量	持续性	活动/固定式

够扩弓且效果稳定"的结论，但今后大量的临床研究和长期追踪也非常必要。因此，必须慎重地选择和使用下颌扩弓的方法。

3-4 下颌扩弓是必要的，但很困难！

笔者对下颌扩弓持谨慎态度

笔者在对待有必要行下颌扩弓的拥挤病例时，会在合适的时机进行干预，对不适合扩弓的病例会选择拔除前磨牙，使用托槽矫治的方法治疗[1-2]。因此，关于下颌扩弓，笔者既不完全赞成也不绝对否定，持谨慎态度。

"谨慎"的意思是，笔者强烈反对只掌握了基托式矫正水平的全科医生（GP）轻率地进行性扩弓和不拔牙治疗[3]。虽然基托式矫治器在很多病例的效果不逊于托槽矫治，也有很多效果特别的病例。但是，并非所有病例都能利用基托式矫治器解决，达不到预想移动效果的病例也很多，调整也很困难，需要术者熟练掌握并选择合适的病例。如果这类活动式矫治器在治疗过程中达到一定限度，就要求术者必须掌握固定矫治或其他方法应对。另外，多学科联合治疗也极其重要。即使是熟练掌握托槽矫治技术的正畸专科医生，如果无视个体现有的牙弓形态和将来应有的理想形态，贸然对重度拥挤的病例进行非拔牙矫治，笔者表示非常担忧。

主动治疗结束后，关于长期保持稳定的文献非常少[1]。尽管上颌扩弓后保持稳定的情况常见，但是下颌扩弓的复发率很高。尤其是下颌恒牙完全萌出后尖牙间宽度的复发量比任何位置都大[2]。为了维持扩弓效果，下颌尖牙间宽度需永久保持，因此可能会要求患者持续夜间佩戴活动式保持器终身保持。由于扩弓后非拔牙矫治病例预后稳定的证据非常少，因此需要术者谨慎地选择和治疗。

根据以上情况，笔者在了解到下颌扩弓后一定会复发的事实下：

· 什么样的病例适合扩弓？

· 何时开始扩弓？

· 哪种方法最适宜？扩弓量多少？

· 怎样保持？何时保持？

· 复发后，什么方法可以用来维持扩弓量？

这些事项，笔者常常一边困扰，一边治疗。

然而，"怎样做才能保持长期稳定呢？"成为笔者每天都要探索的课题。

■下颌扩弓的疑虑（图1~图4）

［什么样的病例适合扩弓？］

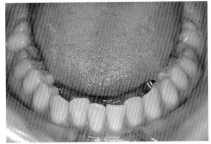
图1a　轻度拥挤。

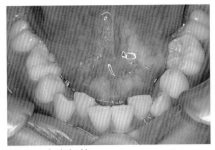
图1b　中度拥挤。

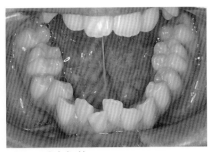
图1c　重度拥挤。

［何时开始扩弓？］

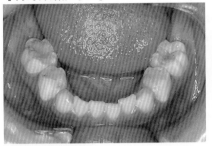
图2a　乳牙列期。

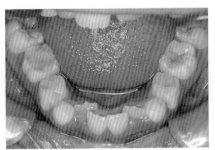
图2b　混合牙列期。

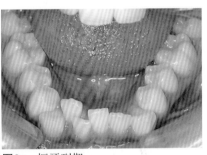
图2c　恒牙列期。

［扩弓量多少？］

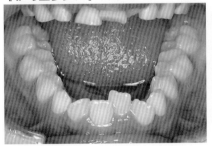
图3a　7岁9个月。拥挤量3.8mm。

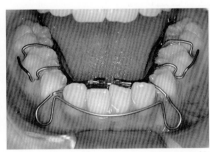
图3b　9岁8个月。Schwarz Appliance扩弓。

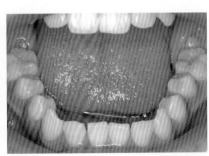
图3c　12岁7个月。扩弓结束后，拥挤解除。

［什么病例会复发？复发量是多少？］

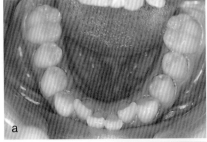
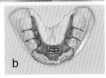
图4a，b　12岁3个月。扩弓开始。

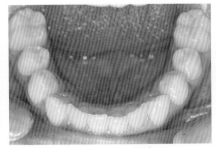
图4c　13岁9个月。扩弓结束。

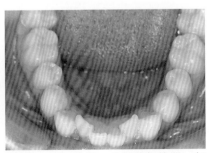
图4d　14岁8个月。未佩戴保持器，复发。

3-5 下颌扩弓的界限和扩大量

下颌无限扩弓的风险

如前所述，关于下颌扩弓的文献非常少，而关于下颌扩弓的界限和扩大量的文献就更少了[1]。

获原曾经描述："欧洲人（白种人）头型较长，下颌侧方扩大的范围有限。为了获得间隙可以将第一磨牙向远中移动。而日本人头型较短，侧方扩大下颌牙弓不会带来不适。"但是，无限扩弓极其危险。也就是说，扩弓应该存在一定限度。另外，虽然有人种差别，但这种学说从伦理方面展开就会发现很多疑问。一般来说，长头型牙弓狭窄的欧美人更适应侧方扩大，而日本人短头型、牙弓较宽，常常被认为牙弓的侧方扩大量要小于欧美人。

Mathews[3-4]认为："下颌牙弓侧方扩大时，为容纳恒切牙，恒尖牙间宽度能增加到2mm以上。对于口周肌肉组织不紧张，唇肌和舌肌力量平衡

的患者，能够保持2mm以上的扩弓效果。"Sim也同样认为扩弓量超过2~3mm即表明扩弓成功。大竹[5]提出，尖牙间的牙弓拥挤量在3.0mm以内时可以选择扩弓治疗；3.0mm以上则选择序列拔牙法。野坂[6]等在混合牙列期（开始的平均年龄为8岁5个月）使用间隙保持器和扩弓装置，跟踪了200例第二磨牙萌出前患者的纵向变化，观察到约1/3的病例在使用这些装置后发展成拥挤牙列。另外，拥挤量超过3.4mm以上的，无论怎样扩弓都不能发展为正常牙列，这个数值被认为是序列拔牙法的标准。坂井[7]认为，下颌切牙区3~5mm的拥挤量是非拔牙矫治的界限，需使用托槽矫治和舌侧弓丝扩弓装置进行治疗；对5mm以上的拥挤量需执行序列拔牙法的第1阶段，拔除乳尖牙。

笔者以3.0mm拥挤量为基准来判断能否通过扩弓治疗消除拥挤。超过这个标准时选择序列拔牙法，再者则考虑拔除前磨牙后使用托槽进行全口矫正治疗（图1~图4）。

■ 下颌尖牙间拥挤量的测量计算方法

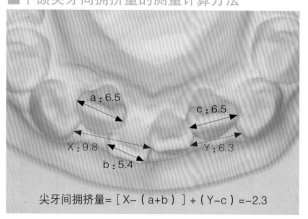

尖牙间拥挤量=［X-（a+b）］+（Y-c）=-2.3

图1 笔者关于前牙拥挤量的测量计算方法，参考了坂井的牙弓长度不调（arch length discrepancy）法［应用了Jaraback的接触点（broken contact point）计算法］。测量方法如下：
可用间隙-牙冠宽度=实际可用间隙
尖牙间计算出的值就是前牙区的拥挤量。当牙列拥挤时，该值为负。

■下颌拥挤量

1.0mm	1.5mm	2.1mm

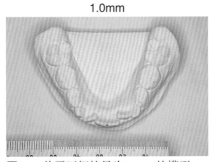 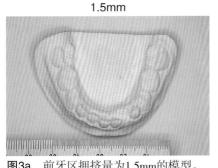 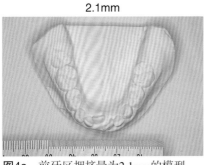

图2a　前牙区拥挤量为1.0mm的模型。　　图3a　前牙区拥挤量为1.5mm的模型。　　图4a　前牙区拥挤量为2.1mm的模型。

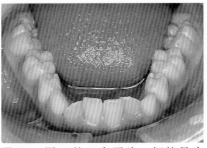 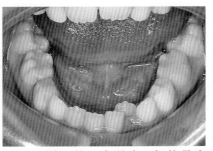 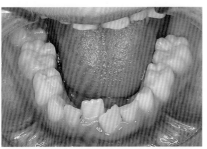

图2b　图2a的口内照片。拥挤量为1.0mm的轻度拥挤。

图3b　图3a的口内照片。拥挤量为1.5mm的中度拥挤。

图4b　图4a的口内照片。拥挤量为2.0mm以上的中、重度拥挤。

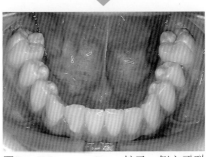 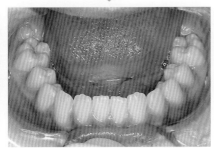 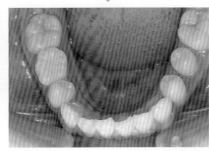

图2c　Schwarz appliance扩弓。侧方牙群替换完成后，下颌前牙排列整齐。

图3c　Schwarz appliance扩弓。侧方牙群替换完成后，下颌前牙排列整齐。

图4c　Schwarz appliance扩弓。除了右侧第二乳磨牙，侧方牙群全部替换，下颌前牙排列整齐。

> **要点**　当拥挤量为1.0mm时，前牙区的拥挤就表现得非常明显。相反，扩弓2mm即可解除拥挤。

第1章　1　咬合诱导

第2章　2　拥挤

第3章　3　下颌扩弓

第4章　4　上颌扩弓

第5章　5　扩弓治疗的困难期在于侧方牙群替换期

第6章　6　全口扩弓的实际病例

第7章　7　扩弓治疗的验证

第8章　8　上下颌扩弓成功的关键

3-6 下颌扩弓的最佳时机

下颌尖牙萌出前的切牙替换期最合适

下颌扩弓的最佳时机是什么？近10年来，关于下颌扩弓的文献和书籍突然增加。这些病例中扩弓治疗的开始时机不尽相同，早的在乳牙列完成期，晚的在已过青少年期的恒牙列期，而大多数病例开始于混合牙列期。但这些文献都缺乏对下颌扩弓的长期观察，无论哪个时期扩弓都不算晚。

下颌扩弓的历史如前（第3章3-1和3-2）所述，有依据的文献非常少，而且大部分学者和医生都对下颌扩弓持否定态度，因此关于下颌扩弓时机的研究文献还尚未发表。在这种情况下，关于扩弓时机的文献就只有笔者在2003年发表的《拥挤治疗的现状：下颌扩弓Ⅰ～Ⅲ》和2009年发表的《咬合诱导——验证下颌牙弓1~4》。这些文献依据前人对于下颌牙弓和牙槽骨生长发育的研究，并且结合笔者自己下颌扩弓的病例对下颌扩弓的最佳时机进行了分析。

否定下颌扩弓的论据经常引用华盛顿大学Riedel、Little关于矫正治疗后长期稳定性的调查研究论文。Little等[4-5]调研了矫正治疗结束后的长期稳定性，在治疗结束后能够长期维持下颌牙弓排列稳定的病例中，拔除4颗第一前磨牙的病例约占28%（61例中有17例）；混合牙列期采用序列拔牙法的病例约占27%（30例中有8例）；混合牙列期使用固定或活动装置扩弓量1mm以上的病例仅占11%（26例中有3例）（图1～图5）。Little认为："混合牙列期进行扩弓治疗的病例与使用其他方法治疗的病例相比，在临床上有着更严重的复发倾向，保持结束后的下颌牙弓在长度和宽度上都会出现严重缩小。"

像这样对下颌扩弓持绝对否定态度的Little的文献中，笔者重新对这些病例样本进行了详细的调查（表1），发现这些病例都是从下颌乳尖牙已经脱落，切牙替换期结束之后的混合牙列后期或恒牙列完成期才开始治疗。另外，其他对下颌扩弓持否定态度的论文大多也是从混合牙列后期或恒牙列完成期才开始治疗。而从切牙替换期（混合牙列早期）就开始扩弓治疗解除拥挤，并且长期跟踪病例结果的研究，除了笔者的文献，在海外或日本都还没有。

笔者认为，未曾被研究的下颌尖牙萌出前的切牙替换期（混合牙列早期），即下颌切牙生长最显著的时期，是下颌扩弓能否成功的关键。

■下颌扩弓最佳时期?

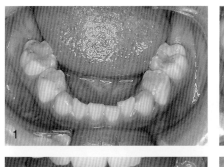
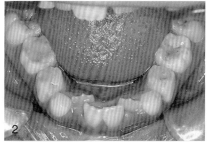
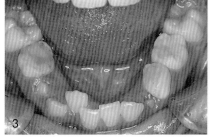
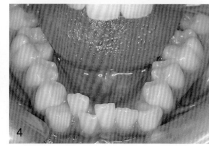

图1 乳牙列期。
图2 切牙替换期（混合牙列早期）。
图3 侧方牙群替换期（混合牙列后期）。
图4 恒牙列期。

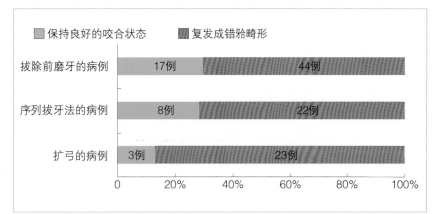

保持良好的咬合状态　复发成错殆畸形

拔除前磨牙的病例 17例 | 44例

序列拔牙法的病例 8例 | 22例

扩弓的病例 3例 | 23例

0 20% 40% 60% 80% 100%

图5 Little记载的保持结束10年后病例的咬合稳定性分布，根据文献[4-5]改编。

表1 Little[4]的论文《Stability and Relapse of Dental Arch Alignment》中矫正开始的时期

		下颌切牙区的拥挤度	乳尖牙	恒尖牙	恒尖牙的萌出间隙	矫正开始时期
拔除第一前磨牙的病例	病例1	中度	脱落	完全萌出		恒牙列早期以后
	病例2	中度	脱落	完全萌出		恒牙列早期以后
	病例3	重度	脱落	萌出中期	牙冠1/2丧失	恒牙列早期
	病例4	轻度	脱落	萌出后期		恒牙列早期
	病例5	重度	脱落	完全萌出		恒牙列早期以后
序列拔牙法的病例	病例1	轻度	脱落/拔除	萌出初期	牙冠1/2丧失	侧方牙群替换期
	病例2	重度	脱落/拔除	萌出初期	牙冠1/2丧失	侧方牙群替换期
	病例3	散隙	脱落/拔除	未萌	完全丧失	侧切牙萌出完成后
混合牙列期扩弓的病例	病例1	轻度	脱落	萌出初期	牙冠1/4丧失	侧方牙群替换期
	病例2	中度	脱落	未萌	完全丧失	侧切牙萌出完成后
	病例3	中度	脱落	萌出初期	牙冠1/4丧失	侧方牙群替换期
不拔牙、存在散隙的病例	病例1	散隙	脱落	完全萌出		恒牙列完成期
	病例2	散隙	脱落	完全萌出		恒牙列完成期

3-7 在下颌恒尖牙萌出前开始扩弓

切牙替换期是关键

如前所述，大多数下颌前牙拥挤的病例在恒尖牙萌出后才开始治疗。笔者认为在下颌尖牙萌出前的切牙替换期（混合牙列早期），是下颌切牙的快速生长期，也是下颌扩弓能否成功的关键。在这个时期以后的下颌切牙拥挤治疗很容易失败。

图1为町田等[1-2]从尖牙间的宽度进行牙弓发育的研究（第2章2-4）。下颌乳尖牙之间的宽度在乳牙列期几乎没有生长，在下颌中切牙的萌出期生长活跃，而随着侧切牙的萌出，生长速度会变缓，到恒尖牙萌出时发育停止，此时恒尖牙之间的宽度达到最大。之后，尖牙间的牙弓宽度开始缩小，到20岁时大约减少2.5mm。以恒尖牙萌出为分界点，尖牙间牙弓宽度的发育被分为"生长快速期"和"负生长时期"[3]，呈现出明显的两极分化。

前文（第2章2-4）曾描述过"尖牙萌出后下颌切牙拥挤不能自愈！"而下颌切牙的拥挤在尖牙萌出后更加严重，也就更加不能自愈。另外，如前所述，大多数的扩弓治疗开始于尖牙萌出之后的负生长时期，违背了生长规律，使得很多正畸专科医生得出了"下颌尖牙间宽度无法扩大"的观点。

利用生长发育来实现下颌扩弓

但是，"下颌尖牙间宽度无法扩大"的观点是基于在负生长时期进行扩弓的病例上得出。而在尖牙萌出前的切牙替换期，即生长快速期能够很容易地顺着生长趋势扩大下颌牙弓，因此切牙替换期被认为是扩弓的最佳时期[3]（图1）。

根据坂井[4]和McNamara JA[5]的上颌牙列生长发育研究报告，笔者推测下颌牙弓的生长同上颌一样，对于切牙替换期乳尖牙间牙弓宽度小于正常值的病例，即使在生长快速期也无法达到正常的咬合生长曲线。而且在侧方牙群替换完成之后也无法达到正常值，而切牙区的拥挤和磨牙区的牙弓狭窄倾向会一直移行到恒牙列期[6-7]（图2）。

几乎所有的拥挤病例中，下颌尖牙间的牙弓宽度都小于正常值，町田等的研究都表明这部分病例的生长曲线都在正常曲线的下方。因此，尽可能早期治疗拥挤以达到正常的生长曲线，即在切牙替换期实施扩弓治疗就显得尤为重要。

另外，下颌尖牙是紧邻侧切牙的远中牙根面而萌出，因此在切牙替换期早期解除拥挤后能够获得足够的尖牙间牙弓宽度[3]。扩弓结束后可能迎来负生长时期，即使后来出现复发也能基本保持正常的牙列宽度，这是因为这些早期治疗的病例已经接近正常的生长曲线（图3）。

■下颌切牙替换期和下颌尖牙间牙弓宽度的变化

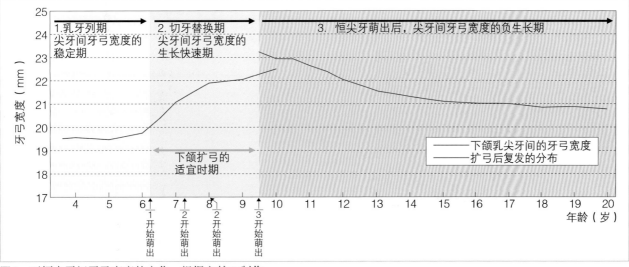

图1 下颌尖牙间牙弓宽度的变化。根据文献[2]制作。

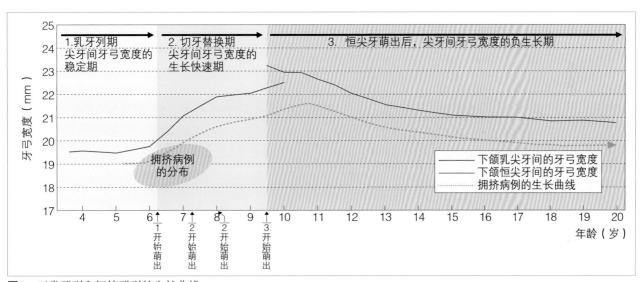

图2 正常牙列和拥挤牙列的生长曲线。

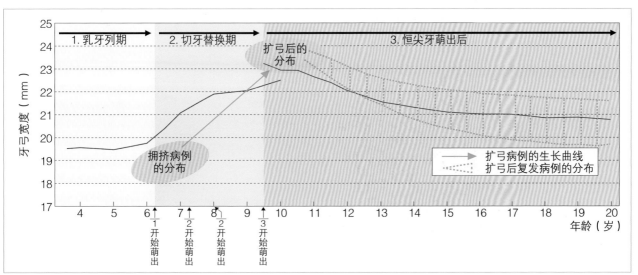

图3 扩弓病例的生长曲线和复发病例的分布。

3-8 为解除下颌拥挤的治疗方案

牙弓间隙不足的诊断

笔者在治疗下颌拥挤病例时，通常会考虑到"影响下颌恒切牙排列的要素"（第2章2-3）和"下颌扩弓的界限和扩大量"（第3章3-5），在切牙替换期进行如下治疗[1]（表1）。

乳尖牙间牙弓拥挤量＜2.0mm

在下颌中切牙的萌出阶段，如果前牙拥挤量＜2.0mm，为了能够自然消除拥挤，我们希望在侧切牙萌出前能有2.6mm的牙弓生长[2]，需要定期观察生长过程（图1a~c）。但是，在侧切牙萌出期仍有1.0~2.0mm的拥挤量时，此后几乎没有观察到乳尖牙间牙弓的生长，应当及时采取扩弓治疗（图2a~c）。如果此时对乳尖牙的近中邻面进行片切消除切牙拥挤，后期将很可能出现恒尖牙萌出间隙不足。因此，如果遇到片切乳尖牙的情况，就应当考虑序列拔牙法，是否需要拔除前磨牙进行托槽矫治。

乳尖牙间牙弓拥挤量为2.0~3.0mm

从下颌中切牙萌出到侧切牙萌出前，乳尖牙间的牙弓宽度大约有2.6mm的自然生长。但是，当乳尖牙间牙弓拥挤度为2.0~3.0mm时，该段牙弓生长不足的可能性更大，因此不用观察而直接采取扩弓治疗（图3~图5）。另外，考虑到复发量，必须过矫正，使扩弓量超出1.0~1.5mm。

乳尖牙间牙弓拥挤量＞3.0mm

超过3.0mm以上的拥挤病例应当以序列拔牙法为前提，片切乳侧切牙、乳尖牙的近中面或拔牙。由于序列拔牙法的不可控因素较多，必须考虑到拔除前磨牙后进行全口托槽矫治（图6~图8）。

表1 切牙替换期解除下颌拥挤的治疗方针

下颌中切牙萌出期	下颌侧切牙萌出期	治疗方案
乳尖牙间的牙弓拥挤量	乳尖牙间的牙弓拥挤量	
2.0mm以内	1.0mm以内	因存在自愈可能，不做处理，密切观察
2.0~3.0mm	1.0~3.0mm	乳尖牙间牙弓宽度生长不足的可能性很高，无须观察，直接扩弓
3.0mm以上	3.0mm以上	依靠前牙区扩弓很难解除拥挤。必须以全口托槽矫治为前提，采取序列拔牙法、邻牙片切或拔除前磨牙的方法

切牙替换期下颌扩弓的案例

■ 乳尖牙间牙弓拥挤量＜2.0mm➡观察（图1，图2）

［中切牙萌出期］

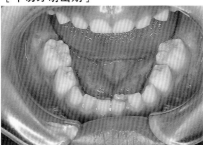 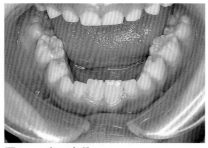

图1a　5岁7个月。　　图1b　5岁8个月。　　图1c　5岁10个月。

图1　中切牙萌出期。乳尖牙间牙弓拥挤量＜1.5mm，拥挤自然解除的病例十分常见。

［侧切牙萌出期］

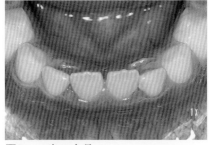 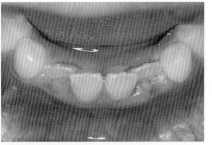 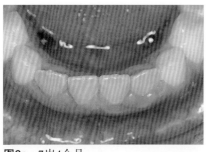

图2a　6岁10个月。　　图2b　6岁11个月。　　图2c　7岁4个月。

图2　侧切牙舌侧萌出。此时拥挤量＜1.0mm的病例多数能够自愈。但是，当拥挤量为1.0~2.0mm时自愈困难，需要采取扩弓治疗。

■ 乳尖牙间牙弓拥挤量为2.0~3.0mm➡扩弓治疗（图3~图8）

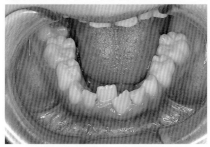 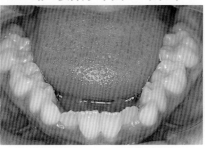 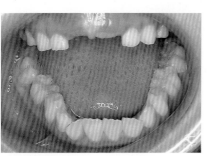

图3　中切牙萌出时，拥挤量为2.1mm。　图4　侧切牙萌出时，拥挤量为2.3mm。　图5　侧切牙萌出时，拥挤量为2.4mm。

图3~图5　乳尖牙间牙弓拥挤量＞2.0mm时，自愈的可能性很低，因此选择扩弓治疗。

■ 乳尖牙间牙弓拥挤量＞3.0m➡序列拔牙法—全口托槽矫治

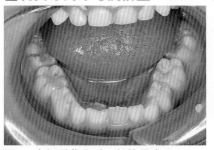 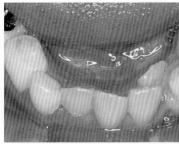

图6　中切牙萌出时，拥挤量为8.1mm。　图7　侧切牙萌出时，拥挤量为5.2mm。　图8　侧切牙萌出时，拥挤量为5.6mm。

图6~图8　乳尖牙间牙弓拥挤量＞3.0mm时，已经超过扩弓治疗的适应证。此时可以选择序列拔牙法，之后考虑全口托槽矫治。

切牙替换期下颌扩弓的案例

乳牙列期的扩弓治疗

临床上，部分GP通过对乳牙列的拥挤推测，很早就在乳牙列完成期开始扩弓治疗[1-2]。但是，从乳前牙区的间隙量和乳尖牙间的牙弓宽度，或者根据X线检查测量未萌的恒切牙牙冠宽度来推测恒切牙的拥挤度，会出现很大误差。如前所述（第2章2-2），即使乳前牙存在散隙，下颌恒切牙萌出后依然会出现拥挤，因此通过乳牙列来预测拥挤非常困难。另外，笔者从切牙替换期开始的扩弓治疗已经算是很长的治疗周期，因此并没有在更早期的乳牙列期就开始扩弓治疗。

当患者和家属对牙列不齐有诉求，并且处于切牙替换期，而口腔医生对生长预测和拥挤倾向也有一定的判断力，此时便成为比较容易介入矫正治疗的时机。因此，尽管存在个体差异，下颌切牙替换期也是拥挤治疗开始的适宜时机[3-4]。

始终以解除下颌拥挤为目的，确立治疗方案

为解除下颌前牙拥挤，应尽可能地在下颌恒尖牙萌出之前完成治疗。笔者在处理这类病例时，依据"切牙替换期解除下颌拥挤的治疗方针"（第3章3-8，表1）进行治疗。在下颌切牙替换期，乳尖牙间牙弓拥挤量＞3.0mm时，选择序列拔牙或乳牙片切的方法，在混合牙列后期到恒牙列完成期之间选择性拔除前磨牙，随后进行全口托槽矫治。

但是，笔者并没有绝对遵从"始终以解除下颌拥挤为目的，确立治疗方案"[4]。如图2a~d所示，当乳尖牙间牙弓拥挤量＞3.0mm时，也存在不需要拔牙的病例。另外，一部分病例尽管经过扩弓治疗，但牙量、骨量的不协调仍然存在，最终需要接受减数拔牙矫正。但是，如果在切牙替换期对下颌尖牙间的牙弓宽度扩大2~3mm，笔者认为对维持矫正结束后的尖牙间牙弓稳定性有积极的作用。

儿童的生长发育存在明显的个体差异，会呈现出各种各样的状态。在未能按照正常方向发展的情况下，如果一种治疗方法不能改善时，应当及时改变治疗方案、更改装置，采取更完善的方法。虽然有些方法在某一点上被认为是最佳的治疗方式，但从整体上看却有失偏颇，那么整个治疗将背离正确的方向。因此，口腔医生必须努力完善自身掌控全局的判断能力。

■切牙替换期下颌扩弓的案例（图1～图4）

[切牙替换期]

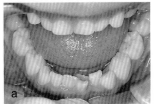 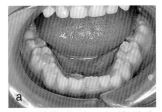 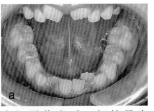 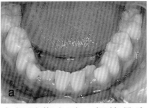

中切牙萌出时，拥挤量为 2.2mm。 | 中切牙萌出时，拥挤量为 8.1mm。 | 中切牙萌出时，拥挤量为 2.4mm。 | 中切牙萌出时，拥挤量为 3.0mm。

 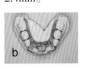 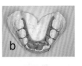

[排齐4颗切牙：使用Schwarz appliance扩弓]

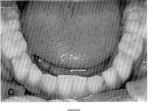 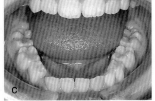 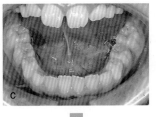 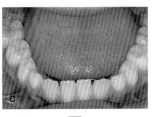

 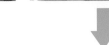 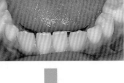

[恒尖牙萌出完成]

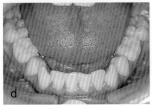 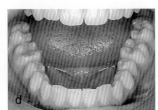 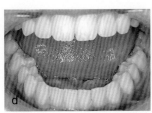 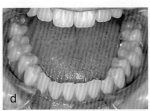

图1a～d　4颗切牙排齐之后，随着恒尖牙的萌出，切牙区拥挤倾向再度出现。 | 图2a～d　4颗切牙排齐之后，右侧尖牙缺乏萌出间隙，继续扩弓排齐。 | 图3a～d　4颗切牙排齐之后，由于出现拥挤倾向，全口托槽矫治。 | 图4a～d　4颗切牙排齐之后，原本存在散隙的切牙区随着恒尖牙的萌出而变得紧密。

要点　下颌扩弓装置不仅仅局限于Schwarz appliance。可以使用第3章3-3"现在主要使用的下颌扩弓装置"中介绍的任何一个装置。重要的是在扩弓期间，掌握第3章3-7中描述的"生长快速期"，即在切牙替换期进行下颌扩弓。

第1章 1 咬合诱导

第2章 2 拥挤

第3章 3 下颌扩弓

第4章 4 上颌扩弓

第5章 5 扩弓治疗的困难期在于侧方牙群替换期

第6章 6 全口扩弓的实际病例

第7章 7 扩弓治疗的验证

第8章 8 上下颌扩弓成功的关键

3-10 Schwarz appliance的分析1

Schwarz appliance的分析

在进行全口牙弓的侧方扩大时，Schwarz appliance（以下称Schwarz装置）是最为有效的装置[1-3]。过去很多医生都曾发表过第3章3-2和3-3中介绍的扩弓装置。

相较于Schwarz装置等通过扩弓螺丝和基托产生的机械作用力使牙弓及牙槽骨增宽（图4），Fränkel's functional regulator（以下称Fränkel装置，图1）[2-4]从软组织方面改善相关肌肉的异常运动后促进下颌牙弓的自然生长。据报道，Fränkel装置能够重建神经肌肉系统，协调口内外肌肉组织，促进牙弓的自然发育，比起未考虑肌肉系统的Schwarz装置（图2）在效果上更具期待性（图3）。但是，由于很难预测Fränkel装置的扩弓量，大部分口腔医生更倾向于使用便于确认扩弓量和预测效果的Schwarz装置[3]。

矫形力与正畸力

使用Schwarz装置扩弓时，上颌腭中缝打开已被多数文献证实为矫形力（Orthopedic force）的作用。矫形力是促进和抑制颌骨生长，也可以说是改变颌骨形态的力，而正畸力则截然不同。对于人类而言，分开下颌的正中联合无法实现，因此下颌扩弓依赖于牙槽嵴的变形，从而导致牙齿和牙槽骨整体颊侧倾斜。

但是，使用Schwarz扩弓装置进行下颌扩弓时，产生的是正畸力还是矫形力呢？

荻原[5]认为，Schwarz扩弓装置发生矫形力，因为作用于牙槽骨引起牙槽嵴形变，从而扩大下颌牙弓。相反，McNamara[2]认为，下颌使用Schwarz装置扩弓时，只能够直立舌侧倾斜的磨牙，达到纠正牙齿颊舌侧轴倾度的目的，主要依靠正畸力移动牙齿，并非矫形力的作用。另外，高滨[6-7]认为，与上颌的扩弓机制不同，不可能实现分离下颌正中联合，因此下颌扩弓依赖于牙槽嵴的变形，实现牙齿和牙槽嵴同时向颊侧倾斜。

根据McNamara、高滨对Schwarz装置扩弓机制的描述，大竹[8]也认为，下颌扩弓的可行性在于牙齿的颊侧倾斜移动。对此，荻原表示，通过刺激牙槽嵴，牙齿也将随着牙槽嵴形态的改变发生移动。对于下颌扩弓是否影响到牙槽基底的问题，荻原认为是有影响的。而Mathews[9-10]则认为，下颌牙槽嵴不会受外界刺激而成长为支持组织（表1）。

以上，关于"使用Schwarz进行下颌扩弓产生的是正畸力还是矫形力？是牙齿的整体移动还是倾斜移动？这些力是否影响到牙槽基底？"存在正面和反面的观点。

接下来，我们还将继续讨论。

■Schwarz appliance的分析

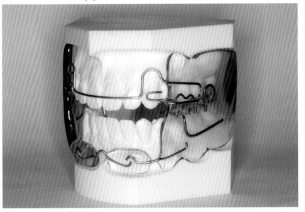

图1　Fränkel装置。

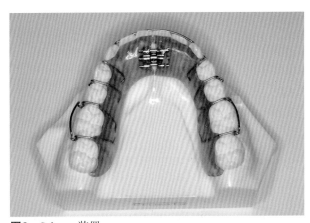

图2　Schwarz装置。

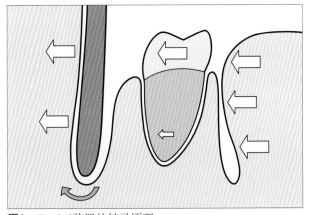

图3　Fränkel装置的扩弓原理。

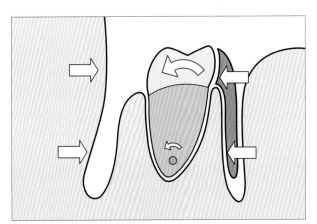

图4　Schwarz装置的扩弓原理。

图1　Schwarz装置的作用

	矫形力	正畸力
正畸力? 矫形力?	获原	McNamara，高滨，关崎
倾斜移动? 整体移动?	整体移动	倾斜移动
	获原	McNamara，高滨，大竹，关崎
影响到牙槽基底?	影响	不影响
	获原	Mathews，关崎

要点　由于很难预测Fränkel装置的扩弓量，大部分口腔医生更倾向于使用便于确认扩弓量和预测效果的Schwarz装置。

第1章 咬合诱导
第2章 拥挤
第3章 下颌扩弓
第4章 上颌扩弓
第5章 于侧方牙群替换期在扩弓治疗的困难期
第6章 全口扩弓的实际病例
第7章 扩弓治疗的验证
第8章 上下颌扩弓成功的关键

3-11 Schwarz appliance的分析2

使用Schwarz appliance进行下颌扩弓后的验证方法

为调查使用Schwarz appliance（以下称Schwarz装置）进行扩弓治疗后的牙齿及牙槽骨形态变化，笔者对12例病例治疗前后的模型进行分析，其中11例第二乳磨牙存在，1例第二乳磨牙早失。过双侧第一恒磨牙的舌侧沟向咬合平面作垂线，画出冠状面的断面分析图，比较治疗前后的变化。另外，将断面图中牙颈部颊舌侧龈缘连线的垂直等分线设为模拟牙轴，比较牙轴的变化[1]。

倾斜移动还是整体移动？

使用Schwarz装置扩弓后，约91.7%（12例中占11例）的病例是倾斜移动。另外，几乎所有病例的旋转中心都位于牙根尖。

其中，仅一个病例发生牙齿的整体移动，而扩弓量也不足1.0mm，当扩弓量增加时，倾斜移动的可能性也随之增加。综上所述，笔者与McNamara[2]、高滨[3]一致，同样认为在使用Schwarz装置进行扩弓时将产生倾斜移动。

影响到牙槽基底了吗？

下颌扩弓按照形态的改变量分为Type I 矫正型和Type II 类矫形型（图2a，b）。Type I 矫正型约占66.7%（12例中占8例），这些病例治疗前后的断面图在舌侧牙槽基底处的画线基本一致，因此该型对牙槽基底几乎没有影响。Type II 类矫形型约占33.3%（12例中占4例），这些病例治疗前后在牙槽基底处的画线有偏差，可以观察到牙槽基底受到不同程度的影响。

虽然我们观察到Type II 类矫形型的病例在治疗前后的牙槽基底画线出现偏差，牙槽基底受到了一定影响。但就此得出Schwarz装置能够改建牙槽基底部的结论还言之太早。在制取下颌模型时，基本能够正确取得舌侧附着龈的形态。但是，口底的可动黏膜因舌体位置、印模材的硬度，制取出来的模型存在很大变数。因此，为了准确调研出扩弓对牙槽基底的影响，可以使用口腔CBCT进行比较。由于存在"看似影响了牙槽基底"情况，所以在"Type II 矫形型"前加上"类"字，称之为"Type II 类矫形型"。

矫形力还是正畸力？

扩弓产生的是矫形力（使颌骨形态发生变化的力），还是正畸力（移动牙齿的力）？这样的疑问似乎与标准方丝弓中的移动力不一样。扩弓的机制以高滨[3-4]描述的"下颌牙弓的扩大依赖于牙槽骨变形，牙齿和牙槽骨作为一体向颊侧倾斜"最为贴切（第3章3-2，图8）。但是，如果以牙槽基底是否变形作为基础来考量，能使其发生改变的力称为矫形力，Schwarz装置应该是能够同时使牙齿和牙槽骨发生变化的矫正装置。

■使用Schwarz装置进行下颌扩弓（图1，图2）

[TypeⅠ 矫正型]

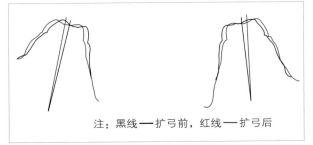

图1a　7岁5个月开始扩弓，历时5个月，E-E扩弓量为1.70mm。

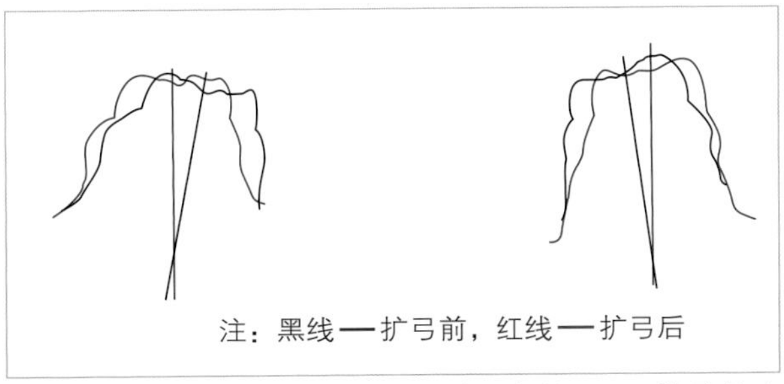

图1b　7岁10个月开始扩弓，历时10个月，E-E扩弓量为3.90mm。

[TypeⅡ 类矫形型]

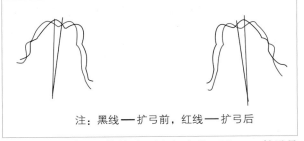

图2a　12岁3个月开始扩弓，历时5个月20天，6-6扩弓量为3.10mm。

图2b　7岁6个月开始扩弓，历时11个月，E-E扩弓量为4.0mm。

■Schwarz装置扩弓病例的CBCT分析（图3）

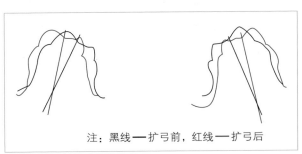

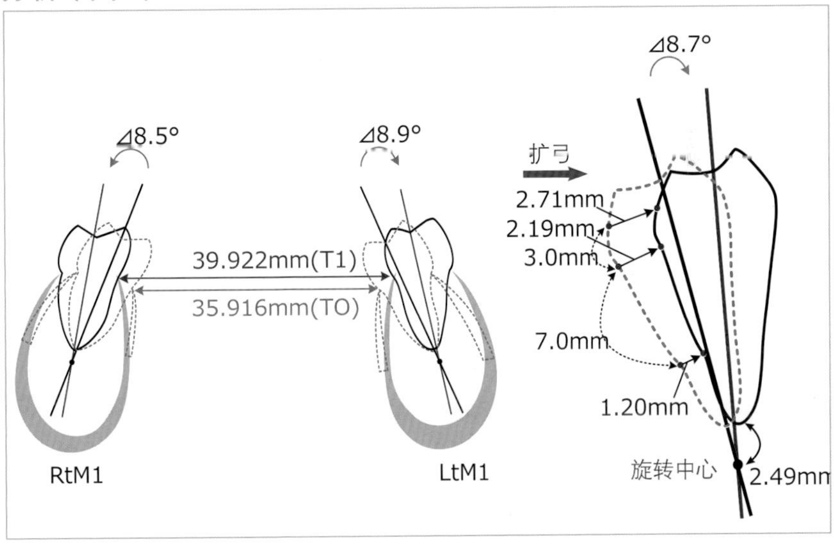

图3　使用Schwarz装置扩弓。田井等通过CBCT分析得出与笔者同样的结论。根据文献[5]改编。

近期研究

2010年，田井等[5]发表了使用CBCT研究Schwarz装置扩弓模式的文章。文章表明，Schwarz装置使牙齿以根尖以下2.49mm处为旋转中心发生倾斜移动，这种扩弓力完全没有影响到牙槽基底部。而笔者的验证也几乎得到了与之一致的结论。

参考文献

[3-1 下顎は拡大できない!?]

[1] 関崎和夫. 上顎歯列弓拡大を考える1～3. the Quintessence 2010 ; 29 (10) : 86 - 94, 2011 ; 30(2) : 104 - 117, 30(4) : 120 - 137.

[2] 関崎和夫. 咬合誘導を考える. 叢生治療の現在 : 下顎歯列弓拡大について(Ⅰ～Ⅲ). the Quintessence 2003 ; 22(9) : 157 - 169, 22(10) : 177 - 191, 22(11) : 187 - 199.

[3] 高濱靖英ほか. 拡大ネジ. Ⅰ. 文献的考察. 日矯歯誌 1968 ; 27(1) : 137 - 141.

[4] 大竹邦明. 咬合誘導の基礎と臨床. 3. 混合歯列分析と予測. 東京 : デンタルダイヤモンド社, 1988 ; 136 - 146.

[5] Moyers RE. 三浦不二夫(訳). モイヤース歯科矯正学ハンドブック, 第1版. 東京 : 医歯薬出版, 1976 ; 176.

[6] Lundström AF. Malocclusion of the teeth regarded as a problem in connection with the apical base. The Int J of Orthodontia, Oral Surg and Radio 1925 ; 11 : 591 - 602, 724 - 731, 793 - 812, 933 - 941, 1109 - 1133.

[7] 亀田晃. 歯科矯正学辞典, 第1版. 歯槽基底論. 東京 : クインテッセンス出版, 1996 ; 179.

[8] The extraction debate of 1911 by Case, Dewey, and Cryer. Discussion of Case : The question of extraction in orthodontia. Am J Orthod 1964 ; 50 : 751 - 768.

[9] Graber TM, Neumann B. 中後忠男(訳). グレーバー＆ノイマン可撤式矯正装置の臨床. 東京 : 医歯薬出版, 1984 ; 1 - 38.

[10] 与五沢文夫. 21世紀のデンタルフィールドをプロモーション. 講演3 矯正と連携. 2002年9月15日, in 新潟ユニゾンプラザ.

[11] Riedel RA. A Review of the Retention Problem. Angle Orthod 1960 ; 30(4) : 179 - 199.

[12] Little RM. The irregularity index : a quantitative score of mandibular anterior alignment. Am J Orthod 1975 ; 68(5) : 554 - 563.

[13] Little RM, Riedel RA. Stability and relapse of mandibular anterior alignment−first premolar extraction cases treated by traditional edgewise orthodontics. Am J Orthod 1981 ; 80(4) : 349 - 365.

[14] Little RM, Riedel RA, Artun J. An evaluation of changes in mandibular anterior alignment from 10 to 20 years postretention. Am J Orthod Dentofacial Orthop 1988 ; 93(5) : 423 - 428.

[15] Little RM, Riedel RA, Stein A. Mandibular arch length increase during the mixed dentition : postretention evaluation of stability and relapse. Am J Orthod Dentofacial Orthop 1990 ; 97(5) : 393 - 404.

[16] Little RM. Stability and relapse of dental arch alignment. Br J Orthod 1990 ; 17(3) : 235 - 241.

[17] Little RM. Stability and relapse : early treatment of arch length deficiency. Am J Orthod Dentofacial Orthop 2002 ; 121(6) : 578 - 581.

[18] Little RM. 中後忠男ほか(訳). 矯正治療後の咬合の安定性と保定. 第6章. 歯列の排列状態の安定性と後戻り. 東京 : 医歯薬出版, 1995 ; 93 - 102.

[19] 関崎和夫. 咬合誘導 – 下顎歯列弓拡大を検証する1～4. the Quintessence 2009 ; 28(3) : 70 - 80, 28(4) : 82 - 90, 28(5) : 94 - 112, 28(6) : 84 - 98.

[3-2 下顎は拡大できる!?──歴史から]

[1] Weinberger BW. Orthodontics an historical review of its origin and evolution. St. Louis : The C.V. Mosby Company, 1926.

[2] 高濱靖英ほか. 拡大ネジ. Ⅰ. 文献的考察. 日矯歯誌 1968 ; 27(1) : 137 - 141.

[3] Graber TM, Neumann B. 中後忠男(訳). グレーバー＆ノイマン可撤式矯正装置の臨床. 東京 : 医歯薬出版, 1984 ; 1 - 38.

[4] 古川憲男. 歯弓拡大に便利なネジ応用のアクチバートル. 日大矯正・岩研合同年報 1946 ; 1 : 33 - 35.

[5] 亀田晃. 歯科矯正学辞典, 第1版. クローザットの装置. 東京 : クインテッセンス出版, 1996 ; 114.

[6] Nord CFL. Loose appliances in orthodontia. Dental Cosmos 1928 ; 70 : 681 - 687.

[7] Schwarz AM. Gebissregelung mit platen. Vienna : Urban &Schwarzenberg, 1938.

[8] McNamara JA. 宮島邦彰(訳). 混合歯列期の矯正治療. 東京 : 東京臨床出版, 1997.

[9] 高濱靖英ほか. 拡大ネジ. Ⅱ. 種類と適応. 日矯歯誌 1968 ; 27(1) : 142 - 150.

[10] 高濱靖英ほか. 拡大ネジ. Ⅲ. 症例. 日矯歯誌 1969 ; 28(1) : 148 - 182.

[11] 高濱靖英ほか. 拡大ネジ. Ⅳ. 考察と結論. 日矯歯誌 1971 ; 30(2) : 261 - 269.

[12] Adams CP. The design and construction of removable orthodontics appliance. Chapter Ⅷ Expansion. Bristol : John Wright & Sons Ltd, 1964 ; 75 - 80.

[13] Sim JM. 深田英朗(訳). 咬合誘導の臨床. 東京 : 医歯薬出版, 1975.

[3-3 下顎は拡大できる!?──現代]

[1] 高濱靖英ほか. 拡大ネジ. Ⅲ. 症例. 日矯歯誌 1969 ; 28(1) : 148 - 182.

[2] Sim JM. 深田英朗(訳). 咬合誘導の臨床. 東京 : 医歯薬出版, 1975.

[3] Graber TM, Neumann B. 中後忠男(訳). グレーバー＆ノイマン可撤式矯正装置の臨床. 東京 : 医歯薬出版, 1984 ; 1 - 38.

[4] 荻原和彦. こどもの咬合管理と可撤式矯正装置. 東京 : デンタルフォーラム, 1985.

[5] 関崎和夫. 咬合誘導を考える. 叢生治療の現在 : 下顎歯列弓拡大について(Ⅰ～Ⅲ). the Quintessence 2003 ; 22(9) : 157 - 169, 22(10) : 177 - 191, 22(11) : 187 - 199.

[6] 島田朝晴. 歯列育形成. 第一版. 東京 : クインテッセンス出版, 1995.

[7] McNamara JA. 宮島邦彰(訳). 混合歯列期の矯正治療. 東京 : 東京臨床出版, 1997.

[8] Greenfield RL. 賀久浩生(訳). 非抜歯矯正. 東京 : Oral Care, 1999.

[9] The extraction debate of 1911 by Case, Dewey, and Cryer. Discussion of Case : The question of extraction in orthodontia. Am J Orthod 1964 ; 50 : 751 - 768.

[10] 福原達郎. アングル vs ケースからツィードまで20世紀前半の抜歯論争の変遷. 臨床家のための矯正 Year Book'99. 東京 : クインテッセンス出版, 1997 ; 184 - 190.

[11] 福原達郎. 矯正臨床の抜歯問題の過去形と現在進行形矯正治療に決まった方程式はない. 臨床家のための矯正 Year Book 2001. 東京 : クインテッセンス出版, 2001 ; 90 - 97.

[12] 各務肇. 心身の健康をつくる歯の矯正. 東京 : 主婦の友社, 1999.

[3-4 下顎拡大は必要だが大変難しい!]

[1] 関崎和夫. 咬合誘導を考える. 叢生治療の現在 : 下顎歯列弓拡大について(Ⅰ～Ⅲ). the Quintessence 2003 ; 22(9) : 157 - 169, 22(10) : 177 - 191, 22(11) : 187 - 199.

[2] 関崎和夫. 咬合誘導 – 下顎歯列弓拡大を検証する1～4. the Quintessence 2009 ; 28(3) : 70 - 80, 28(4) : 82 - 90, 28(5) : 94 - 112, 28(6) : 84 - 98.

[3] 関崎和夫. なぜ, いま咬合誘導なのか 一生涯, カリエスフリー・歯周病フリーで健康的なクオリティーライフを過ごすために. the Quintessence 2010 ; 29(1) : 115 - 118.

[4] 関崎和夫. 上顎歯列弓拡大を考える1～3. the Quintessence 2010 ; 29 (10) : 86 - 94, 2011 ; 30(2) : 104 - 117, 30(4) : 120 - 137.

[3-5 下顎拡大の限界と適正量]

[1] 関崎和夫. 咬合誘導を考える. 叢生治療の現在 : 下顎歯列弓拡大について(Ⅰ～Ⅲ). the Quintessence 2003 ; 22(9) : 157 - 169, 22(10) : 177 - 191, 22(11) : 187 - 199.

[2] 萩原和彦. 顎態調和法. 東京 : 第一歯科出版, 2001.

[3] Mathews RJ. Malocclusion in the primary dentition. Dent Clin North Am 1966 ; 463 - 478.

[4] Sim JM. 深田英朗(訳). 咬合誘導の臨床. 東京 : 医歯薬出版, 1975.

[5] 大竹邦明. 咬合誘導の基礎と臨床. 3. 混合歯列分析と予測. 東京 : デンタルダイヤモンド社, 1988 ; 136 - 146.

[6] 野坂久美子ほか. 永久歯列叢生に影響をおよぼす因子分析ならびにその治療法に関する研究. 岩医大歯誌 1994 ; 19 : 179 - 191.

[7] 坂井正彦. 第一大臼歯の萌出期と切歯交換期. 日本歯科評論臨時増

刊　より良い咬合育成を求めて．東京：日本歯科評論社，1996；82-102．

[3-6　下顎拡大に最適な時期]

[1] 関崎和夫．咬合誘導を考える．叢生治療の現在：下顎歯列弓拡大について（Ⅰ～Ⅲ）．the Quintessence 2003；22(9)：157-169，22(10)：177-191，22(11)：187-199．

[2] 関崎和夫．咬合誘導－下顎歯列弓拡大を検証する1～4．the Quintessence 2009；28(3)：70-80，28(4)：82-90，28(5)：94-112，28(6)：84-98．

[3] Little RM, Riedel RA, Artun J. An evaluation of changes in mandibular anterior alignment from 10 to 20 years postretention, Am J Orthod Dentofacial Orthop 1988；93(5)：423-428.

[4] Little RM. Stability and relapse of dental arch alignment. Br J Orthod 1990；17(3)：235-241.

[5] Little RM. 中後忠男ほか（訳）．矯正治療後の咬合の安定性と保定．第6章．歯列の排列状態の安定性と後戻り．東京：医歯薬出版，1995；93-102．

[3-7　下顎拡大は永久犬歯萌出前に！]

[1] 町田幸雄．交換期を上手に利用した咬合誘導．第1版．第1刷．東京：一世出版，2011．

[2] 辻野啓一郎，町田幸雄．幼児期から青年期にいたる歯列弓幅径の成長発育に関する累年的研究．小児歯誌 1997；35(4)：670-683．

[3] 関崎和夫．咬合誘導－下顎歯列弓拡大を検証する1～4．the Quintessence 2009；28(3)：70-80，28(4)：82-90，28(5)：94-112，28(6)：84-98．

[4] 坂井正彦．咬合誘導－いつ，なにを，なぜするか－：子どもたちの口腔内を診て考えておくこと(1)．小児歯科臨床 2002；7(11)：84-91．

[5] McNamara JA. 宮島邦彰（訳）．混合歯列期の矯正治療．東京：東京臨床出版，1997．

[6] 関崎和夫．上顎歯列弓拡大を考える1～3．the Quintessence 2010；29(10)：86-94，2011；30(2)：104-117，30(4)：120-137．

[7] 関崎和夫．効果的な早期歯列弓拡大とその限界．日本歯科評論2012；838：85-95．

[3-8　下顎叢生解消のための治療方針]

[1] 関崎和夫．咬合誘導を考える．叢生治療の現在：下顎歯列弓拡大について（Ⅰ～Ⅲ）．the Quintessence 2003；22(9)：157-169，22(10)：177-191，22(11)：187-199．

[2] 望月清之．歯列の成長変化に関する経年的研究．口病誌 1965；32：357-367．

[3-9　切歯交換期の下顎拡大の実際]

[1] 島田朝晴．歯列育形成．第一版．東京：クインテッセンス出版，1995．

[2] 島田朝晴．歯列育形成の実際．第一版．東京：クインテッセンス出版，2012．

[3] 関崎和夫．咬合誘導を考える．叢生治療の現在：下顎歯列弓拡大について（Ⅰ～Ⅲ）．the Quintessence 2003；22(9)：157-169，22(10)：177-191，22(11)：187-199．

[4] 関崎和夫．咬合誘導－下顎歯列弓拡大を検証する1～4．the Quintessence 2009；28(3)：70-80，28(4)：82-90，28(5)：94-112，28(6)：84-98．

[3-10　Schwarz appliance の考察・1]

[1] Graber TM, Neumann B. 中後忠男（訳）．グレーバー＆ノイマン可撤式矯正装置の臨床．東京：医歯薬出版，1984；1-38．

[2] McNamara JA. 宮島邦彰（訳）．混合歯列期の矯正治療．東京：東京臨床出版，1997．

[3] 関崎和夫．咬合誘導を考える．叢生治療の現在：下顎歯列弓拡大について（Ⅰ～Ⅲ）．the Quintessence 2003；22(9)：157-169，22(10)：177-191，22(11)：187-199．

[4] Fräkel R. 中田稔（監訳）．フレンケル装置とそのテクニック．初版．東京：クインテッセンス出版，1994．

[5] 萩原和彦．顎態調和法．東京：第一歯科出版，2001．

[6] 高濱靖英ほか．拡大ネジ．Ⅱ．種類と適応．日矯歯誌 1968；27(1)：142-150．

[7] 高濱靖英ほか．拡大ネジ．Ⅲ．症例．日矯歯誌 1969；28(1)：148-182．

[8] 大竹邦明．咬合誘導の基礎と臨床．3．混合歯列分析と予測．東京：デンタルダイヤモンド社，1988；136-146．

[9] Mathews RJ. Malocclusion in the primary dentition. Dent Clin North Am 1966：463-478.

[10] Sim JM. 深田英朗（訳）．咬合誘導の臨床．東京：医歯薬出版，1975．

[3-11　Schwarz appliance の考察・2]

[1] 関崎和夫．咬合誘導を考える．叢生治療の現在：下顎歯列弓拡大について（Ⅰ～Ⅲ）．the Quintessence 2003；22(9)：157-169，22(10)：177-191，22(11)：187-199．

[2] McNamara JA. 宮島邦彰（訳）．混合歯列期の矯正治療．東京：東京臨床出版，1997．

[3] 高濱靖英ほか．拡大ネジ．Ⅱ．種類と適応．日矯歯誌 1968；27(1)：142-150．

[4] 高濱靖英ほか．拡大ネジ．Ⅲ．症例．日矯歯誌 1969；28(1)：148-182．

[5] Tai K et al. Preliminary cone-beam computed tomography study evaluating dental and skeletal changes after treatment with a mandibular Schwarz appliance. Am J Orthod Dentofacial Orthop 2010；138(3)：262. e1-262. e11.

第**4**章

上颌扩弓

上颌扩弓装置的历史·1 （1728—1945）

近代口腔医学鼻祖Fauchard-Angle 的方丝弓（标准方丝弓）矫治

追溯上颌扩弓的历史，近代口腔医学的鼻祖要数法国的Pierre Fauchard（1728）[1]❶，他的出现拉开了近代正畸治疗的序幕。我们推测Fauchard矫正装置的主要功能是扩弓，使用IDL弓形、弓状带环、结扎细线，短带环和长带环并用使牙齿产生移动[2]。但是，在Fauchard编著的《Le Chirurgien Dentiste》[1]（1728）中❶，尽管笔者确认它是原著，但并没有找到装置的图解。作为在此基础上的改良扩弓装置，1757年，Bernard Bourdet在《RECHER-CHES ET OBSERVATION》一书中介绍了Bourdet's appliance（❷）[2]。Fauchard矫正装置从Bourdet's appliance开始，在后来1803年的Fox J（❸）[2]、1842年的Harris CA（❹）[2]，1882年的Patrich JJR（❺）[2]等都对其进行了改良。接下来是Angle EH，他在1895年发表了扩弓装置Expansion arch appliance（❻）[3]，1912年发表Pin and tube appliance（❼）[4]，1916年发表Ribbon arch appliance（❽）[5]，1928年和1929年发表的方丝弓Edgewise arch appliance（❾）[6]，成为了现在方丝弓方法的基础。

由扩弓螺旋和金属丝组成的装置由来

从Fauchard矫正装置到方丝弓装置，对每颗牙齿都用了结扎丝等，与金属板或金属弓丝配合扩大牙弓。与这些装置的流程不同，19世纪后期又出现了coinspring、扩弓螺旋（jack-screw）、金属弹线、硬质橡胶基托等各式各样的扩弓装置。

White JD在1854年设计了Hinged plate（分裂基托❿）[2]进行扩弓。Hinged plate是笔者所能查阅到最早的活动扩弓装置。1859年，Westcott A发表了用金属丝制作的扩弓装置（⓫）[2]。1860年，Angell EC（注：Emerson Colon Angell，与方丝弓发明者Edward Hartley Angel不是同一个人，由于发音相似，在各文献中很容易被混淆）开始使用扩弓螺旋（⓬）[12]进行扩弓。这个装置被称为快速扩弓装置的原点，这篇文献也被认为是打开上颌腭中缝最早的文章[2,7]。1869年，Coffin WH将钢琴线弯制成W形（Coffin spring），再放入硬质橡皮寄托内制成扩弓装置（⓭）[2]。1875年，相对Coffin spring的持续力观点，Farrar JN发表了关于jack-screw间歇力优点的文章。自此持续力和间歇力哪个更有优势成为了争论的话题[8]，而这一争论一直没有得到定论。1886年，Talbot ES在硬质橡胶基托中放置带环形的金属钢丝使牙列向侧方扩大（⓱）[2]。1887年，Farrar JN发表了使用扩弓螺旋（jack-screw）进一步改良的扩弓装置（⓲）[2]。该装置的机能同现在使用的快速扩弓装置几乎没有差别。1877年，Kingsley NW将含有jack-screw的硬质橡胶基托用于下颌扩弓（⓮）[2]，并在1892年发表了关于下颌扩弓的文章（⓰）[2]。这些装置同现在由扩弓螺旋组成，被称为施瓦茨装置（Schwarz appliance）的活动矫治器在构造和功能上都一致，可以称之为Schwarz appliance的原点。

1902年，Robin P发表了附有扩弓螺旋及分割式基托的活动扩弓装置Monobloc（⓳）[9-10]。Monobloc和Kingsley NW（1877）的咬合斜面导板（Jumping plane:⓯）[2]，对后来Andresen V和Häupl K等在1936年发明的肌功能矫正装置Activator⓴产生了影响。这些又为1948年Bimler

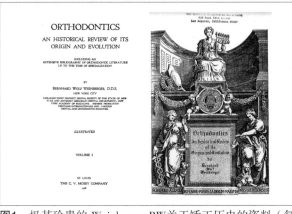

图1　极其珍贵的 Weinberger BW关于矫正历史的资料（复印版），是日本关于上颌扩弓历史仅有的少数几本参考资料。由前大阪齿科大学教授川本达雄先生赠送给大阪齿科大学正畸科，笔者也复印了一份。

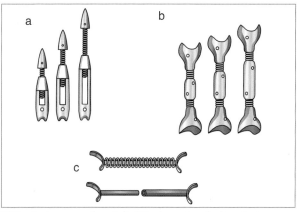

图2　Jack-screw（a，b）和Jack-spring（c）。Jack-screw 由 Dwinelle WH（1849）发表。上颌历史年表：⓮Kingsley （1877）的下颌扩弓装置，⓰上颌扩弓装置（1892）也被使用。根据文献[2]改编。

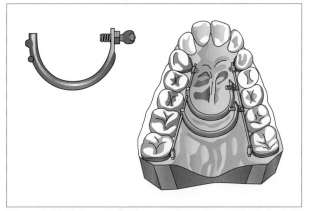

图3　方丝弓方法的鼻祖Angle EH 在1888年也发表了 Expanding posterior maxillary arch组成的上颌扩弓装置。根据文献[2]改编。

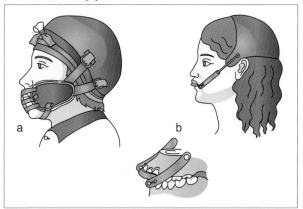

图4　Weinberger BW关于矫正的历史叙述记载了大量以 Cellier（1802）的颏兜[Chincap（a）]和头帽（Head gear） 为原点，由Kingsley（1875）发明的Skullcap（b）等重要的 历史资料。根据文献[2]改编。

HP的Bimler adaptor和1952年Baltars W的生物调节器（Bionator）奠定了发展基础（㉑）[10-12]。1928年，Nord CFL发表了能使多颗牙整体移动，附有简易螺旋的活动扩弓装置（㉒）[13]。这同前面提到的Kingsley NW扩弓装置在构造和功能上完全不一样，以Nord的论文作为源点，这种装置在欧洲得到了发展[14]。

　　这种带一个扩弓螺旋或含有扩弓螺旋的组合装置称为Schwarz appliance。Schwarz AM大量收集了在欧洲使用过的矫正装置，按照治疗目标整理分类，总结治疗方式，在1938年出版了矫正治疗的教科书（㉓）。Schwarz appliance并非Schwarz发明创造的新装置[16]。

几乎所有矫正装置的发明都发生在1930年之前

　　以上是第二次世界大战前的上颌扩弓装置的主要历史过程，看了这些矫正装置，明确了现在使用的多数扩弓装置的原型。再次试着调查矫正的历史，不仅是扩弓装置，除了种植支抗矫正和隐适美的隐形矫正外，几乎所有矫正装置的设想，都是在1728年Fauchard矫正装置以来到1930年为止的200年间设计出来的。

上颌扩弓的历史

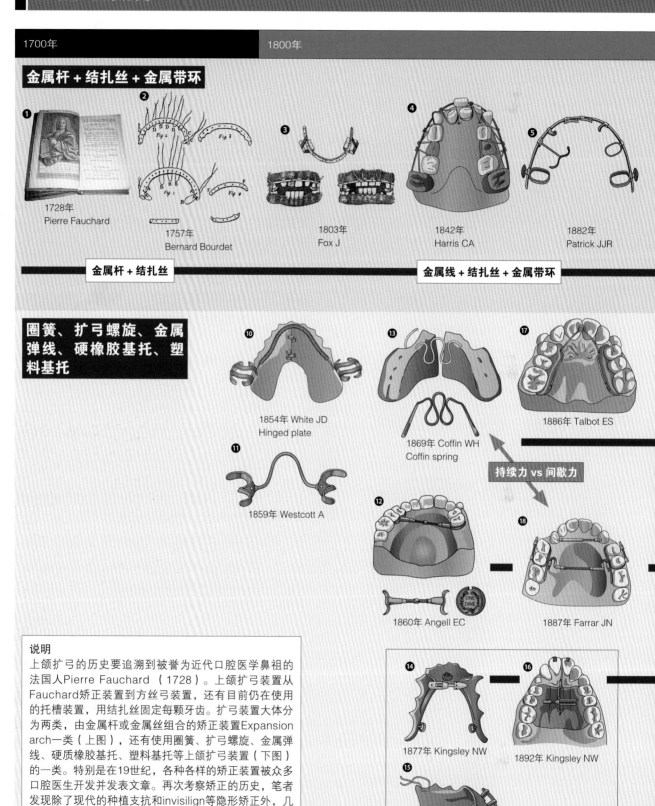

| 1700年 | 1800年 |

金属杆 + 结扎丝 + 金属带环

1728年
Pierre Fauchard

1757年
Bernard Bourdet

1803年
Fox J

1842年
Harris CA

1882年
Patrick JJR

金属杆 + 结扎丝

金属线 + 结扎丝 + 金属带环

圈簧、扩弓螺旋、金属弹线、硬橡胶基托、塑料基托

1854年 White JD
Hinged plate

1859年 Westcott A

1869年 Coffin WH
Coffin spring

1886年 Talbot ES

持续力 vs 间歇力

1860年 Angell EC

1887年 Farrar JN

1877年 Kingsley NW

1892年 Kingsley NW

1877年 Kingsley NW
Jumping plane

说明

上颌扩弓的历史要追溯到被誉为近代口腔医学鼻祖的法国人Pierre Fauchard（1728）。上颌扩弓装置从Fauchard矫正装置到方丝弓装置，还有目前仍在使用的托槽装置，用结扎丝固定每颗牙齿。扩弓装置大体分为两类，由金属杆或金属丝组合的矫正装置Expansion arch一类（上图），还有使用圈簧、扩弓螺旋、金属弹线、硬质橡胶基托、塑料基托等上颌扩弓装置（下图）的一类。特别是在19世纪，各种各样的矫正装置被众多口腔医生开发并发表文章。再次考察矫正的历史，笔者发现除了现代的种植支抗和invisilign等隐形矫正外，几乎所有矫正装置的发明都发生在1728年Fauchard的矫正装置以来，到1930年的200年间。

❷~❺、❿~⓲根据文献[2]，⓫根据文献[9–10]，㉒根据文献[13]，㉕根据文献[17]，㉖根据文献[19]，㉗根据文献[24]改编。

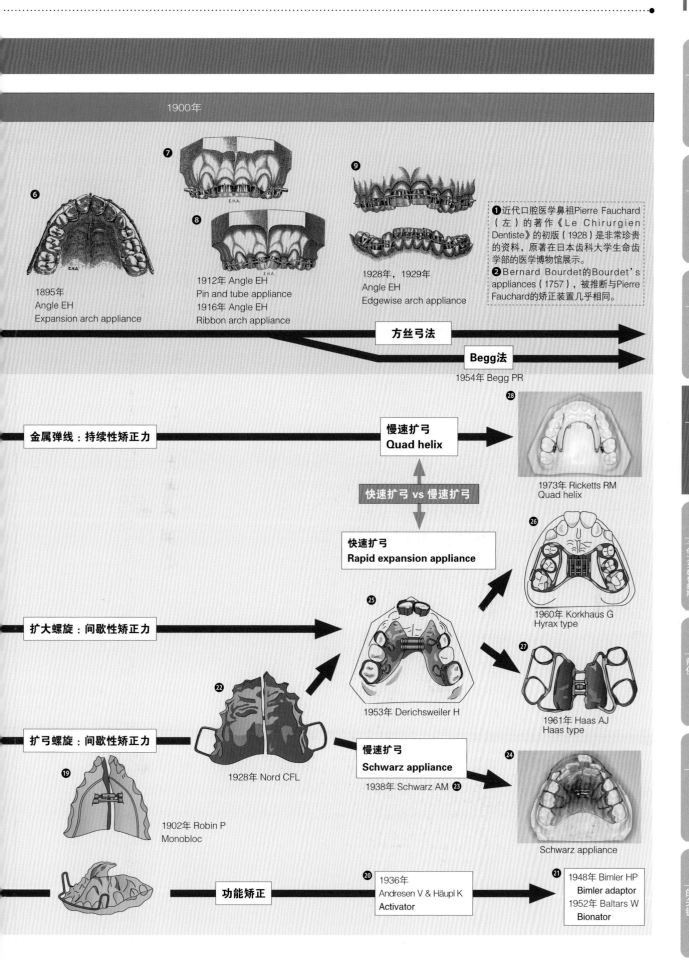

第1章 1 咬合诱导

第2章 2 拥挤

第3章 3 下颌扩弓

第4章 4 上颌扩弓

第5章 5 于侧方牙群替换期在扩弓治疗的困难期

第6章 6 全口扩弓的实际病例

第7章 7 扩弓治疗的验证

第8章 8 上下颌扩弓成功的关键

1900年

❻ 1895年
Angle EH
Expansion arch appliance

❼ 1912年 Angle EH
Pin and tube appliance
❽ 1916年 Angle EH
Ribbon arch appliance

❾ 1928年，1929年
Angle EH
Edgewise arch appliance

❶近代口腔医学鼻祖Pierre Fauchard（左）的著作《Le Chirurgien Dentiste》的初版（1928）是非常珍贵的资料，原著在日本齿科大学生命齿学部的医学博物馆展示。
❷Bernard Bourdet的Bourdet's appliances（1757），被推断与Pierre Fauchard的矫正装置几乎相同。

方丝弓法

Begg法
1954年 Begg PR

金属弹线：持续性矫正力

慢速扩弓
Quad helix

❷⑧ 1973年 Ricketts RM
Quad helix

快速扩弓 vs 慢速扩弓

快速扩弓
Rapid expansion appliance

㉖ 1960年 Korkhaus G
Hyrax type

㉕ 1953年 Derichsweiler H

扩大螺旋：间歇性矫正力

㉗ 1961年 Haas AJ
Haas type

扩弓螺旋：间歇性矫正力

㉒ 1928年 Nord CFL

慢速扩弓
Schwarz appliance
1938年 Schwarz AM ㉓

㉔ Schwarz appliance

⑲ 1902年 Robin P
Monobloc

功能矫正

⑳ 1936年
Andresen V & Häupl K
Activator

㉑ 1948年 Bimler HP
Bimler adaptor
1952年 Baltars W
Bionator

4-2 上颌扩弓装置的历史·2（1945年至今）

上颌快速扩弓的再次普及

1860年，Angell EC使用jack-screw装置（**⑫**：80～81页的年表中记载，以下相同）[2]进行上颌扩弓，叙述了腭中缝有分开的可能。自此，在美国和欧洲关于腭中缝的扩大，在论文中多次被报道。如今，打开腭中缝的观点已经被广泛认同。而在19世纪后期到20世纪前半期，能否打开腭中缝一直是争论的热点。腭中缝的扩大在美国曾一时衰退下去，第二次世界大战后，上颌快速扩弓被重新普及，Derichsweiler H、Korkhaus G、Haas AJ等做出了很大贡献。1953年Derichsweiler使用了固定式的扩弓基托（**㉕**）[17]对7~20岁的80名患者进行了快速扩弓治疗，X线证实了腭中缝的打开。

另外，降低鼻腔基底，减小鼻中隔弯曲，能够使口呼吸得到改善[18]。1956年，Korkhaus利用在伊利诺伊大学讲演的机会介绍了快速扩弓，这一方法被Angle学派接受，从而在美国迅速普及。当时，针对上颌牙弓狭窄的治疗方法是通过牙齿颊侧倾斜移动的方法扩大牙弓，复发的风险非常高[7]，Angle学派感到了治疗方法的局限。因此，Korkhaus[19]的讲演中提到的能刺激到颌骨基底的快速扩弓方法，使Angle学派豁然开朗[20]。1957年，Korkhaus来到日本演讲，介绍了上颌快速扩弓的治疗方法[21]。继Korkhaus在伊利诺伊大学的演讲之后，1958年Debbane EF[22]，1959年Krebs A[17]、Haas[23]，1960年Korkhaus（**㉖**）[19]，1961年Haas（**㉗**）[24]等相继发表了关于扩开腭中缝的文献。

1969年，铃木[25]、仕合等[18]在日本相继发表了关于扩开腭中缝的研究。1950—1960年，国内外开展了很多关于快速扩弓打开腭中缝的动物实验及患者的病例研究，扩开腭中缝的方法被完全认知，在临床中得到普及。

上颌快速扩弓的问题和Quad helix（四眼簧扩弓器）的出现

之后，随着使用扩弓螺旋快速扩弓装置的病例报告的增多，快速扩弓的缺点逐渐暴露出来。快速扩弓后的腭中缝分离部形成了新骨，这些新骨非常脆弱且不稳定，因此，稳定快速扩弓的效果十分困难。因此，Ricketts RM在1973年提出了慢速扩弓，发表了上颌慢速扩弓的装置Quad helix（**㉘**）。前文叙述的Westcott（**⑪**），Coffin（**⑬**），Talbot（**⑰**）等用金属钢丝进行扩弓的装置是Quad helix发明的起点。据McNamara JA介绍，Quad helix最初是依据Herbst E发明的装置制作，而后被Ricketts普及开来。

Ricketts发表Quad helix后，正畸专家认为它与使用扩大螺旋的快速扩弓装置相比，不仅能够扩弓，伴随着尖牙、前磨牙区的扩宽，也能调整磨牙宽度、扭转和转矩，因此Quad helix装置被广泛使用。最近，快速扩弓装置的研究报告和病例报告变得非常少。

以上是至今为止上颌扩弓的发展历史。21世纪的今天，我们所使用的装置几乎没有变化。例如Ricketts的Quad helix（**㉘**，图4），Greenfield RL[27]的GMD（Greenfield Molar Distalizer：图5）及Hilger J的钟摆式扩弓器（Pendulum）（图6），都是借鉴19世纪发明的矫正装置（图1~图3）设计出来的。温故知新，笔者再次感受到从历史的伟人中应该学习的东西太多了。

矫正装置的发展型和类似型

< 发展型 >

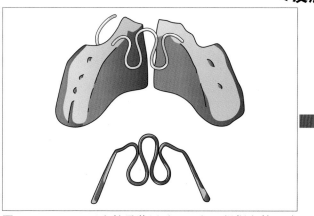

图1 Coffin spring和扩弓装置（1869）。根据文献[2]改编。

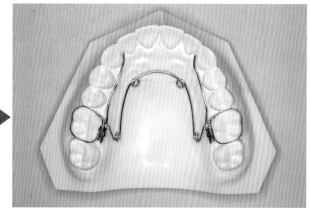

图4 Ricketts的Quad helix（1973）。

< 类似型 >

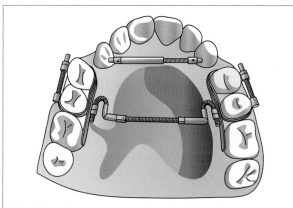

图2 Farrar的扩弓装置（1887）。根据文献[2]改编。

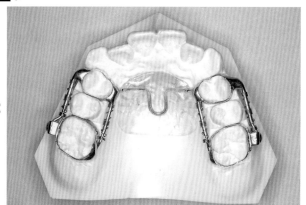

图5 Greenfield RL的GMD装置（1999）。

< 类似型 >

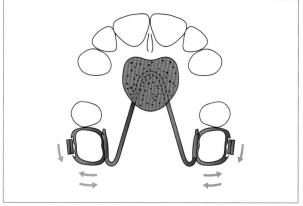

图3 改良式远移型Nance弓（modified back action Nance molding arch）（1947）。根据文献[8]改编。

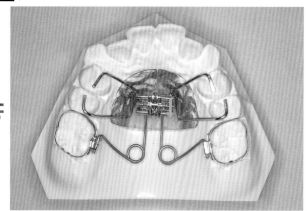

图6 Hilger J的钟摆式扩弓器（Pendulum）（1992）。

要点 近年来虽然发表了很多矫正装置，但都是借鉴19世纪发明的矫正装置设计出来的。温故知新，我们再次感受到从历史的伟人中应该学习的东西太多了。

4-3 上颌扩弓的种类和特征

快速扩弓和慢速扩弓

上颌扩弓[1]可以按照扩弓方向、扩弓速度、扩弓矫正力作用的时间进行不同的分类。按扩大方向分为前方扩弓、侧方扩弓、后方扩弓。按扩弓速度分为快速扩弓（0.2~0.4mm/d）和慢速扩弓（＜0.2mm/d）（图1，表1）[2-3]。介于快速扩弓和慢速扩弓之间的方法称之为半快速扩弓（simi rapid），1977年由Mew J[4]提倡，现在也被分为这3种。另外，按扩弓力作用的时间分为有弹线和丝圈等的持续力扩弓，和使用扩弓螺旋的间歇力扩弓。另外，还能分为固定式和可摘式。根据快速扩弓、慢速扩弓，间歇力、持续力，固定式、可

摘式的组合，设计出多种多样的上颌扩弓装置，现在也在一边改良，一边使用[1,5]（图2~图10，表2）。

区分出快速扩弓和慢速扩弓时期并不清楚，笔者调查快速扩弓的概念时，发现了1907年Landsberger R[6]提倡的Speedy extension of the nasal cavities（鼻腔快速扩张法）。1911年Wills FM发表了题为上颌骨的快速分离（Rapid Separation of the Superior Maxillary Bones）的论文。另外，1929年Mesnard L[7]发表了上颌骨的快速分离（Immediate Separation of the Maxillae）的论文。因此，从这些文章推测20世纪初是区分出快速扩弓和慢速扩弓的时期。

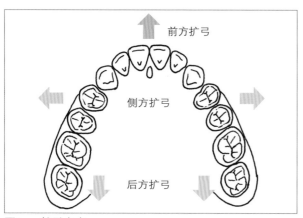

图1a　扩弓方向。

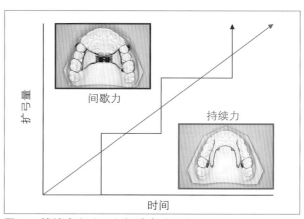

图1b　持续力和（→）间歇力（→）。

表1　上颌快速扩弓至慢速扩弓

比较	快速扩弓	半快速扩弓	慢速扩弓
扩弓速度	0.2~0.4mm/d	1.0mm/周	0.2mm/d以下
矫正力	千克（kg）单位	无记载	克（g）单位
扩弓所需时间	2~3周	数月	数月至年
牙齿倾斜	少（牙齿移动）	少（牙体移动）	多（倾斜移动）
作用位置	腭中缝	腭中缝~牙槽突	牙槽突
牙槽基底部	变宽	变宽	变宽情况很少
复发	少	少	多

■现在主要使用的上颌扩弓装置

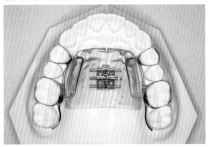

图2 Haas扩弓器。

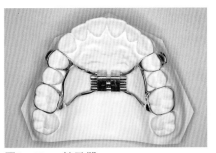

图3 Hyrax扩弓器。

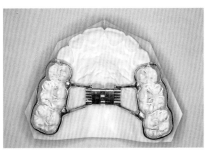

图4 McNamara扩弓器。

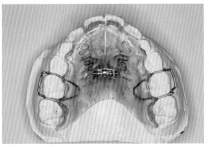

图5 Schwarz appliance。

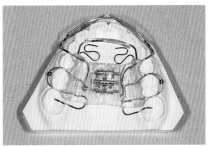

图6 Biobloc stage1 appliance（照片提供：三谷宁先生）。

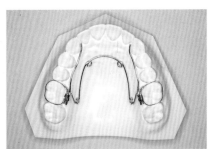

图7 Quad helix。

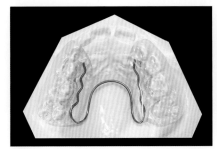

图8 CLEA（Clear Expansion Appliance，照片提供：高桥喜见子先生）。

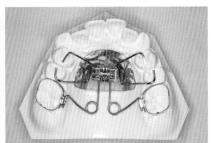

图9 钟摆式扩弓器（Pendulum）。

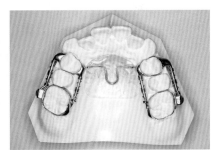

图10 GMD（Greenfield Molar Distalizer）。

表2 上颌扩弓装置的种类和特征

	装置名称	扩弓方向	扩弓矫正力	扩弓作用时间	扩弓速度	可摘式/固定式
图2	Haas扩弓器	侧方	扩弓螺旋	间隙性	快速（也可慢速）	固定式
图3	Hyrax扩弓器	侧方	扩弓螺旋	间隙性	快速（也可慢速）	固定式
图4	McNamara扩弓器	侧方	扩弓螺旋	间隙性	快速（也可慢速）	固定式
图5	Schwarz appliance	侧方	扩弓螺旋	间隙性	慢速	可摘式
图6	Biobloc stage 1 appliance	侧方（＋前方）	扩弓螺旋（＋金属弹线）	间隙性（＋持续性）	半快速	可摘式
图7	Quad helix	侧方扩大	金属弹线	持续性	慢速	固定式
图8	CLEA	侧方扩大	金属弹线	持续性	慢速	可摘式
图9	钟摆式扩弓器（Pendulum）	磨牙向后	金属弹线	持续性		固定式
图10	GMD	磨牙向后	金属弹线	持续性		固定式

上颌快速扩弓

上颌快速扩弓的概念

上颌快速扩弓［Rapid Maxillary Expansion（RME）］的定义为，一般使用附有扩大螺旋的固定式扩弓装置，间歇性产生2~4kg的强力[1-2]，使上颌牙槽骨基底和牙弓在2~3周的短时间内，向侧方扩大5~6mm的方法。

上颌快速扩弓的组织学表现是，由于快速扩弓装置是在短时间内利用强力加载在固定的上颌牙列上，使牙在牙槽骨内移动前通过牙周膜和牙槽突，将强力直接传导到上颌骨体部，使上颌牙槽骨侧方扩大，从而打开腭中缝。期待这样快速扩弓的矫形力（Orthopedic force，整形力）产生的不是牙齿的倾斜移动，而是整体移动[3]（图1~图7）。

Haas AJ的研究

上颌快速扩弓的论文要数1961年Haas AJ[4]的最为著名。Haas为研究腭中缝的扩大，最初以猪为实验对象，将得出的结果为依据，再以人体为研究对象做了大量的临床研究并发表相关论文。像这样系统性的论文到目前仍被多数论文所引用，对众多研究者产生了深远的影响。

这篇论文中对使用腭中缝扩大治疗上颌和鼻不全（牙列狭窄、反殆、口呼吸、鼻腔闭锁等）的45名患者中，治疗目的和装置设计、扩弓螺旋的操作方法均一致，其中选择了9~18岁的5名男性、5名女性，共计10名患者进行了报道。用于扩弓装置的扩弓螺旋每旋转1/4周为90°，旋转

360°可扩大0.8~1.0mm（81页❷ ）。嘱咐患者的父母每天早晚各两次进行扩大操作，每次旋转1/4周。得到足够的扩弓量后终止扩弓，佩戴保持器，保持到扩开的骨缝有新骨形成愈合为止。X线片可见腭中缝打开，鼻腔底下沉，鼻中隔弯曲伸展，口呼吸得以改善，从而证实了Derichsweiler H[5-6]的观点。

另外，以下还列举了几点新的见解。

①患者几乎没有诉说不适感，扩弓螺旋旋转时产生的微小压力在几分钟后便完全消失。

②对于患者来讲，装置的树脂基托边缘形态不整齐导致基托下的软组织增厚。

③随着腭中缝的打开，上颌中切牙间出现间隙，因上颌中切牙间存在越隔纤维，扩弓结束后，保持期间中切牙会向近中倾斜移动，间隙将自然愈合。

④伴随上颌牙弓的扩大，下颌牙弓也向侧方倾斜扩大。在这10个病例中，下颌磨牙间的牙弓宽度增加了0.5~2.0mm。但是，其中5个病例的下颌尖牙间牙弓宽度几乎没变化，4个病例增加0.5~1.5mm，1个病例减少0.5mm。

⑤伴随上颌牙弓的扩大，A点前方移动，对Angle class Ⅲ咬合分类的患者有效。

根据Haas的观察，与只对牙齿加力的Hyrax扩弓器（第4章4-3，参照图2：hygienic appliance for rapid expansion）[7-8]相比，Haas扩弓器的树脂基托尽管容易使软组织增厚，但扩弓力可作用到牙槽突和牙槽基底处，优势更加明显。另外，扩弓力沿着上腭侧壁加力，容易使装置浮起。因此，使用可摘式扩弓装置时必须缓慢扩弓，随着牙槽骨的重建，又容易导致牙齿向颊侧倾斜移动。因此，在腭中缝分开后，为了避免牙齿倾斜移

■上颌快速扩弓：Rapid Maxillary Expansion（RME）

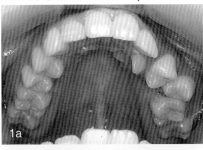
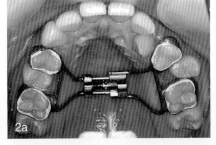
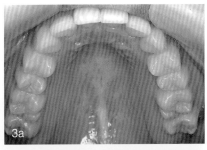

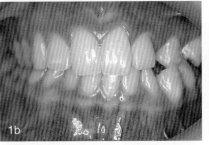
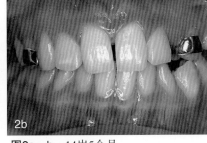
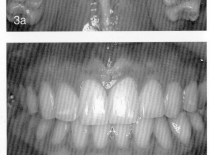

图1a，b　14岁3个月，初诊时。

图2a，b　14岁5个月。

图3a，b　16岁整，矫正治疗结束时。

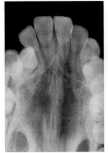
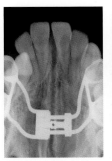
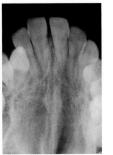
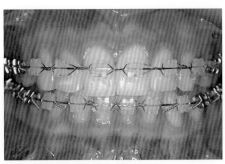

图4　14岁3个月，初诊时。

图5　14岁5个月。上颌快速扩弓结束时。

图6　14岁7个月。扩弓结束后2个月。

图7　托槽矫正法排齐牙列。

要点
利用上颌快速扩弓矫正的病例
初诊时为14岁3个月，女性。快速扩弓2周后，呈现如图5的样子，可见腭中缝打开。2个月后新骨形成。由于新骨形成初期非常不稳定，在扩弓装置去除的初期很容易出现复发。因此，从移除扩弓装置到使用托槽装置的这段时期内，一定要注意复发的情况。

动，应该将装置固定，将持续的轻力转为以磅
为单位的矫形力（1磅≒453g）[4,9]。

第1章　咬合诱导
第2章　拥挤
第3章　下颌扩弓
第4章　上颌扩弓
第5章　扩弓治疗的困难期在于侧方牙群替换期
第6章　全口扩弓的实际病例
第7章　扩弓治疗的验证
第8章　上下颌扩弓成功的关键

4–5 上颌快速扩弓的组织学表现·1 轴状面

上颌快速扩弓可分为楔状分离型和平行分离型

上颌快速扩弓打开腭中缝的效果在X线片和CBCT上能确认，在轴状面上可呈楔状分离或平行分离（图1~图3）。在Habersack等[1]的论文中记载了最新的高分辨度的CT影像，影像非常清晰地呈现了楔状和平行分离的上颌骨及前额部。像这样以更多临床患者为实验对象研究快速扩弓的论文被发表出来，笔者再次参考了论文中的X线片，总结发现楔状分离型占大多数，平行分离型占比较少[2-4]。

本次笔者提供的病例（第4章4-4，图5）为平行分离型。理论上，从快速扩弓装置的结构来讲，其产生的效应应该平行扩大，但为什么还会呈现楔状分离呢？

Haas AJ在使用猪进行的研究[5]表明，短期间内腭中缝的打开呈现楔状分离，长时间作用后为平行分离。仕合将狗作为实验对象进行研究[6]，发现楔状分离的发生与扩弓快慢无关，但慢速扩弓更容易引起腭中缝平行向后分离。同样，Haas和仕合也报告了慢速扩弓更容易呈现为平行分离。另外，仕合指出从上颌骨周围的解剖学结构来看，"同颧弓等抗压较强的后部结构相比，上腭前部更容易分离开来"（图4）。

从几何的角度阐述上颌扩弓后A点向前方移动

Biederman W发表了图1所示的上颌骨分离的平面示意图[7]，和以上颌骨与后部骨的结合部作为旋转中心分离的示意图（图2a）。图解虽没有详细说明，但后部骨可确认为蝶骨，结合部的旋转中心在上颌结节和蝶骨翼状突的联合处。笔者根据楔状分离与平行分离的表象不同，加上前面仕合的提示，可推测出以下结论：受上颌结节和蝶骨翼状突结合部的影响，结合强的情况下呈现楔状分离（图2a，b），结合弱的情况下呈现平行分离（图3a，b）。

Biederman的图示是二维平面示意图，实际上，上颌骨与其周围的鼻骨、筛骨、额骨、颧骨、蝶骨均以骨缝相连（图4，图5）。另外，骨本身并非绝对坚硬，有一定的弯曲度和韧度。扩弓使腭中缝分离并不是单一的变化，但在理解楔状分离和平行分离的概念上，是通俗易懂的平面示意图。Haas[5,8]描述了上颌快速扩弓可引A点向前方移动，但从Biederman的平面示意图来看（图2a），A点的前方移动可视为单纯的几何学改变，上颌骨整体并没有向前方移动。

■上颌快速扩弓的表现方式：轴状面

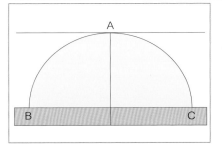

图1　Biederman上颌扩弓的平面示意图。

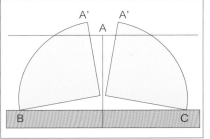

图2a　楔状分离型。根据文献[7]作图。

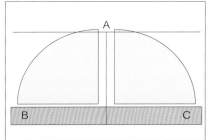

图3a　平行分离型。关崎作图。

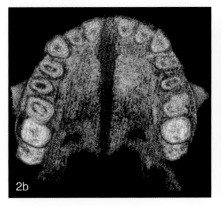

图2b　楔状分离型。Ortho CT图像。

图3b　平行分离型。Ortho CT图像。

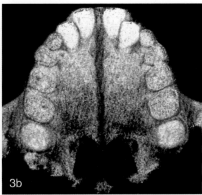

要点

上颌快速扩弓的表现方式
上颌快速扩弓在轴状面上表现为楔状分离型和平行分离型。笔者认为，楔状分离或平行分离受上颌结节和蝶骨的翼状突连接部强度的影响，推测在连接强度大的情况下为楔状分离（图2a，b），弱的情况下为平行分离（图3a，b）。

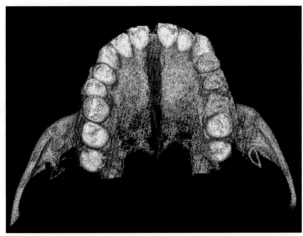

图4　从上颌骨周围的解剖学结构来看，同颧弓等抗压较强的后部结构相比，上腭前部更容易分离开来。

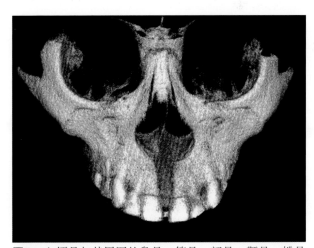

图5　上颌骨与其周围的鼻骨、筛骨、额骨、颧骨、蝶骨均以骨缝相连。另外，骨本身并非绝对坚硬，有一定的弯曲度和韧度。扩弓使腭中缝分离并不是单一二维方向上的变化。当上颌扩弓之后，上颌骨和鼻骨、筛骨和额骨的连接部也发生分离。*图2b、图3b、图4、图5的Ortho CT图像提供：田井规能医生。

第1章 1 咬合诱导
第2章 2 拥挤
第3章 3 下颌扩弓
第4章 4 上颌扩弓
第5章 5 扩弓治疗的困难期在于侧方牙群替换期
第6章 6 全口扩弓的实际病例
第7章 7 扩弓治疗的验证
第8章 8 上下颌扩弓成功的关键

冠状面示意图的解读

笔者按照Biederman W示意图的样子也在冠状面上绘制了简单的平面示意图（图1）。上颌骨沿着咬合面水平发生平行分离，牙齿产生几何学上的牙体移动（图2）。但是，腭中缝的分离并非单一的平行移动，图3所示的近乎是以鼻骨和额骨连接点nasion（N点）为旋转中心的楔状分离，在抵御上颌骨和颧骨结合处阻力的情况下，腭中缝发生分离毋庸置疑。另外，上颌快速扩弓后的冠状面Ortho CT图像可见，不仅是腭中缝，上颌骨和鼻骨的结合处发生分离，较强的扩弓力会影响到nasion（N点）（第4章4-5，图5）。

以nasion（N点）为旋转中心发生的楔状分离，从几何学角度证实了鼻底部（腭部）降低的事实。上颌快速扩弓由于在约2周的短时间内实行操作，可不用考虑上颌骨的生长，如前述A点的前方移动，鼻底部（腭部）的降低，并非生理性变化，可能只是简单的几何学变化。能支持我观点的实验是Wertz RA[1-2]在干燥的颅骨上使用Haas Type快速扩弓装置进行扩弓，证实了旋转中心在鼻骨与额骨结合处附近，旋转的结果导致上颌骨向前下方移动。

Derichsweiler[3-4]和Haas[5]等认为快速扩弓的好处是能够扩大鼻腔降低鼻底，伸展鼻中隔。Derichsweiler[6]介绍了腭中缝的分离有犁骨和腭骨向双侧分离的类型和单侧分离的类型（图4）。扩弓能够扩大鼻腔和降低鼻底的观点虽被证实，但受力侧和对侧如果是一侧分离的类型，笔者认为

扩弓可能存在加重鼻中隔弯曲这一缺点。

牙齿是整体移动还是倾斜移动？

上颌快速扩弓后腭中缝分离，牙槽骨变宽，牙体会随着牙槽骨移动。关于牙齿的移动方式，存在着不是倾斜移动，而是整体移动的说法。但是，Derichsweiler、Korkhaus、Haas等关于上颌快速扩弓的论文发表以后，很多学者对牙齿的移动方式进行了研究。花冈[7]认为牙齿移动方式不是整体移动，而是在牙槽骨中的倾斜移动。他认为牙槽骨变形后上颌骨自身向外旋转等将导致牙齿向颊侧倾斜，快速扩弓还会导致更多的倾斜移动。这些在笔者制作的冠状面平面示意图也能被解释。图2所示的上颌骨沿着咬合面水平发生平行分离，牙齿将不会发生倾斜移动。但是，大多数病例会如图3所示，以nasion（N点）为中心点呈楔状分离，当然牙齿也将随着上颌骨发生倾斜移动。

另外，花冈等认为牙支持式的快速扩弓装置的带环薄，比较柔软，是引起牙齿倾斜移动的其他原因。McNamara JA[8]指出，带环型（Hyrax type，Haas type）比粘接型装置（McNamara type）更容易引起牙齿倾斜移动。Brust[8]粘接型装置在扩弓中几乎不会引起牙齿倾斜，Asanza S[9]认为带环型（Hyrax type）和粘接型装置（McNamara type）均可导致牙齿倾斜，不存在显著性差异。笔者推测，即使使用粘接型装置的病例出现牙齿的倾斜移动，与牙齿的移动方式不同，上颌骨是以nasion（N点）为中心发生楔状分离。

■上颌快速扩弓的示意图：冠状面

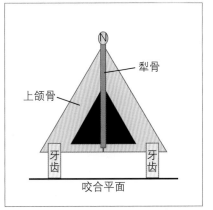

图1　上颌快速扩弓的冠状面示意图。

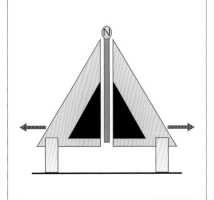

图2　平行分离型。

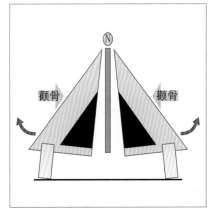

图3　楔状分离型。

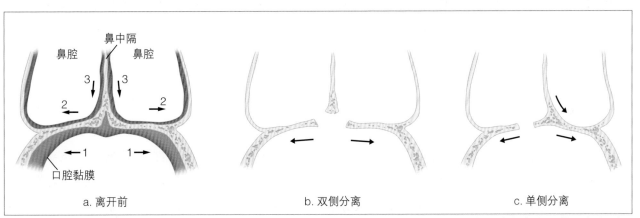

图4　腭中缝的分离方式。 Derichsweiler和Haas AJ等认为快速扩弓的好处是能够扩大鼻腔降低鼻底，伸展鼻中隔。Derichsweiler介绍了腭中缝的分离方式有双侧分离型（b）和单侧分离型（c）。虽然扩弓能够扩大鼻腔和降低鼻底，但受力侧和对侧如果是一侧分离的类型，笔者认为扩弓可能存在加重鼻中隔弯曲这一缺点。根据文献[6]改编。

要点　上颌骨沿着咬合面水平发生平行分离时，牙齿产生几何学上的牙体移动。但是，颌骨与其周围的鼻骨、筛骨、额骨、颧骨均以骨缝相连，因此上颌骨可沿咬合平面发生单纯的平行移动。而鼻骨、筛骨和额骨的结合以nasion（N点）为中心，受上颌骨和颧骨结合处的抵抗力影响，腭中缝发生楔状分离的观点更为妥当。另外，牙齿将随着上颌骨的扩开发生倾斜移动。

4-7 上颌快速扩弓的实例

间歇力和持续力

关于间歇力和持续力已经在上颌扩弓历史的章节中介绍过。1875年，相对于Coffin spring的持续力，Farrar JN对jack-screw间歇力的优点进行了评价，持续力和间歇力哪个更有优势成为了争论的焦点，而且一直没有得出结论[1]。快速扩弓装置通过扩弓螺旋加力，能够依靠间歇力进行扩弓是不争的事实，但实际效果有所差异。Hyrax扩弓器快速扩弓装置由带环和腭杆组成，除了刚性之外还存在一定的弯曲性能。

McNamara JA[2]也指出Hyrax扩弓器（图2）比Haas扩弓器（图1）更容易变形。笔者展示的病例中（第4章4-4，图1~图7），扩弓结束时相对螺旋部分6.5mm（0.25mm×早晚2次×13天）的扩大量，第一磨牙近中颊尖之间宽度的扩大量为4.0mm，并没有完全表达出螺旋的扩大量。扩弓结束2周后根据咬合法拍摄的X线片可见腭中缝还在扩大，上颌中切牙间的正中分开也在增加。尽管扩弓螺旋并没有继续加力，第一磨牙近中颊尖之间的宽度也扩大至5.0mm。也就是说扩弓装置的力量储存在金属杆上，扩弓结束后随着应力的释放，还会有扩弓力作用在腭中缝、牙槽骨以及整个牙列[3]。因此，笔者认为Hyrax快速扩弓装置（图2，图4，图5）不仅是扩弓螺旋产生的间隙力，金属杆的弯度变化也可不断增加持续力。

快速扩弓装置的缺点

随着Derichsweiler、Korkhaus、Haas等关于快速扩弓的研究论文相继发表，1960年后，快速扩弓在临床正畸医生中普及，当时的日本也关注着这项治疗方式。神奈川齿科大学正畸科的资料（1971）[4]表明，进行侧方扩弓的162例病例中，快速扩弓8例，慢速扩弓154例，临床上快速扩弓的应用远低于慢速扩弓的治疗应用。

后来，随着使用快速扩弓装置的病例的增多，快速扩弓的缺点也被逐渐暴露。Storey[1,5-6]报道了快速扩弓后腭中缝处形成的新骨非常疏松且不稳定，Richetts RM[1]也认为快速扩弓的保持很难。其他的还有在扩弓时疼痛、复发、软组织肿胀、磨牙倾斜、下颌角变大、牙龈退缩、牙槽骨丧失、牙根吸收等缺点暴露出来[1,7-8]。

Haas扩弓器、Hyrax扩弓器、MaNamara扩弓器慢速扩弓

最近，为了改善快速扩弓的缺点，学者们陆续发表了Haas扩弓器（图1）、Hyrax扩弓器（图2）、McNamara扩弓器（图3）等快速扩弓装置，通过慢速扩弓加力方式进行治疗的研究报告[8-9]。与传统快速扩弓相比疼痛减少，正中分离不会那么明显。

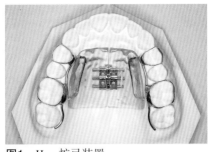

图1　Haas扩弓装置。

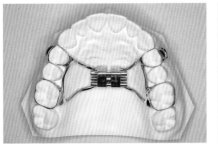

图2　Hyrax扩弓装置。

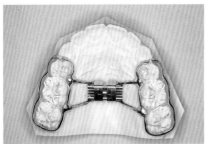

图3　McNamara扩弓装置。

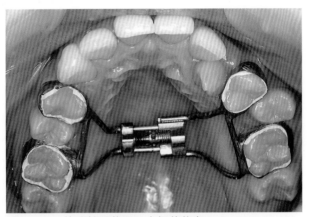

图4　Hyrax快速扩弓装置口内佩戴状态。

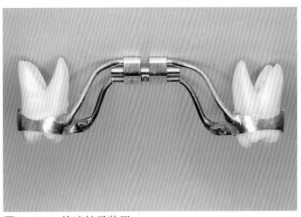

图5　Hyrax快速扩弓装置。

我们期待腭中缝分离的效果不变，但不像快速扩弓装置那样变化剧烈，而是逐步进行，骨缝分离的速度与新骨的形成速度吻合，缓慢进行骨改建，希望复发率能够减少。

但是，关于Haas扩弓器、Hyrax扩弓器、McNamara扩弓器等慢速扩弓的研究报告非常少，另外，使用同样的装置进行快速扩弓和慢速扩弓的比较研究，在笔者能够调查的范围内也非常罕见[3]。因此，Haas扩弓器、Hyrax扩弓器、McNamara扩弓器尽管通过慢速扩弓也能打开腭中缝，但牙槽基底部真的变宽了吗，牙齿的倾斜和复发在快速扩弓和慢速扩弓中存在差异吗？这些疑问依然存在，有待日后进一步研究。

4-8 上颌慢速扩弓

什么是上颌慢速扩弓？

同快速扩弓（0.2~0.4mm/d）相比，使用缓慢的速度（<0.2mm/d）进行扩弓即称之为慢速扩弓。例如Haas扩弓器、Hyrax扩弓器、McNamara扩弓器等，扩弓速度控制在0.2mm/d以下均为慢速扩弓[1]。

上颌慢速扩弓装置

现在仍使用的、具有代表性的慢速扩弓装置有Quad helix（图1~图4）、Schwarz appliance（图5~图8）。另外，标准方丝弓法和直丝弓法等的托槽装置也可使牙弓缓慢扩大，广义上讲也包含在慢速扩弓装置的范围内。最近高桥[2-3]发表了Coffin可摘式扩弓装置（80页❸）的现代版，即用β钛丝弯制成Coffin spring，使用热凝塑料来代替硬质橡胶基托的可摘式扩弓装置 CLEA（Clear Expansion Appliance），该装置也是慢速扩弓装置的一种（第4章4-3，图2~图7）。

Quad helix

1973年，上颌快速扩弓的缺点被明确指出，随后Ricketts RM发表了Quad helix。Quad helix有

打开腭中缝的效果，但不像快速扩弓那样变化剧烈，而是缓慢地进行扩弓，配合新骨形成的速度打开腭中缝，根据CBCT可观察到慢速进行的骨改建。

随着Quad helix普及，很多临床正畸医生常常选择使用这一装置。同快速扩弓装置相比，不仅能扩弓，随着尖牙、前磨牙区的扩宽，磨牙区的扩宽和扭转、转矩等都能得到调整（图1~图4）。也许是因为这样，上颌快速扩弓的研究报告和病例报告变得越来越少。

Schwarz appliance

Schwarz appliance的起点可以追溯到1877年Kingsley NW[1]将jach-screw放入硬质橡胶基托的下颌扩弓装置（80页⓮）和1892年的上颌扩弓装置。之后，Nord CFL[6]在1928年发表了带有扩弓螺旋的扩弓装置（81页㉒），随后这种装置便在欧洲逐渐发展起来[7]。

另外，由一个或多个扩弓螺旋组成的基托型矫正装置被称为Schwarz appliance。Schwarz AM在当时收集了大量使用过的矫正装置，按照治疗目标进行了系统化的整理，总结治疗方式，并于1938年出版了关于矫正治疗的教科书[8]。有书籍记载Schwarz appliance由Schwarz AM发明，这一观点并不正确。

■Quad helix（图1～图4）

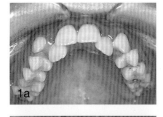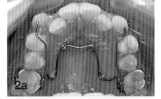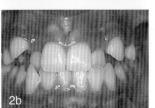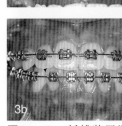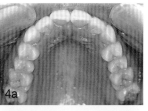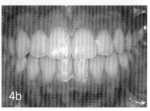

图1a，b　初诊时。

图2a，b　Quad helix扩弓后。

图3a，b　托槽装置调整牙齿转矩。

图4a，b　矫正治疗结束时。

■Schwarz appliance（图5～图9）

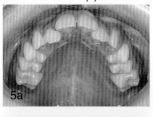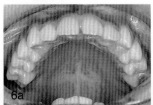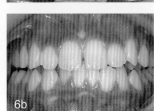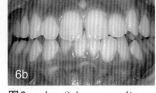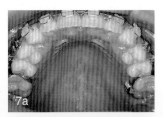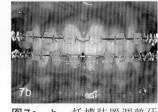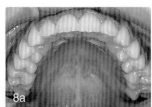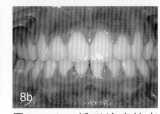

图5a，b　初诊时。

图6a，b　Schwarz appliance扩弓后。

图7a，b　托槽装置调整牙齿转矩。

图8a，b　矫正治疗结束时。

 要点

可摘式基托扩弓装置在进行慢速扩弓的情况下，牙齿将发生倾斜移动，从而容易发生唇倾。为调整牙齿的转矩，达到紧密咬合，仅依靠可摘式矫正装置的作用远远不够，还需要依靠托槽的方法。

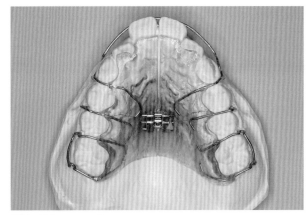

图9　Schwarz appliance。

4-9 上颌半快速扩弓

上颌半快速扩弓=每周1mm

上颌半快速扩弓（semi-rapid Maxillary expansion）由Mew J[1]在1977年发表，以每周1mm的扩弓速度进行扩弓。据Mew J[2]介绍，每周1mm的"半快速"扩弓和采用Crozat crib强力固定牙齿的可摘式装置（图2：Biobloc stage 1 appliance），不会引起牙齿不适和松动。PMMA（聚甲基丙烯酸甲酯）制作的边缘不会引起软组织溃疡，能够让腭中缝充分打开，能够在几周内扩大10～12mm。

Mew 指出，在生物疗法（Biobloc therapy）中Biobloc stage1 appliance同大多数扩弓装置一样，除了获得空间排齐牙列外，还能通过每周1mm的扩弓速度来诱发面中部骨的改建。

上颌扩弓装置与前方牵引装置联合使用

近年来，扩弓治疗已经从最初以扩大上颌为目的，发展应用到混合牙列前期的骨性反𬌗患者上。上颌扩弓装置与前方牵引装置联合使用提高反𬌗治疗效果的病例报告逐渐增加。

骨性反𬌗的患者可以分为3类：①下颌过度生长；②上颌发育不足；③下颌过度生长+上颌发育不足。相对下颌过度生长，上颌发育不足是较为常见的原因，所以伴随上颌牙弓狭窄的情况也比较多见。能够同时解决这类问题的方法就是扩弓装置与前方牵引装置联合使用。

三谷[3-5]进一步改进了Mew关于半快速扩弓的想法，在Biobloc stage 1 appliance使用了RAMPA（Right-Angle Maxillary Protraction Appliance）前方牵引装置，诱导面中部发育，对于生长期的重度骨性反𬌗有积极的治疗效果。

黑江[6]认为，在混合牙列前期，为了促进上颌的生长发育和牙槽基底的扩大，Hyrax快速扩弓装置在加力时，反复地逆时针（缩小）和顺时针（扩大）旋转扩弓螺旋产生选择性上颌骨扩开和收缩（Alternative Rapid Maxillary and Constriction，Alto-RAMEC），与上颌前方牵引装置联合使用将产生积极的上颌骨生长效应（Effective Maxillary Orthopedic Protraction，EMOP）。黑江的观点虽然没有在组织学上验证，但我们可以推测不断重复扩大和缩小的机械刺激能提高愈合和瘢痕组织的细胞活性，控制前方牵引装置的加力方向可促进上颌骨向前方生长。

在混合牙列期消除反𬌗的同时，于第二次生长发育快速期抑制下颌过度发育的效果也更明显。笔者认为，在混合牙列前期的反𬌗治疗过程中，将快速扩弓装置和前方牵引装置联合使用的方法非常有效。但是，下颌前突的治疗常常需要持续到成年。关于这种联合治疗法的长期观察的报道几乎没有，今后的治疗中我们有必要谨慎地选择适应证来进行治疗。

■半快速上颌扩弓和生物疗法（Biobloc therapy）（图1~图3）

（图2和图3照片提供：三谷宁医生）

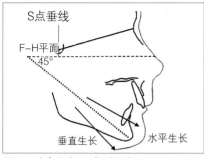

图1　垂直生长和水平生长。

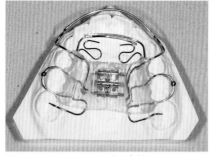

图2　Biobloc stage 1（上颌）。

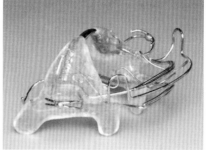

图3　Biobloc stage 3。

■Biobloc therapy治疗的流程（图4）

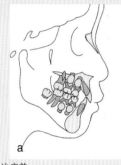

a

治疗前。

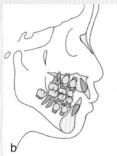

b

Biobloc stage 1（上颌），上颌骨向侧方、前方扩大，上颌前牙向前方移动，压低。

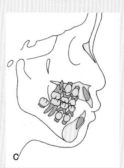

c

Biobloc stage 1（下颌），下颌前牙向前方移动，压低。

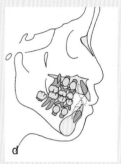

d

Biobloc stage 1（上、下颌），上、下颌前牙向前方移动、压低的阶段。

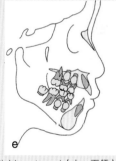

e

Biobloc stage 1（上、下颌），压低上、下颌第一磨牙。

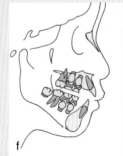

f

调整侧方牙群咬合面，减少咬合高度。

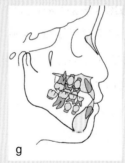

g

Biobloc stage 3 使下颌骨向前方移动，咬合紧密。

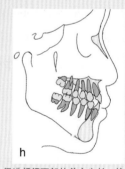

h

促进颅颌面部的前方生长，接近恒牙列完成期。

图4　治疗流程。

要点

John Mew的生物疗法（Biobloc therapy）依据了"几乎所有的错𬌗畸形受环境因素的影响大于遗传因素，会出现口唇闭合异常、舌位置异常等现象。上颌的发育不足及颅颌面垂直型生长比水平型生长更易导致错𬌗畸形"的理论（图1）。John Mew认为，虽然在传统的矫正中可以通过拔牙、头帽、颏兜等让牙列向远中移动，但是口腔容积小、舌空间不足、舌体位置异常，另外，有时为了推口角向后方，面部会变得很瘦，绝对会对面貌产生负面影响。因此，为促进颅颌面的前方生长，以颜面和口唇状态以及舌体位置的改善为主要治疗目的发明了生物疗法（Biobloc therapy）。

生物疗法（Biobloc therapy）的流程同普通的矫正治疗完全不同，理解起来很难，简单地概括是：①上颌Biobloc stage1装置，半快速上颌扩弓约3个月，侧方扩弓量10~15mm，前牙区的前方扩大及压低促进上颌骨的前方生长。②Biobloc stage1装置试图压低上下颌第一磨牙。③试图在侧方牙群替换期降低乳牙侧方牙群的咬合高度（切削乳牙的咬合面或拔牙），减少面高，排齐前牙，避免双颌前突。④放入Biobloc stage 3装置，诱导下颌前方移动，确保口腔内有足够的舌体位置和通畅的气道，通常会将前牙区固定在合适的咬合位置。⑤Biobloc stage 3或stage 4装置让咬合紧密化，促进前牙区的排列。也可以指导患者闭唇训练，调整口唇部位置。

生物疗法（Biobloc therapy）是通过①~⑤阶段，促进颅颌面口腔发育的疗法。

4-10 上颌扩弓的优点和缺点

上颌扩弓的优点

1. 适合于上颌牙弓狭窄导致的双侧或单侧反殆

双侧或单侧反殆多由上颌牙弓狭窄导致，单侧反殆容易引起偏颌。因此，扩大狭窄的上颌牙弓可消除双侧或单侧反殆，通常也可以解决偏颌问题。

2. 适合于上颌牙弓狭窄导致的前牙拥挤的病例

在上颌前牙拥挤的情况下，上颌牙弓狭窄多见。原本需要拔除前磨牙解决拥挤的病例通过上颌扩弓使牙列周长增加，使拔牙病例移行为不拔牙病例（图2a，b）。

3. 适合于改善上颌牙弓狭窄导致的下颌后退

上颌牙弓狭窄可限制下颌运动，从而容易引起下颌后退。在这种情况下进行上颌扩弓治疗，随着上颌牙弓的扩大，下颌往往会随其向前方移动（图2c，d）。

4. 适合于改善上颌发育不足导致的下颌前突

在由上颌发育不足导致下颌前突的情况下，上颌牙弓扩大后促进了上颌骨的生长，联合使用前方牵引装置时，因促进了上颌向前方生长，对治疗下颌前突也有效。

5. 适合于改善鼻封闭导致的鼻呼吸障碍

对鼻腔狭窄引起的鼻塞或鼻呼吸障碍的患者进行上颌扩弓大多能扩大鼻腔，降低鼻腔底，改善鼻不全和口呼吸。另外，最近在混合牙列期行上颌扩弓治疗能够有效地预防和治疗睡眠低通气呼吸性暂停。但是，上颌扩弓并不会改善所有的鼻不全和口呼吸，要注意很多附带的治疗效果。

上颌扩弓的缺点

1. 几乎所有的病例都会复发

无论是快速扩弓还是慢速扩弓，几乎所有的病例都容易出现复发[1]（参照第7章7-8）。这种复发在磨牙处并不十分明显，但容易出现在前牙区的拥挤和前突，患者本人和术者很容易发现（参照第7章7-12）。扩弓治疗比传统的矫正治疗复发率高，必须二次矫正的病例很多。若要完全避免复发，只能永久保持或在夜间一直佩戴可摘式保持器。

2. 扩弓后咬合容易不稳

上颌扩弓很简单，一旦扩开就会立即出现咬合不稳定的现象（图4a，b）。如果下颌牙弓大小正常，容易与上颌匹配。如果下颌牙弓很难扩宽，那么上下颌在三维方向上将很难协调，非常容易产生单侧或双侧反殆、偏颌、双重咬合或者开殆。

3. 扩弓后很难建立紧密咬合关系

很多病例在扩弓后极易咬合不稳。在GP中使用率很高的可摘式基托扩弓装置很难建立紧密的咬合关系。因此，我们必须要掌握标准方丝弓等能够使咬合紧密的方法（图4c，d）。

■上颌扩弓的优点（图1，图2）

1. 反殆的解除

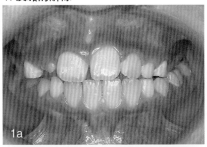

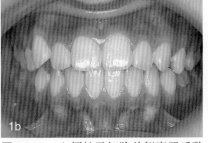

2. 前牙拥挤的解除

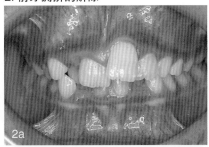

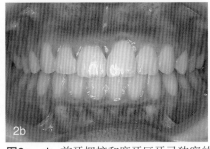

3. 下颌后退的解除

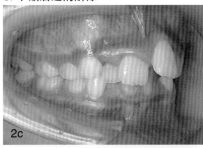

图1a，b　上颌扩弓解除单侧磨牙反殆的病例。

图2a～d　前牙拥挤和磨牙区牙弓狭窄的病例。上颌扩弓使牙列周长增加，使拔牙病例移行为不拔牙病例。另外，随着上颌牙弓的扩大，下颌向前方移动。

■上颌扩弓的缺点（图3，图4）

1. 容易复发

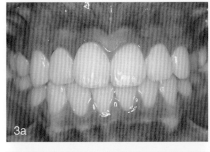

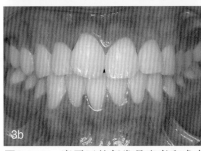

2. 咬合不稳

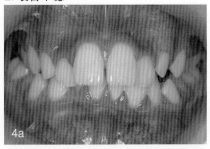

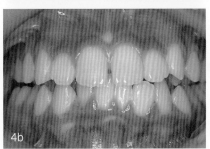

3. 咬合不紧

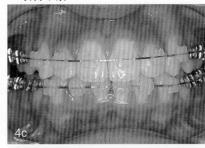

图3a，b　磨牙区的复发是患者和术者都容易忽略的位置，图为前牙拥挤复发，患者本人也很容易就能发现。

图4a～d　使用Schwarz appliance扩大上颌牙弓，解决双侧磨牙区反殆的病例。扩弓使牙齿颊倾增加，咬合不稳。可摘式基托装置很难使咬合紧密化，必须使用固定矫正装置调整转矩，排齐牙列。

参考文献

[4-1　上顎拡大装置の歴史・1（1728〜1945年）]

[4-2　上顎拡大装置の歴史・2（1945年〜現在）]

[1] Pierre Fauchard. Le chirurgien dentiste.　第 一 版. PARIS：PIERREJEAN MARIETTE, 1728.

[2] Weinberger BW. Orthodontics : an historical review of its origin and evolution. St. Louis : The C. V. Mosby Company, 1926.

[3] Angle EH. Regulation and retention of the teeth, and treatment of fractures of the maxillae. Philadelphia : The S. S. White Dental MFG. co., 1895.

[4] Angle EH. Evolution of orthodontia: Recent developments. Dental Cosmos 1912 : 853-867.

[5] Angle EH. Some new forms of orthodontic mechanism, and the reasons for their introduction. Dental Cosmos 1916 : 969-994.

[6] Angle EH. The latest best in orthodontic mechanism. Dental Cosmos 1928 : 1143-1158. 1929 : 164-174, 260-270, 409-421.

[7] 高濱靖英ほか. 拡大ネジ, I. 文献的考察. 日矯歯誌 1968；27（1）：137-141.

[8] Ricketts RM. Bioprogressive technique and theraphy. Quad helix Appliance の展開　第六刷. 東京：ロッキーマウンテンモリタ, 2000.

[9] 古川憲男. 歯弓拡大に便利なネジ応用のアクチバートル. 日大矯正・岩研合同年報 1946；1：33-35.

[10] 亀田晃. 歯科矯正学辞典, 第1版. 東京：クインテッセンス出版, 1996.

[11] 里見優ほか. "さまざまな機能的顎矯正治療法を知り, 機能的顎矯正治療における共通のプロトコル作りを目指す"　第1回機能的顎矯正治療を考える会. 矯正臨床ジャーナル 2009；25（12）：83-93.

[12] 伊藤幸紀. 機能的顎矯正装置を考える 5. ビムラーのメカニクスと治療の実際. 矯正臨床ジャーナル 2009；25（5）：51-70.

[13] Nord CFL. Loose appliances in orthodontia. Dental Cosmos 1928；70：681-687.

[14] Graber TM, Neumann B. 中後忠男（訳）. グレーバー＆ノイマン 可撤式矯正装置の臨床. 東京：医歯薬出版, 1984；1-38.

[15] Schwarz AM. Gebissregelung mit platen. Vienna：Urban & Schwarzenberg, 1938.

[16] McNamara JA. 宮島邦彰（訳）. 混合歯列期の矯正治療. 東京：東京臨床出版, 1997.

[17] Krebs A. Expansion of the midpalatal suture, studied by means of metallic implants. Acta Odontol Scand 1959；17（4）：491-501.

[18] 仕合邦雄. 上顎骨側方拡大に関する実験的研究. 京大口科紀要 1969；9（2）：68-95.

[19] Korkhaus G. Jaw widening with active appliances in cases of mouth breathing. Am J Orthod 1960；46（3）：187-206.

[20] 鈴木祥井. Screw Expansion. In：三浦不二夫（監修）. 歯科矯正学の最近の進歩. 第1版. 第1刷. 東京：医歯薬出版, 1972；366-379.

[21] 粥川浩. Korkhaus 先生来日公演（1957年）：その思い出. 日本成人矯正学会雑誌 1994；1（1）：47-50.

[22] Debbane EF. A Cephalometric and histologic study of the effect of orthodontics expansion of the midpalatal suture. Am J Orthod 1958；44（3）：187-219.

[23] Haas AJ. Gross reactions to the widening of the maxillary dental arch of the pig by splitting the midpalatal sture. Am J Orthod 1959；45（11）：868-869.

[24] Haas AJ. Rapid expansion of the maxillary dental arch and nasal cavity by opening the midpalatal suture. Angle Orthod 1961；31：73-90.

[25] 鈴木祥井ほか. 拡大ネジ, III. 症例. 日矯歯誌 1969；28（1）：148-182.

[26] McNamara JA. 黒田敬之（監訳）. 歯科矯正治療と顎顔面矯正治療. 初版第1刷. 東京：東京臨床出版, 2006.

[27] Greenfield RL.　賀久浩生（訳）. 非抜歯矯正. 東京：Oral Care, 1999.

[28] Hilger JJ. The pendulum appliance for CLASS II noncompliance therapy. J Clin Orthod 1992；26：706-714.

[4-3　上顎拡大の種類とその特徴]

[1] 関崎和夫. 上顎歯列弓拡大を考える1〜3. the Quintessence 2010；29（10）：86-94, 2011；30（2）：104-117, 30（4）：120-137.

[2] 高濱靖英ほか. 拡大ネジ, IV. 考察と結論. 日矯歯誌 1971；30（2）：261-269.

[3] 神山光男. 上顎の拡大. 歯界展望 1972；39（4）：593-599.

[4] Mew J. Semi-rapid maxillary expansion. Br Dent J 1977；143：301-306.

[5] 関崎和夫. なぜ歯列弓の拡大が必要なのか？別冊 the Quintessence 臨床家のための矯正 YEAR BOOK 2011. 東京：クインテッセンス出版, 2011；80-82.

[6] Korkhaus G. Jaw widening with active appliances in cases of mouth breathing. Am J Orthod 1960；46（3）：187-206.

[7] Haas AJ. Rapid expansion of the maxillary dental arch and nasal cavity by opening the midpalatal suture. Angle Orthod 1961；31：73-90.

[4-4　急速上顎拡大]

[1] 神山光男. 上顎の拡大. 歯界展望 1972；39（4）：593-599.

[2] Isaacson RJ, Wood JL, Ingram AH. Forces produced by rapid maxillary expansion I 〜 III. Angle Orthod 1964；34（4）：256-270, 35（3）：178-186.

[3] 関崎和夫. 上顎歯列弓拡大を考える1〜3. the Quintessence 2010；29（10）：86-94, 2011；30（2）：104-117, 30（4）：120-137.

[4] Haas AJ. Rapid expansion of the maxillary dental arch and nasal cavity by opening the midpalatal suture. Angle Orthod 1961；31：73-90.

[5] 仕合邦雄. 上顎骨側方拡大に関する実験的研究. 京大口科紀要 1969；9（2）：68-95.

[6] Korkhaus G. Jaw widening with active appliances in cases of mouth breathing. Am J Orthod 1960；46（3）：187-206.

[7] Bieaderman W. A hygienic appliance for rapid expansion. J Pract Orthod 1968；2（2）：67-70.

[8] Bieaderman W, Chem B. Rapid correction of class III malocclusion by midpalatal expansion. Am J Orthod 1973；63（1）：47-55.

[9] Hass AJ. The treatment of maxillary deficiency by opening the midpalatal suture. Angle Orthod 1965；35：200-217.

[4-5　急速上顎拡大の組織学的様相・1　口蓋水平面]

[1] Habersack K, Karoglan A, Sommer B, Benner KU. High-resolution multislice computerized tomography with multiplanar and 3-dimensional reformation imaging in rapid palatal expansion. Am J Orthod Dentofacial Orthop 2007；131（6）：776-781.

[2] 鈴木祥井. Screw Expansion. In：三浦不二夫（監修）. 歯科矯正学の最近の進歩. 第1版. 第1刷. 東京：医歯薬出版, 1972；366-379.

[3] 高濱靖英ほか. 拡大ネジ, IV. 考察と結論. 日矯歯誌 1971；30（2）：261-269.

[4] 花岡宏, 坂井哲夫. 上顎急速拡大法の研究 I 〜 III. 日矯歯誌 1978；37（1）：56-68, 37（3）：278-294, 306-314.

[5] Haas AJ. Rapid expansion of the maxillary dental arch and nasal cavity by opening the midpalatal suture. Angle Orthod 1961；31：73-90.

[6] 仕合邦雄. 上顎骨側方拡大に関する実験的研究. 京大口科紀要 1969；9（2）：68-95.

[7] Bieaderman W, Chem B. Rapid correction of class III malocclusion by midpalatal expansion. Am J Orthod 1973；63（1）：47-55.

[8] Haas AJ. The treatment of maxillary deficiency by opening the midpalatal suture. Angle Orthod 1965；35：200-217.

[4-6　急速上顎拡大の組織学的様相・2　前頭面]

[1] Linder-Aronson S, Lindgren J. The skeletal and dental effects of rapid maxillary expansion. Br J Orthod 1979；(6)：25-29.

[2] Wertz RA. Skeletal and dental changes accompanying rapid midpalatal suture opening. Am J Orthod 1970；58：41-66.

[3] Krebs A. Expansion of the midpalatal suture, studied by means of metallic implants. Acta Odontol Scand 1959；17（4）：491-501.

[4] 仕合邦雄. 上顎骨側方拡大に関する実験的研究. 京大口科紀要 1969；9(2)：68-95.

[5] Haas AJ. Rapid expansion of the maxillary dental arch and nasal cavity by opening the midpalatal suture. Angle Orthod 1961；31：73-90.

[6] Korkhaus G. Jaw widening with active appliances in cases of mouth breathing. Am J Orthod 1960；46(3)：187-206.

[7] 花岡宏，坂井哲夫. 上顎急速拡大法の研究 Ⅰ～Ⅲ. 日矯歯誌 1978；37(1)：56-68, 37(3)：278-294, 306-314.

[8] McNamara JA. 宮島邦彰(訳). 黒田敬之(監訳). 混合歯列期の矯正治療 第3刷. 東京：東京臨床出版, 2000.

[9] Asanza A, Cisneros GJ, Nieberg LG. Comparison of hyrax and bonded expansion appliancel. Angle Orthod 1997；67(1)：15-22.

[4-7 急速上顎拡大装置の実際]

[1] Ricketts RM. Bioprogressive technique and theraphy. Quad helix Appliance の展開 第六刷. 東京：ロッキーマウンテンモリタ, 2000.

[2] McNamara JA. 黒田敬之(監訳). 歯科矯正治療と顎顔面矯正治療. 初版第1刷. 東京：東京臨床出版, 2006.

[3] 関崎和夫. 上顎歯列弓拡大を考える1～3. the Quintessence 2010；29(10)：86-94, 2011；30(2)：104-117, 30(4)：120-137.

[4] 高濱靖英ほか. 拡大ネジ, Ⅳ. 考察と結論. 日矯歯誌 1971；30(2)：261-269.

[5] Mew J. 北總征男(監修). バイオブロック・セラピー：自然成長誘導法. 第1版. 第2刷. 東京：学建書院, 2001.

[6] Storey E. Tissue response to the movement of bones. Am J Orthod 1973；64(3)：229-247.

[7] 花岡宏，坂井哲夫. 上顎急速拡大法の研究 Ⅰ～Ⅲ. 日矯歯誌 1978；37(1)：56-68, 37(3)：278-294, 306-314.

[8] Cao Y, Song Y, Vanarsdall RL. Cephalometric study of slow maxillary expansion in adult. Am J Orthod Dentofacial Orthop 2009；136(3)：348-354.

[9] Huynh T, Kennedy DB, Joondeph DR, Bollen AM. Treatment response and stability of slow maxillary expansion using Haas, Hyrax, and Quad-helix appliances：A retrospective study. Am J Orthod Dentofacial Orthop 2009；136(3)：332-339.

[4-8 緩徐上顎拡大]

[1] 関崎和夫. 上顎歯列弓拡大を考える1～3. the Quintessence 2010；29(10)：86-94, 2011；30(2)：104-117, 30(4)：120-137.

[2] 高橋喜見子. 新しい可撤式側方拡大装置 CLEA の紹介. 矯正臨床ジャーナル 2004；20(5)：88-89.

[3] 高橋喜見子. 可撤式側方拡大装置 CLEA の製作法と適応症. 矯正臨床ジャーナル 2005；21(7)：99-101.

[4] Ricketts RM. Bioprogressive technique and theraphy. Quad helix Appliance の展開 第六刷. 東京：ロッキーマウンテンモリタ, 2000.

[5] Weinberger BW. Orthodontics：an historical review of its origin and evolution. St. Louis：The C. V. Mosby Company, 1926.

[6] Nord CFL. Loose appliances in orthodontia. Dental Cosmos 1928；70：681-687.

[7] Graber TM, Neumann B. 中後忠男(訳). グレーバー&ノイマン 可撤式矯正装置の臨床. 東京：医歯薬出版, 1984；1-38.

[8] Schwarz AM. Gebissregelung mit platen. Vienna：Urban& Schwarzenberg, 1938.

[4-9 セミラピッド上顎拡大]

[1] Mew J. Semi-rapid maxillary expansion. Br Dent J 1977；143：301-306.

[2] Mew J. 北總征男(監修). バイオブロック・セラピー：自然成長誘導法. 第1版. 第2刷. 東京：学建書院, 2001.

[3] 三谷寧. 軟組織を考慮した歯列矯正バイオブロック療法. 小児歯科臨床 2009；14(7)：53-68.

[4] 三谷寧. 顎顔面領域における機能的形態矯正. 小児歯科臨床 2009；14(8)：55-65.

[5] 三谷寧. 中顔面の前方発育が意味するもの：Epigenetic Orthodontics Seminar レポート. 小児歯科臨床 2009；14(10)：57-69.

[6] 黒江和斗. 急速拡大装置を用いた顎顔面矯正治療 – 混合歯列期の骨格性反対咬合. 矯正臨床ジャーナル 2008；24(3)：99-110.

[4-10 上顎拡大の利点と欠点]

[1] 関崎和夫. 上顎歯列弓拡大を考える1～3. the Quintessence 2010；29(10)：86-94, 2011；30(2)：104-117, 30(4)：120-137.

第5章

扩弓治疗的困难期在于侧方牙群替换期

5-1 扩弓排齐4颗切牙之后也不能放松警惕

怎样度过侧方牙群替换期呢?

在切牙替换期恒切牙会出现拥挤,扩大上下颌牙弓后,如果4颗切牙能整齐地排列,之后就观察侧方牙群的替换,自然就会形成整齐的恒牙列,抱有这种想法的GP相当多。笔者想说,即使切牙替换期通过扩弓排齐了4颗切牙也不能放松警惕!侧方牙群替换期能否顺利度过是最难的时期[1]。很多GP存在那种想法是因为部分医生在口腔杂志、书籍和演讲上发表的都是在切牙替换期扩弓、排齐切牙、改善拥挤的病例报告,并且只有扩弓前后短期的记录,便认为是治疗成功,或在扩弓之后未出现任何问题的内容。

切牙替换期扩弓排齐4颗切牙之后需要经历侧方牙群替换期,到第二磨牙完全萌出的恒牙列完成期,几乎是8～14岁间约6年的时间。比起6~8岁约2年的切牙替换期,矫正治疗时间更长。在长期观察的过程中,会出现切牙拥挤的复发、侧方牙群拥挤、尖牙萌出位置异常、咬合不稳(上下、左右、前后向等的偏颌)、不良舌习惯等各种各样的问题。只是在切牙替换期排齐4颗切牙,之后

什么都不做就能发展为健康恒牙列的病例极其少见。

切牙替换期为了保持扩弓效果佩戴可摘式保持器,但是当侧方牙群开始替换时保持就变得困难。另外,坚持长期佩戴可摘式保持器也是很困难的事情。如果在第一磨牙安装带环,利用Nance弓等保持间隙,我们会担心长期粘接带环是否会出现龋坏。由此可见,与切牙替换期解除下颌前牙拥挤相比,如何在侧方牙群替换期保持扩弓效果更加困难。

在扩弓治疗中具备一定水平的矫正技术必不可少

在切牙替换期进行扩弓治疗后直至第二磨牙萌出,使咬合紧密,到恒牙列完成前,定期管理十分必要。持续管理需要患者和家属及口腔医生的共同努力。多数正畸医生对切牙替换期的矫正治疗敬而远之的原因就在于此。一方面是不愿意去做;另一方面,如果医生不具备处理侧方牙群替换期出现的各种问题的矫正技术(托槽法—肌功能矫正等),就不应该开展扩弓治疗。

■未佩戴可摘式保持器后复发(图1)

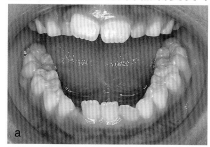

图1a 扩弓前,7岁6个月。

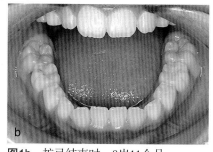

图1b 扩弓结束时,8岁11个月。

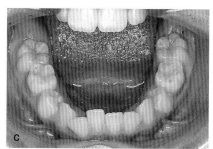

图1c 复诊时,11岁7个月。

■侧方牙群替换期出现的错𬌗畸形（图2～图4）

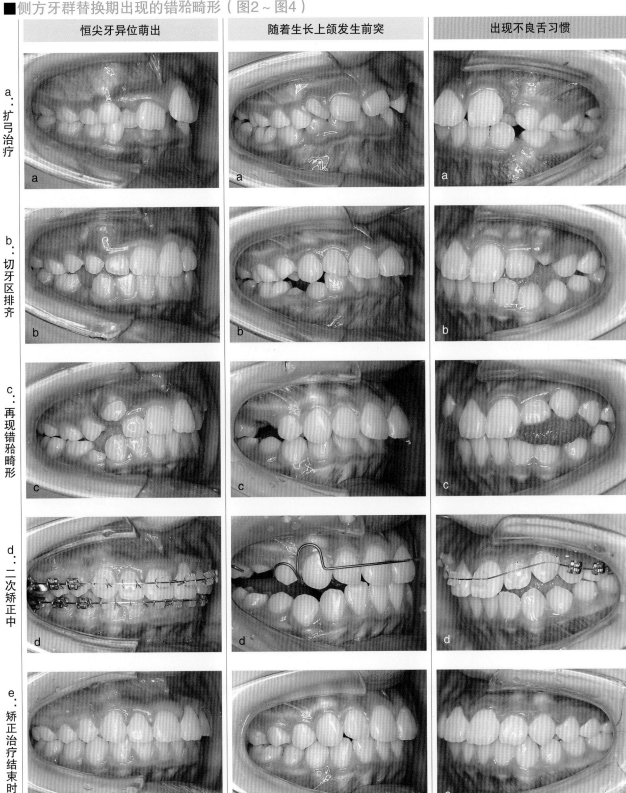

图2a～e　上下颌拥挤+深覆盖病例。Schwarz appliance排齐上下颌4颗切牙后，出现上颌恒尖牙异位萌出的错𬌗畸形，发展为托槽固定矫治的病例。

图3a～e　上下颌拥挤+深覆盖病例。Schwarz appliance排齐上下颌4颗切牙随着生长上颌前突倾向突出。发展为使用斜导，行肌功能矫正的病例。

图4a～e　上下颌拥挤病例。Schwarz appliance排齐上下颌4颗切牙，侧方牙群替换期出现不良舌习惯导致开𬌗。发展为使用托槽固定矫治改善咬合的病例。

离位间隙的数据太过久远

教科书上非常有名的离位间隙（Leeway space），很多口腔医生几乎不知道关于它被隐藏起来的真相。

离位间隙是"乳尖牙、第一乳磨牙、第二乳磨牙的牙冠近远中径的总和"和"恒尖牙、第一前磨牙、第二前磨牙的牙冠近远中径的总和"的差值，上颌约0.9mm，下颌约1.7mm，由Nance[1-2]在1947年发表。

图1是介绍离位间隙时著名的图解，Nance的原著文献（1947）中只有病例的照片，并没有这张图。Graber[3]在书里（1961）首次将其图片化，成为通俗易懂的说明图。这张图片在日本被很多矫正书籍改编和引用。Nance的离位间隙量是以约在110年前（1902）的GB Black（窝洞形成的分类体系之父，目前仍在口内、修复领域使用该分类）的牙冠大小的数据为基础计算出来的[1,4]。引用的数据十分久远。

町田等[5]的研究中记载了近年来日本人的离位间隙量。上颌为0.78mm，同Nance的数据基本没有改变。下颌为3.01mm，数值较大（第5章5-3，图1）。

离位间隙不存在？

继Nance（1947）的发表之后，Moorrees[4]（1959）观察了当时美国儿童牙弓历年的变化。在下颌，乳牙列和恒牙列的长度差，男童为0.77mm，女童仅为0.17mm。根据这个结果，Barber和落合（1974）认为，尽管C+D+E>3+4+5的关系成立，但整体牙弓长度A+B+C+D+E≒1+2+3+4+5。本质上，乳牙列和恒牙列牙冠近远中径的总和几乎没有差别，即Nance所说的1.7mm的下颌离位间隙被较宽的恒前牙占据，或者是为了排齐较宽的前牙[4]。

依据町田等[5]对日本儿童的研究数据，代入到上述公式（图2）后发现下颌乳牙列与恒牙列只有0.35mm微小的差别，A+B+C+D+E≒1+2+3+4+5。上颌乳牙列比恒牙列小了2.95mm，A+B+C+D+E<1+2+3+4+5。如Barber和落合所述，日本人"离位间隙不存在[4]"的说法成立。

但是，必须注意的是，乳牙列到恒牙列的移行过程不只是单纯的计算式。如同第2章2-3所述，要加上：①牙弓宽度增大；②牙弓的前方扩大；③切牙牙轴的变化；④乳切牙区的牙间间隙等。事实上，能否发展为正常的恒牙列仅仅依赖计算离位间隙是不够的。

■ 离位间隙

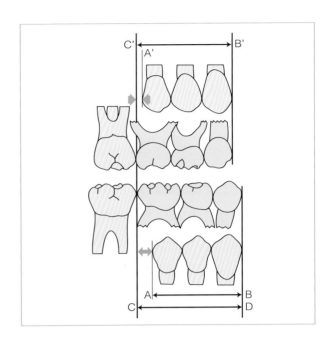

图1　离位间隙是"乳尖牙、第一乳磨牙、第二乳磨牙的牙冠近远中径的总和"和"恒尖牙、第一前磨牙、第二前磨牙的牙冠近远中径的总和"的差值，上颌约0.9mm，下颌约1.7mm。连接上下颌第二乳磨牙远中面形成终末平面，牙列正常发育时约50%为垂直型，上下颌第一磨牙为尖对尖的关系。侧方牙群替换时，下颌第一磨牙的近中移动在早期就关闭了较大的离位间隙，上下第一磨牙的咬合关系发展为尖窝（cusp to fossa）交错的咬合关系。参考文献[3]改编。

■ 离位间隙不存在？

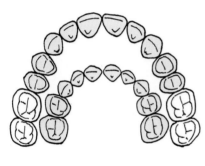

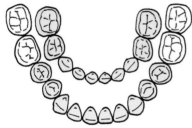

上颌：A＋B＋C＋D＋E＜1＋2＋3＋4＋5

A	B	C	D	E	总计
6.75	5.5	6.82	7.44	9.23	35.74
1	2	3	4	5	
8.74	7.24	8.17	7.51	7.03	38.69

下颌：A＋B＋C＋D＋E≒1＋2＋3＋4＋5

A	B	C	D	E	总计
4.26	4.79	6.01	8.47	10.33	33.86
1	2	3	4	5	
5.55	6.16	7.16	7.35	7.29	33.51

图2　町田等[5]关于日本儿童的研究数据表明，下颌乳牙列与恒牙列仅有0.35mm的差异，A＋B＋C＋D＋E≒1＋2＋3＋4＋5。上颌乳牙列比恒牙列小了2.95mm，A＋B＋C＋D＋E＜1＋2＋3＋4＋5。如Barber和落合所述，日本人"离位间隙不存在[4]"的说法成立。

不要错误地认为存在离位间隙

（C+D）-（3+4）=负值

乳尖牙和第一乳磨牙脱落后，第二乳磨牙依然存在，此时需要注意恒尖牙和第一前磨牙萌出的时期。町田等认为这个时期的侧方牙群为（C+D）-（3+4）=负值（上颌-1.42mm，下颌-0.03mm）[1-2]。像这样侧方牙群的萌出间隙为负值的时期竟意外地被忽视了（图1）。

特别是当上颌的负值很大，上颌尖牙容易异位萌出（图2a，b）。如果预测出上颌尖牙萌出过程中尖牙突出，多采取片切第二乳磨牙近中面的方法，借助尖牙萌出力远中诱导第一前磨牙，确保足够的尖牙萌出间隙。但是，上颌残存的离位间隙要比下颌少，片切量应该越少越好。虽然下颌相对上颌存在较大的离位间隙量，然而在恒尖牙、第一前磨牙萌出，第二乳磨牙存在的时期，

离位间隙是不足的，一定要注意较宽的恒尖牙萌出时容易出现前牙区拥挤（图3）。

离位间隙转瞬即逝

如果第二乳磨牙脱落后不进行间隙保持，第一恒磨牙将立即向近中移动，离位间隙会很快被关闭[1-2]（图4）。另外，离位间隙关闭的时期，第一磨牙近中的牙弓形态将向着狭窄的方向变化，双侧第一磨牙间的宽度也有少量缩小[1-3]（图5）。如前所述，"A+B+C+D+E≒1+2+3+4+5"说明了"本质上乳牙列和恒牙列的牙冠近远中径的总和没有差别"。第二乳磨牙脱落后，应尽快使用可摘式或固定式的装置保持间隙，尽可能避免第一磨牙向近中移动。

■（C+D）-（3+4）=负值

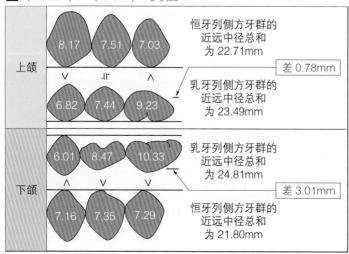

$$\begin{array}{cccc} & C & D & 3 & 4 \\ \text{上颌} & (6.82 + 7.44) - (8.17 + 7.51) = -1.42 \\ & \overline{C} & \overline{D} & \overline{3} & \overline{4} \\ \text{下颌} & (6.01 + 8.47) - (7.16 + 7.35) = -0.03 \end{array}$$

图1 （C+D）-（3+4）=负值。根据文献[1]改编。

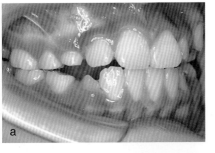
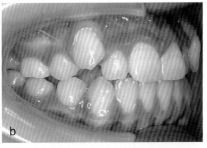

图2a　切牙替换期上颌扩弓，排齐4颗切牙。

图2b　侧方牙群替换期尖牙外突，异位萌出。

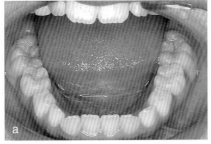
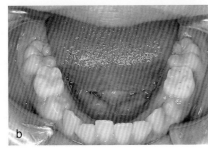

图3a　切牙替换期下颌扩弓，排齐4颗切牙。

图3b　侧方牙群替换期拥挤复发。

要点　侧方牙群替换期第二乳磨牙未脱的时期，与上下颌的乳尖牙、第一乳磨牙的牙冠近远中径总和相比，恒尖牙、第一前磨牙的牙冠近远中径的总和要大，即（C+D）−（3+4）=负值。此时，上颌尖牙容易外突，异位萌出，下颌切牙区也容易出现拥挤。

■离位间隙转瞬即逝

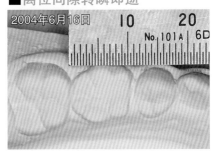
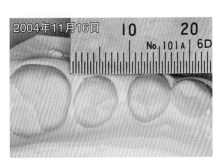
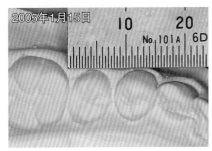

图4　11月时第二乳磨牙脱落，约2个月后第一磨牙近中移动，离位间隙消失。

图5　乳磨牙替换为前磨牙时，因第一磨牙早期向近中牙弓曲线狭窄的方向移动，下颌双侧第一磨牙间牙弓宽度有少量的缩小。

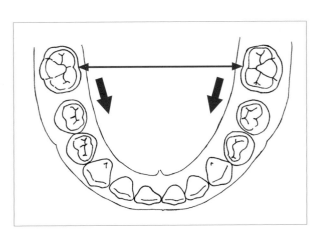

109

5-4 离位间隙为负值

离位间隙为负值的病例

如前所述，尽管C+D+E>3+4+5的关系成立，但全牙列A+B+C+D+E≒1+2+3+4+5，从整体上来看，离位间隙确实不存在。那么，如果按照离位间隙的原本的定义C+D+E>3+4+5，是否在所有的病例都成立呢？

根据町田等[1-4]的研究，没有发生乳牙早期丧失移行为恒牙列的77个病例中，C+D+E<3+4+5表现为负的有13例，占16.9%，这些都发生在上颌，下颌不存在。但是，上颌的离位间隙虽为负值，

但不是所有病例都会变成拥挤牙列，69.2%（13例中9例）移行为正常的牙列。正常牙列的病例中，恒尖牙的萌出位置位于乳尖牙的前方，即使离位间隙为负，还需增加间隙以排齐牙列。发展成拥挤牙列的占30.8%（13例中有4例），其乳尖牙和恒尖牙的最远中点几乎在同一位置，萌出间隙没有增加，都是按照第一前磨牙→尖牙→第二前磨牙的顺序萌出（图1，图2）。

由此可见，仅通过离位间隙的有无和多少来诊断是变成正常牙列还是拥挤牙列十分困难，我们必须理解这其中还包含着萌出顺序和萌出位置等多种因素。

■ 离位间隙为负值（图1 ~ 图3）

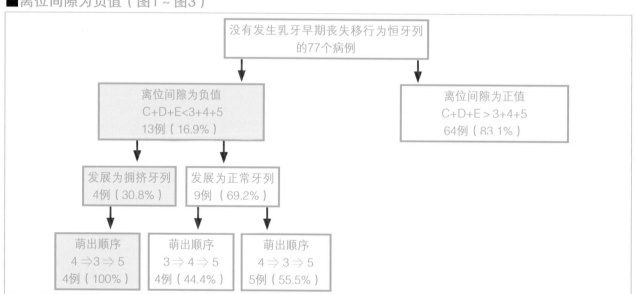

图1 乳牙没有发生早期丧失移行到恒牙列的77例中，离位间隙为负值的为13例，都是上颌。但是，上颌的离位间隙虽为负值，并非所有病例都会变成拥挤牙列。根据文献[1-3]修改。

■尖牙萌出位置和错殆畸形的关系

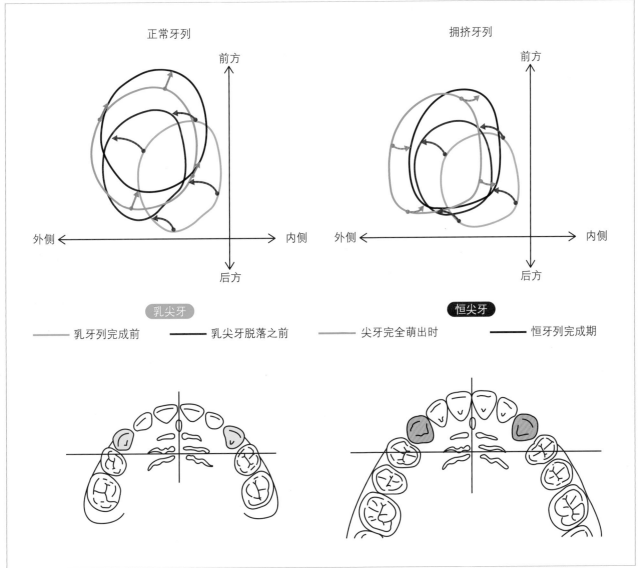

图2 离位间隙为负值，但发展成正常牙列的病例中，恒尖牙的萌出位置位于乳尖牙的前方，还需增加间隙以排齐牙列。有拥挤倾向的病例，其乳尖牙和恒尖牙的最近中点几乎在同一位置，萌出间隙没有增加。根据文献[1-4]改编。

前牙区和后牙区的空间

前牙区和后牙区拥有各自排列的空间

大多数前牙拥挤的病例，拥挤并不会波及磨牙区。相反，前磨牙区拥挤的病例也被认为不会波及前牙区。町田[1-3]长期关于牙列和牙槽骨生长发育的研究结果表明，"前牙区和磨牙区拥有各自排列的空间（图1）。原则上来讲，前牙区的间隙不足必须在前牙区解决，磨牙区的间隙不足必须在磨牙区解决，二者的排列不应该互相侵犯。间隙不足的部位，需要利用在生长发育潜力促进牙列和牙槽骨的生长发育，获取足够的萌出间隙。当生长发育完成后，排列空间依然不足时，不得不进行拔牙矫正的的情况依然存在。原则上，前牙区不足的时候应该拔除前牙，磨牙区不足的时候应该拔除磨牙[2]"。

对此，笔者持相同意见。当前牙区排列空间不足时，在切牙替换时利用生长发育的快速期扩大牙列，促进牙列和牙槽骨的生长发育，获得萌出间隙[4]。

下颌前牙区的应对措施

在生长发育期，如果下颌前牙区的排列空间明显不足，町田曾建议如果只考虑解决前牙区的排列，可以在合适的时期拔除1颗下切牙，诱导成3颗切牙（3 incisors）排列整齐。但是在切牙替换期的生长发育期，笔者并没有拔除1颗下切牙来诱导排齐3颗切牙的勇气。笔者倡导在这个时期尽可能地采用非拔牙的扩弓治疗。若始终无法排齐，一般选择拔除2颗前磨牙。

为解除下颌前牙区的拥挤，利用第一前磨牙拔出后的空间让尖牙远中移动，再试着排齐4颗切牙。当尖牙回到了原本前牙区的位置，引起前牙区拥挤复发的可能性高。因此，我们希望以尖牙为基点，前牙和磨牙能够在各自的区域里排列整齐。面对下颌前牙区存在拥挤的情况时，应尽可能地在恒尖牙萌出前使用扩弓治疗等方法解除拥挤，尽可能地扩宽前牙间隙，在侧方牙群替换期不用占用磨牙区的空间就能够排齐牙列（图2）。

磨牙区的应对措施

在磨牙区，为避免侧方牙群替换期磨牙区出现排齐空间不足的情况，当下颌第二乳磨牙脱落时，就要尽可能安装舌弓装置或可摘式的装置努力维持离位间隙，从而避免第一磨牙的近中移动。若空间依然不足，可以采用推第一磨牙向远中移动的方法（图3）。但是，第一磨牙远中移动后可能会造成第二磨牙和第三磨牙的萌出障碍等。因为容易产生牙弓后段拥挤，应随时密切观察（图4，图5）。当然，对于生长发育已经完成，排列空间严重不足的病例，笔者将不得不拔除前磨牙进行治疗。

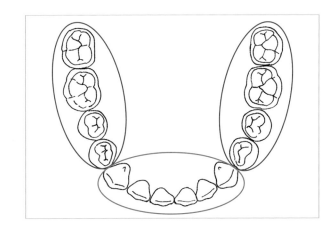

■前牙区和磨牙区的空间

图1 前牙区和磨牙区拥有各自的排列空间。原则上来讲，前牙区的间隙不足必须在前牙区解决，磨牙区的间隙不足必须在磨牙区解决。

■前牙区空间的处理方法

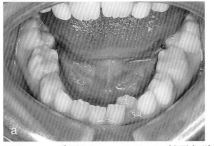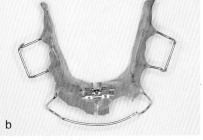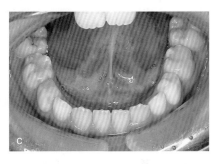

图2a~c 采用Schwarz appliance 扩弓解除前牙区拥挤的病例。

■磨牙区空间的处理方法

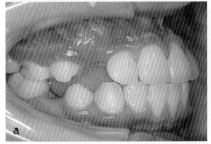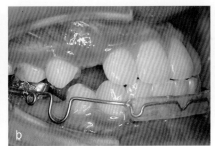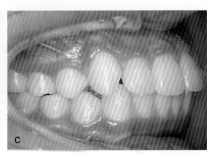

图3a~c 采用唇挡扩弓解决前磨牙萌出空间不足的病例。

■磨牙区拥挤

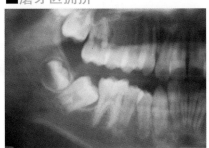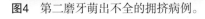

图4 第二磨牙萌出不全的拥挤病例。

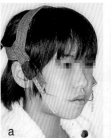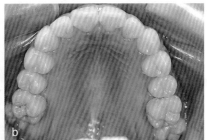

图5a，b 头帽口外弓远中移动第一磨牙导致第二磨牙萌出不全的病例。

> **要点** 第一磨牙远中移动后，可能出现第二磨牙和第三磨牙萌出障碍等，从而导致磨牙区拥挤。切记仔细观察牙齿萌出的变化。

第1章 1 咬合诱导

第2章 2 拥挤

第3章 3 下颌扩弓

第4章 4 上颌扩弓

第5章 5 扩弓治疗的困难期在于侧方牙群替换期

第6章 6 全口扩弓的实际病例

第7章 7 扩弓治疗的验证

第8章 8 上下颌扩弓成功的关键

5-6 生长期拔除1颗下颌切牙的选择方法

成人期拔除1颗下颌切牙

在治疗成人下颌前牙区拥挤时，医生经常使用拔除1颗下颌切牙来解除拥挤的方法（图1）。这个方法在不增加下颌尖牙间牙弓宽度的情况下虽合情合理，但上颌中线无论怎样都会落在下颌中切牙上，多少会对美观产生影响。但是，因上颌前牙覆盖起到了掩饰效果，所以很多人也并不会注意到中线的问题[1]。

生长期拔除1颗下颌切牙

下颌恒尖牙萌出时，下颌切牙区重度拥挤，如果在不增加下颌尖牙间的宽度的情况下拔除1颗下颌切牙解除拥挤，那么之后的矫正治疗将能够继续进行吗？几乎所有的正畸医生持否定回答。提到治疗方式，拔除4颗前磨牙来解除拥挤的方法是常识，笔者也持同样的观点。但是，拔除1颗下切牙就能解决问题的矫正治疗变成了拔除4颗前磨牙的病例。

图2、图3是先天缺失导致的下颌只有3颗切牙的病例。这样的病例很多见，面对这种情况时不需要考虑太多，只要在维持3颗切牙的状态下开始矫正直到结束，很多正畸医生应该也这样认为。我们意外地发现，比起拔除前磨牙的病例，这样更能达到完美的效果。

Riedel[2-3]认为："拔除下颌第二前磨牙与减小下颌前牙区的拥挤似乎无关。""拔除第一前磨牙的病例与不拔牙病例在拥挤的复发问题上几乎没有差别。""选择拔除1颗或两颗切牙的方法比前述方法将带来更好的结果。"同离开拔牙间隙有一定距离的牙齿移动相比，就近拔牙不是更有优势吗？町田也强调"前牙区和磨牙区拥有各自的生长空间"。生长发育期治疗下颌前牙区的拥挤时的治疗指针也存在拔除1颗切牙的选择。关于在生长发育期选择最小限度的拔牙方法即拔除1颗切牙，在不增加尖牙间牙弓宽度的状态下解决下颌切牙拥挤的方法，笔者依然没有拔除1颗下颌切牙的勇气。

■ 拔除1颗下颌切牙

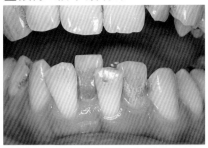

图1a　初诊时。

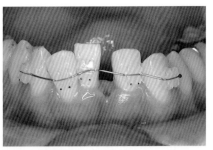

图1b　局部矫正（MTM）。

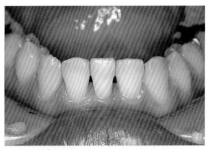

图1c　矫正后。

要点　在治疗成人下颌前牙区拥挤时，经常使用拔除1颗下颌切牙来解除拥挤的方法。

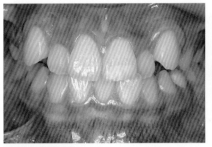

图2a　初诊时。

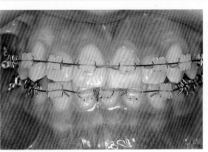

图2b　矫正治疗中。

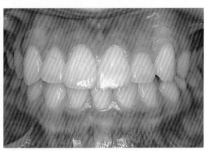

图2c　矫正后。

要点　先天缺失导致的下颌只有3颗切牙的病例很多见，面对这种情况时不需要考虑太多，只要在维持3颗切牙的状态下进行治疗。然而缺点在于上颌中线会落在下颌切牙上，多少会对美观产生影响。但是，因上颌前牙覆盖起到了掩饰效果，所以很多人也并不会注意到中线的问题。

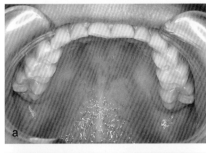

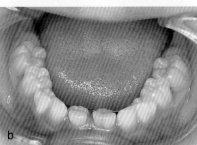

图3a，b　7岁整。

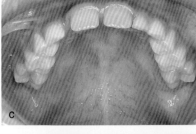

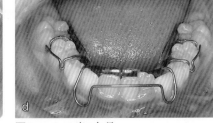

图3c，d　8岁1个月。

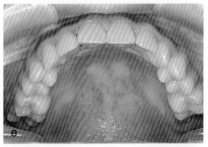

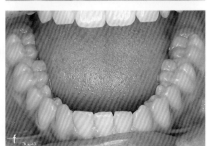

图3e，f　12岁6个月。

要点　乳牙列时右下乳中切牙先天缺失，左下乳中切牙和侧切牙为融合牙。恒切牙时右下侧切牙先天缺失，下颌切牙区拥挤。在切牙替换期先进行下颌扩弓，后上颌扩弓。12岁6个月时下颌第二磨牙完全萌出，上颌第二磨牙尚在萌出中，此时上下颌咬合紧密，咬合诱导完成。

5-7 避免下颌切牙拥挤复发的 "窍门"

片切第一乳磨牙的近中邻面

下颌切牙区的拥挤虽在切牙替换期通过扩弓排齐，但是待乳尖牙脱落、恒尖牙萌出后，下颌切牙区拥挤会有复发。为避免复发，笔者采用了以下扩弓治疗的方法[1]。

①考虑到恒尖牙萌出时可能出现的复发，我们需要将切牙区扩弓至牙齿间出现散隙（overcorrection）。

②在恒尖牙萌出空间不足的情况下，继续对切牙区进行扩弓，尖牙的萌出动力不会作用到切牙区。

另外，在扩弓结束后为避免下颌拥挤的复发，可以采用以下方法。

恒尖牙萌出时片切第一乳磨牙的近中邻面[2]。

大多数情况下，下颌侧方牙群按照恒尖牙→

第一前磨牙→第二前磨牙的顺序萌出。前牙区和磨牙区有各自的生长空间，要密切注意恒尖牙的萌出情况，为使恒尖牙萌出对扩弓后已经排列整齐的4颗切牙不产生压力，可以片切第一乳磨牙，尽可能地诱导恒尖牙向远中萌出。前面的章节（第3章3-7）中已经建议不要在恒尖牙萌出后再开始扩弓，而恒尖牙萌出时的扩弓量应减少或尽量避免。

这种方法让尖牙向远中萌出，使得切牙区的空间在尖牙萌出期增宽，减少了拥挤复发。如果萌出间隙还不够，我们可以在第二乳磨牙未脱、第一前磨牙萌出时片切第二乳磨牙的近中邻面。作为利用离位间隙的方法，很多医生都会片切第二乳磨牙近中邻面，但很少有人会知道在恒尖牙萌出时片切第一乳磨牙。笔者建议大家可以去尝试这种方法（图1，图2）。

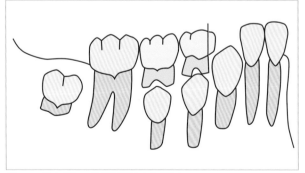

图1a　片切第一乳磨牙的近中邻面。

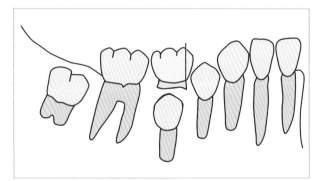

图1b　片切第二乳磨牙的近中邻面。

■避免下颌切牙拥挤复发的"窍门"：片切第一乳磨牙的近中面

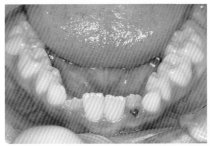

图2a　初诊时，下颌切牙区拥挤。

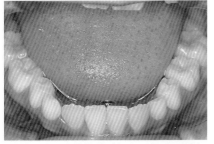

图2b　切牙替换期扩弓，排齐4颗切牙。

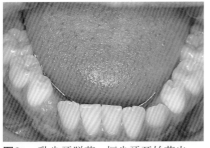

图2c　乳尖牙脱落，恒尖牙开始萌出。

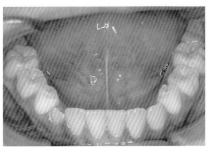

图2d　片切下颌第一乳磨牙近中面。

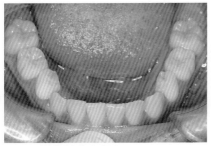

图2e　恒尖牙萌出完成。

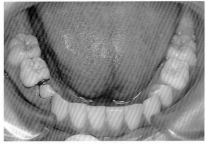

图2f　第一前磨牙萌出时片切第二乳磨牙近中邻面。

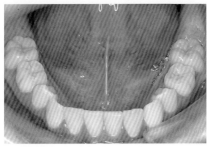

图2g　第一前磨牙萌出完成。

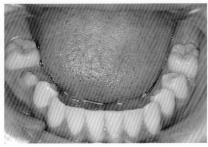

图2h　第二前磨牙萌出开始。

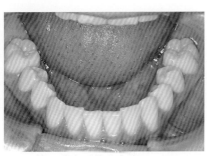

图2i　第二前磨牙萌出完成。

第1章　1　咬合诱导

第2章　2　拥挤

第3章　3　下颌扩弓

第4章　4　上颌扩弓

第5章　5　扩弓治疗的困难期在于侧方牙群替换期

第6章　6　全口扩弓的实际病例

第7章　7　扩弓治疗的验证

第8章　8　上下颌扩弓成功的关键

离位间隙和终末平面的重要作用

离位间隙和终末平面（上下第二乳磨牙远中面的连接面）在建立上下颌第一磨牙咬合关系上十分重要。

Graber（1966）[1]参考了Nance（1947）[2-3]的文献，提出了以下观点，牙冠较大的下颌第二乳磨牙，牙列正常发育时约50%为垂直型，上下颌第一磨牙呈尖对尖（cusp to cusp）关系。侧方牙群替换时，下颌第一磨牙很快发生近中移动，占据了较大的离位间隙，此时上下颌第一磨牙的咬合关系确定为尖窝交错（cusp to fossa）的咬合关系。

与Nance（1947）几乎同期，Baume[4]在1950年通过病例照片说明了上下颌第一磨牙正常咬合关系的变化可以分为以下3种类型。

①终末平面近中型（图1）

第一磨牙与邻牙的位置不变，按照正常咬合（class I）萌出。

②下颌有灵长间隙，终末平面垂直型（图2）

随着第一磨牙的萌出，下颌乳磨牙近中移动，转变为正常的磨牙关系（class I）。

③在无间隙的乳牙列，终末平面垂直型（图3）

第一磨牙被诱导到尖对尖关系，下颌第二乳磨牙脱落后第一磨牙近中移动，转变为正常的磨牙关系（class I）。

第5章5-2中引用的Graber的图1和Baume的图3"在无间隙的乳牙列，终末平面垂直型"相符合。综上所述，Baume认为上下颌第一磨牙的咬合关系通过终末平面和离位间隙及灵长间隙之间的关联诱导形成。

但是，Barber[5-6]认为："第一磨牙咬合关系的建立不受离位间隙影响，而是因为上下颌骨向前下方生长的速度不同。"即对大多数个体而言，上下颌第一磨牙都按照尖对尖的咬合关系萌出。正确咬合的建立是因为下颌骨比上颌骨的发育更偏向下前方，沿Y轴方向延伸，同时使整个下颌向前方移动（图4）。另外，Barber认为离位间隙并非用来使第一磨牙近中移动，而是为了让前牙使用远中的间隙排齐牙列。

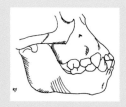

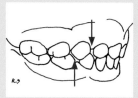

*灵长间隙（primate space）
为存在于下颌乳尖牙远中，上颌乳尖牙近中的间隙，只在灵长类生物中可见，是容纳尖牙的间隙。

■上下颌第一磨牙咬合关系的变化

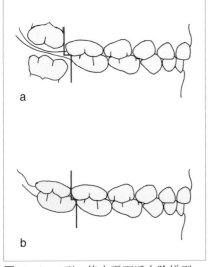

图1a，b　1型。终末平面近中阶梯型。

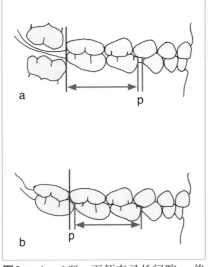

图2a，b　2型。下颌有灵长间隙，终末平面为垂直型。

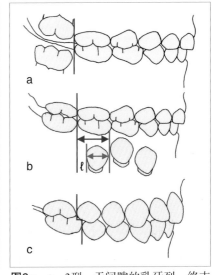

图3a～c　3型。无间隙的乳牙列，终末平面为垂直型（关崎作图）。

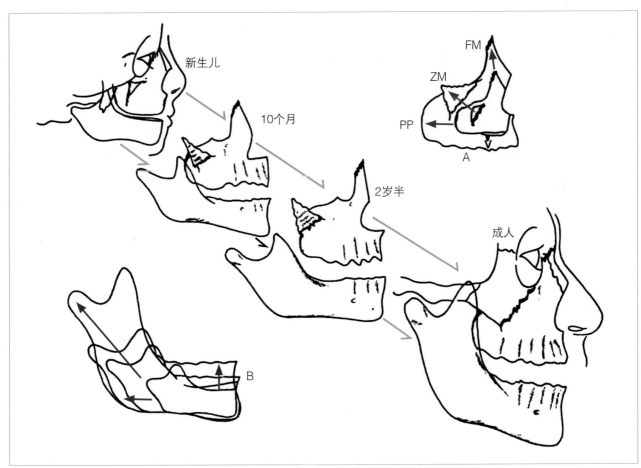

图4　相对于头颅骨，上颌骨和下颌骨沿前下方生长。根据文献[5]改编。

5-9 上下颌第一磨牙咬合关系的变化2

混合牙列期的咬合关系呈现多样化

大西[1]（1995）、町田[2]（2001）等认为，离位间隙和上下颌第一磨牙咬合关系的变化有很多类型。如Baume所述的3种关系变化和Barber的学说呈现出多样性，似乎每种现象都有可能出现。大西、町田对上颌第一磨牙近中颊尖和下颌第一磨牙近中颊侧窝沟的前后距离进行了Molar量的计算。如图1所示，将上颌第一磨牙近中颊尖位于下颌第一磨牙近中颊沟近中的情况定为负值（−），在远中的情况定为正值（+），分为以下3种类型。

- ·Molar 1型：Molar量在±1mm以内
- ·Molar 2型：Molar量在+1mm以上
- ·Molar 3型：Molar量在−1mm以下

为了了解Molar分型的发展，他们对60例患者从咬合初期到20岁时咬合完成期间，双侧共120组上下第一磨牙的咬合关系变化进行了研究。结果将Molar分型的变化如表1所示分为A~G 7型。其中发生频率最高的是C型，即Molar 2型→1型的变化，120组磨牙关系中就有53组（44.2%）。发生频率最低的是D型（Molar 3型→1型），仅有两组（1.7%）。在恒牙列最终变为Molar 1型（Angle分类class Ⅰ）的占65.9%，Molar 2型（Angle分类class Ⅱ）的占13.3%，Molar 3型（Angle 分类class Ⅲ）的占20.8%（表1）。

町田[2-3]指出，生长期上下第一磨牙的咬合关系在早期是稳定的，无须保持。大西[1]认为上下第一磨牙咬合关系开始稳定的年龄约在19周岁，在第二乳磨牙脱落7年之后。

Arya等[4-5]报告了终末平面为远中阶梯型的病例，所有恒牙列咬合移行为Angle Ⅱ类（图2）。但是，大西的研究表明，60例患者共120组乳牙列后期的终末平面有8组为远中阶梯型，其中5组咬合稳定时为Molar 2型，剩余的3组是Molar 1型。终末平面为远中阶梯型的病例咬合稳定期容易变成Molar 2型（Angle分类class Ⅱ）的结论毋庸置疑，但并不是所有的病例都能变成那样。这些研究结果的差异在于Arya等的研究只观察了截止到14岁的变化，另一方面，大西等的研究观察到了咬合稳定的20岁。如果Arya等关于终末平面是远中阶梯型的病例能继续研究到14岁以后，很有可能会得出同大西等一样的结论。

混合牙列期使用Angle分类法的注意点

显而易见，混合牙列期上下磨牙的咬合关系十分多样，随着生长发育不断改变。垂直型的终末平面，如果按照Angle的错拾畸形分类应该属于class Ⅱ类，但在第二乳磨牙存在的时期，这种咬合关系是正常的。

Angle的错拾畸形分类法通常表达为恒牙列完成期上下磨牙的咬合关系。如果在混合牙列期使用Angle分类法，一定要考虑到上下第一磨牙的咬合推移，正确诊断出是正常还是异常。

上下颌第一磨牙的咬合推移

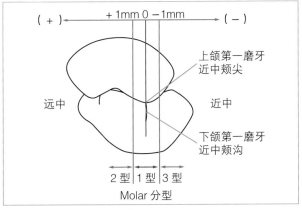

图1 第一磨牙关系的分类
Molar 1型：Molar 量在 ± 1mm 以内
Molar 2型：Molar 量在+1mm 以上
Molar 3型：Molar 量在−1mm 以下
根据文献[1]改编。

表1 从个体生长看上下颌第一磨牙的咬合关系推移

个体生长型	Molar分型的变化 初期→中期→后期	发现率（%）	最终Molar分型（%）
A型	1型→1型	13.3	1型（65.9）
B型	1型→2型→1型	6.7	
C型	2型→1型	44.2	
D型	3型→1型	1.7	
E型	2型→2型	13.3	2型（13.3）
F型	1型→3型	15.0	3型（20.8）
G型	2型→1型→3型	5.8	

根据文献[1]改编。

■终末平面的类型和第一磨牙咬合关系的变化

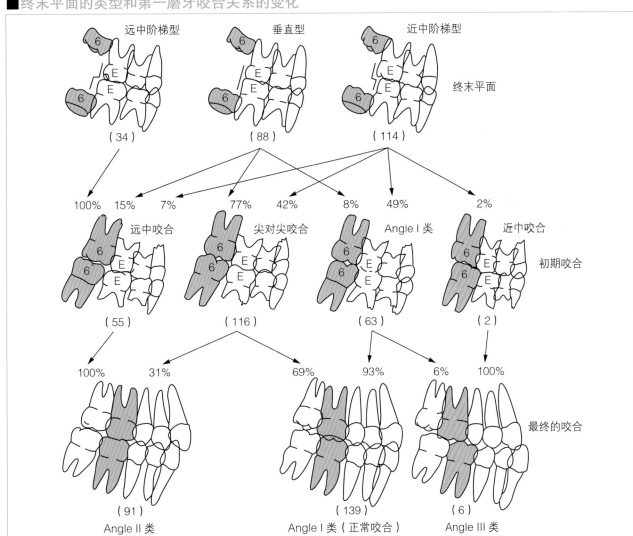

图2 根据Arya[5]所述，终末平面为远中阶梯型的病例，在恒牙列咬合将移行为Angle Ⅱ类。根据文献[4]改编。

参考文献

[5-1 4切歯を拡大排列しても安心できない！]

[1] 関崎和夫．咬合誘導－下顎歯列弓拡大を検証する1～4．the Quintessence 2009；28(3)：70-80，28(4)：82-90，28(5)：94-112，28(6)：84-98．

[5-2 リーウェイスペースの隠された真実]

[1] Nance HN. The Limitation of orthodontics treatment. Part Ⅰ. Am J Orthod 1947；33(4)：177-233.

[2] Nance HN. The limitation of orthodontics treatment. Part Ⅱ. Am J Orthod 1947；33(5)：253-301.

[3] Graber TM. Ortodontics principles and practice. Second edition. Philadelphia：W.B.SAUNDERS COMPANY, 1966；117.

[4] 落合靖一．Dr. Barber の予防矯正論：その講演を聴いて．歯界展望 1974；44(3)：393-399．

[5] 町田幸雄．交換期を上手に利用した咬合誘導．第1版．第1刷．東京：一世出版，2011．

[5-3 あると思うな！ リーウェイスペース]

[1] 町田幸雄．交換期を上手に利用した咬合誘導．第1版．第1刷．東京：一世出版，2011．

[2] 関崎和夫．咬合誘導－下顎歯列弓拡大を検証する1～4．the Quintessence 2009；28(3)：70-80，28(4)：82-90，28(5)：94-112，28(6)：84-98．

[3] 千葉美幸．歯牙年齢と歴齢でみた側方歯群部の歯列，歯槽部，口蓋の成長発育の比較：特に小臼歯の萌出時期について．歯科学報 1992；90(7)：911-977．

[5-4 マイナスのリーウェイスペース]

[1] 町田幸雄．交換期を上手に利用した咬合誘導．第1版．第1刷．東京：一世出版，2011．

[2] 長谷川浩三ほか．マイナスのリーウェイスペースを有する歯列の成長発育に関する累年的研究．小児歯誌 1987；25(3)：680．

[3] 長谷川浩三ほか．マイナスのリーウェイスペースを有する歯列の成長発育に関する累年的研究．歯科学報 1988；88(4)：700．

[4] 福山達郎ほか．上顎乳犬歯，犬歯の排列位置の変化に関する累年的研究．小児歯誌 2001；39(3)：614-635．

[5-5 前歯部と臼歯部の縄張り]

[1] 町田幸雄．誌上シンポジウム 最近の"日本人の顎"は小さくなっているのか？，軟食摂取と永久歯列排列の関係．日本歯科評論 1998；672：53-61．

[2] 町田幸雄．成長発育を考慮したこれからの咬合誘導．22 咬合誘導の最重要時期，混合歯列期．日本歯科評論 2001；61(5)：151-159．

[3] 町田幸雄．交換期を上手に利用した咬合誘導．第1版．第1刷．東京：一世出版，2011．

[4] 関崎和夫．咬合誘導－下顎歯列弓拡大を検証する1～4．the Quintessence 2009；28(3)：70-80，28(4)：82-90，28(5)：94-112，28(6)：84-98．

[5-6 成長期の下顎3切歯という選択肢]

[1] 関崎和夫．咬合誘導－下顎歯列弓拡大を検証する1～4．the Quintessence 2009；28(3)：70-80，28(4)：82-90，28(5)：94-112，28(6)：84-98．

[2] Mew J．北總征男，新藤勝之，清水敦，三谷寧(監修)．BIOBLOC THERAPY．第8章 臨床評価 下顎前歯部の叢生．東京：学建書院，2001：154．

[3] Riedel RA. A postretention evaluation. Angle Orthod 1974；44(3)：194-212.

[4] 町田幸雄．交換期を上手に利用した咬合誘導．第1版．第1刷．東京：一世出版，2011．

[5-7 下顎切歯部叢生の再発を避けるための"裏技"]

[1] 関崎和夫．咬合誘導－下顎歯列弓拡大を検証する1～4．the Quintessence 2009；28(3)：70-80，28(4)：82-90，28(5)：94-112，28(6)：84-98．

[2] 小肩敏江．口腔周囲筋を整えると歯はどう動くか －姿勢・呼吸・舌位の大切さを考える－．日本小児歯科研究会．2010年11月28日 講演．千葉．

[5-8 上下顎第一大臼歯咬合関係の変化・1]

[1] Graber TM. Ortodontics principles and practice. Second edition. Philadelphia：W.B.SAUNDERS COMPANY, 1966；117.

[2] Nance HN. The Limitation of orthodontics treatment. Part Ⅰ. Am J Orthod 1947；33(4)：177-233.

[3] Nance HN. The limitation of orthodontics treatment. Part Ⅱ. Am J Orthod 1947；33(5)：253-301.

[4] Baume LJ. Physiological tooth migration and its significance for the development of occlusion. J Dent Res 1950；29(3)：331-337.

[5] 落合靖一．Dr. Barber の予防矯正論：その講演を聴いて．歯界展望 1974；44(3)：393-399．

[6] 坂井正彦．咬合誘導：いつ，なにを，なぜするのか．12．側方歯群交換期の咬合誘導と最終章．小児歯科臨床 2003；8(12)：69-75．

[5-9 上下顎第一大臼歯咬合関係の変化・2]

[1] 大西美香．乳歯列期から永久歯列安定期にいたる側方歯群の前後的咬合関係の変化：5歳から20歳まで．歯科学報 1995；95(8)：793-828．

[2] 町田幸雄．成長発育を考慮したこれからの咬合誘導．23 第一大臼歯の咬合関係と咬合誘導，混合歯列期．日本歯科評論 2001；61(7)：149-158．

[3] 町田幸雄．交換期を上手に利用した咬合誘導．第1版．第1刷．東京：一世出版，2011．

[4] 山下浩(編)．小児歯科学 －総論－．第1版．第1刷．東京：医歯薬出版，1977．

[5] Arya BS, et al. Prediction of first molar occlusion. Am J Orthod 1973；63(6)：610-621．

第6章

全口扩弓的实际病例

6-1
从临床中学习上下颌扩弓的重点

6-1 从临床中学习上下颌扩弓的重点

只用活动矫正装置的单一疗法非常危险

由于笔者在本章（第6章）展示了部分只进行扩弓治疗的病例，因此被认为是扩弓治疗的支持者或推进者。如第3章3-4所述，笔者对扩弓治疗既非支持派，也不是反对派，而是谨慎派。既不完全排斥扩弓，也持积极推行的态度。对于有必要扩弓的病例在合适的时机开始扩弓，不适合扩弓治疗的病例行拔除前磨牙，使用托槽、标准方丝弓的方法进行矫治。功能矫正和MFT（肌功能疗法）仅在符合适应证的病例中治疗。

开展非拔牙扩弓治疗的口腔医生中，有一部分人仅仅掌握活动矫正装置的单一疗法。切牙替换期扩弓可使切牙排列，但在侧方牙群替换期，由于尖牙唇侧异位萌出，切牙区拥挤复发。咬合不稳导致上颌前突、下颌前突、偏颌等发生，不良舌习惯出现，各种问题接踵而来。仅仅采用活动矫治装置的单一疗法，对扩弓治疗带来的各种问题缺乏应对措施是十分危险的行为，笔者希望大家通过这些长期病例能深刻地感受到其中的危险性。

合适的扩弓时机和复发的应对措施

反对扩弓的正畸医生并不是单纯地反对扩弓。笔者想通过本章展示的病例让大家一定要了解到，如果选择适合的病例，把握合适的扩弓时机，选择合适的扩弓装置和使用方法，治疗成功的病例也有很多。

其中，我们要特别关注扩弓时机。偏颌应尽可能早期处置，在咬合调整不能解决的情况下，尽早扩弓。几乎所有下颌前牙区拥挤的病例在下颌乳尖牙存在的切牙替换期即完成扩弓治疗。下颌恒尖牙萌出以后的扩弓治疗，在撤掉扩弓装置以后就会立即复发。笔者对复发有很多经验，希望大家关注对复发的预防处置和解决办法。

扩弓病例需要长期管理

多数非拔牙的扩弓病例在矫正结束后才发表出来，一旦牙齿排齐，就很容易认为扩弓治疗已经成功。由于扩弓病例很容易复发，发表文章或讲演时应该提示要长期密切观察之后的状态。另外，很多咬合诱导的病例也只在切牙替换期解决主述问题后就结束，之后的状态很少被发表出来。由于在侧方牙群替换期会出现很多问题，笔者建议这类病例应该追踪到至少第二磨牙萌出，解决了出现的各种问题，建立了密切的咬合关系后才被发表。

本章展示的病例几乎都是从切牙替换期到恒牙完成期的状态。为了更好地进行长期管理，不仅要单纯的口腔检查，还必须有定期观察时的临床照片。因此，大家一定要努力提高口腔摄影水平。

顺便提一下，本书中笔者的照片均为摄影真实的状态，绝对没有进行过计算机处理和剪裁。

■扩弓病例一览表　　18例扩弓病例的扩弓装置、扩弓时期、有无使用托槽

病例	主诉	下颌扩弓	上颌扩弓	扩弓装置	扩弓时期	有无使用托槽	其他处理
01	下颌切牙区拥挤	○	无	Schwarz appliance	切牙替换期	无	
02	下颌切牙区拥挤	○	无	Schwarz appliance	切牙替换期	无	
03	偏颌	无	○	Schwarz appliance	切牙替换期	无	乳牙列咬合调整，正中分离
04	偏颌	无	○	Schwarz appliance	切牙替换期	无	获得右上尖牙的萌出间隙
05	全口切牙区拥挤	○	○	Schwarz appliance	切牙替换期	无	
06	全口切牙区拥挤	○	○	Schwarz appliance	切牙替换期	无	
07	全口切牙区拥挤	○	○	Schwarz appliance	切牙替换期	无	
08	全口切牙区拥挤，下颌3颗切牙	○	○	Schwarz appliance	切牙替换期	无	通过乳牙咬合调整诱导左上尖牙颊向萌出
09	全口切牙区拥挤→上颌前突	○	○	Schwarz appliance	切牙替换期至侧方牙群替换期	无	斜导功能矫正
10	全口切牙区拥挤，正中分离	○	无	Schwarz appliance	切牙替换期	○	MTM治疗正中间隙，利用头帽颏兜远中移动上颌磨牙
11	全口切牙区拥挤	○	○	Schwarz appliance	切牙替换期	○	
12	全口切牙区拥挤→不良舌习惯	○	○	Schwarz appliance	切牙替换期	○	侧方牙群替换期出现不良舌习惯，仅在上颌使用托槽
13	下颌切牙区拥挤	○	○	Schwarz appliance	切牙替换期	无	序列拔牙→全口扩弓
14	下颌切牙区拥挤	○	○	Schwarz appliance	切牙替换期	无	序列拔牙→全口扩弓
15	全口切牙区拥挤	○	○	Schwarz appliance	侧方牙群替换完成后	无	未佩戴保持器后复发，仅在下颌前牙区使用托槽
16	全口切牙区拥挤	无	○	Quad helix	恒牙列完成期	○	
17	全口切牙区拥挤	无	○	Quad helix	侧方牙群替换期	○	利用头帽颏兜远中移动上颌磨牙后出现了咬合不稳
18	全口牙列拥挤（上颌左侧牙列拥挤，下颌切牙区拥挤）	○	○	上颌快速扩弓装置（Hyrax扩弓器）+ Schwarz appliance	恒牙列完成期	○	

■上述病例所用的扩弓装置

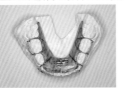
Schwarz appliance

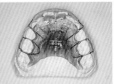

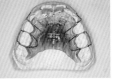
Quad helix

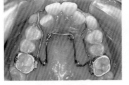
上颌快速扩弓装置
Hyrax扩弓器

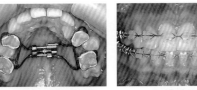
托槽装置

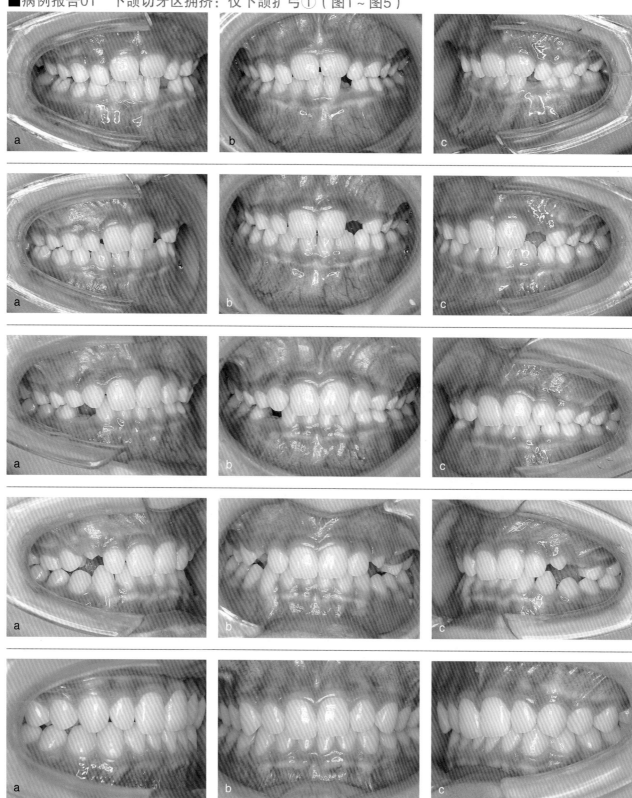

初诊时：女性，6岁6个月。

主诉：左下侧切牙在乳侧切牙的舌侧萌出。

拔除左下乳侧切牙后治疗龋病。7岁10个月时 (图1) 左下侧切牙

的萌出空间不足，使用Schwarz appliance扩弓。由于上颌乳侧切牙的近远中存在间隙，因此仅对下颌进行扩弓。若日后上颌侧切牙的萌出空间不足，再行上颌扩弓。

在侧方牙群替换期使用下颌扩弓装置作为保持器佩戴。扩弓约半

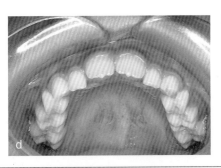
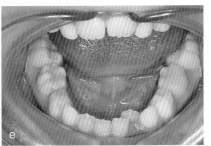
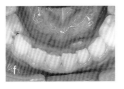

图1a~f　7岁10个月。2002.06.25。以左下侧切牙在乳侧切牙舌侧萌出为主诉来院。

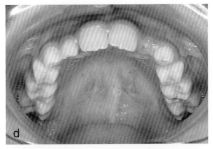
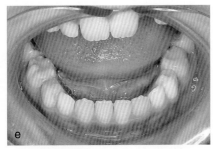
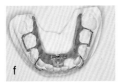

图2a~f　8岁4个月。2002.12.27。下颌使用Schwarz appliance扩弓6个月后，下颌4颗切牙已经排齐。

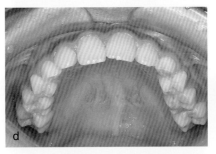
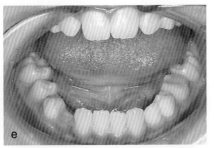

图3a~e　10岁6个月。2005.02.25。在侧方牙群替换期，随着下颌尖牙的萌出，下颌前牙区拥挤容易复发，因此使用下颌扩弓装置进行保持，防止复发。

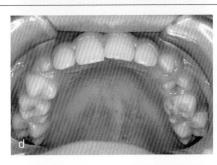
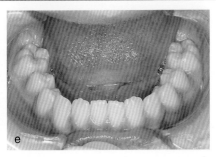

图4a~e　11岁6个月。2006.02.07。下颌侧方牙群替换完成后，从下颌第二磨牙萌出开始，到所有第二磨牙完全萌出，直至建立稳定的咬合，一定要定期管理。

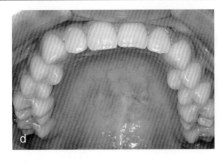
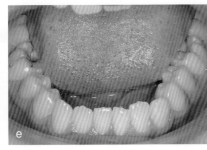

图5a~e　17岁3个月。2011.11.24。17岁3个月时复诊，第二磨牙完全萌出，咬合紧密，恒牙列完成。下颌未出现前牙拥挤的复发，咬合关系良好。

9年5个月后

年后，左下侧切牙的萌出空间充足，4颗切牙排列整齐。该病例虽没有进行上颌扩弓，但我们认为上颌能够随着下颌的扩大自然扩大。之后到侧方牙群替换完成之前一直使用下颌扩弓器进行保持。17岁3个月回访时（图5）拥挤没有复发，且保持着良好的咬合关系。仅在切牙替换期进行下颌扩弓，拥挤状态得到改善。

■病例报告02 下颌切牙区拥挤：仅下颌扩弓② （图1~图5）

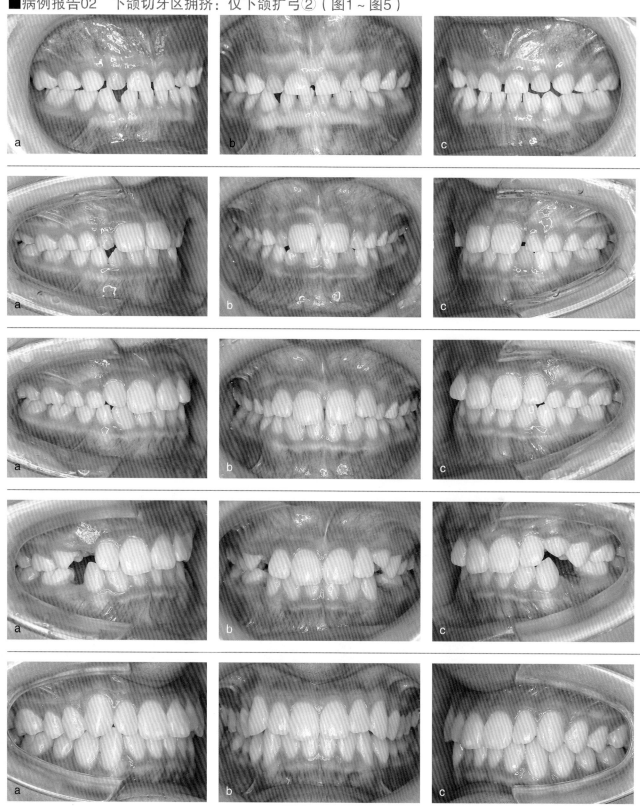

解释说明

初诊时：男性，5岁9个月。
主诉：龋病，牙齿散隙。

之后定期来院接受口腔护理和龋病预防。
切牙替换期下颌切牙拥挤。即使乳牙列存在间隙，移行为拥挤牙列的患者也很常见。同病例报告01一样，仅在切牙替换期进行下

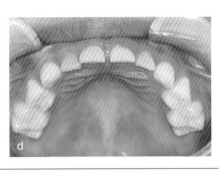 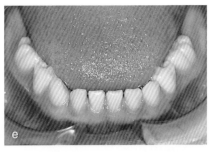

图1a～e　5岁9个月。2001.07.04。以"治疗龋病"为主诉来院，初诊时可见牙间散隙。

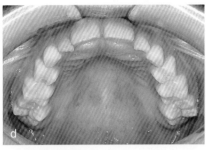 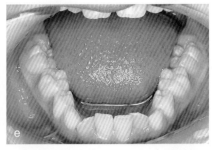

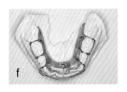

图2a～f　7岁3个月。2002.12.14。切牙替换期下颌前牙区拥挤。使用Schwarz appliance进行下颌扩弓。

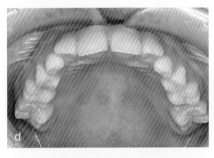 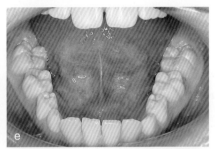

图3a～e　9岁4个月。切牙替换期下颌切牙区拥挤解除，4颗切牙排列整齐。

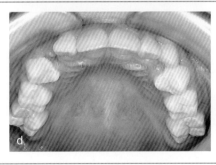 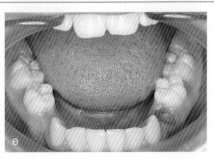

图4a～e　10岁8个月。在侧方牙群替换期使用下颌扩大装置进行保持，以防止下颌尖牙萌出时拥挤复发。

10年3个月后

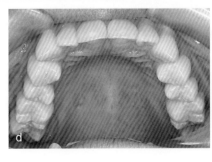 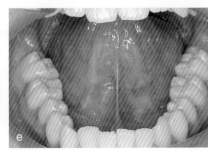

图5a～e　16岁整。第二磨牙萌出完全，咬合紧密，恒牙列完成。下颌切牙区出现少量拥挤，由于还在允许范围内，因此定期观察。

颌扩弓。
第二磨牙萌出完全，恒牙列完成。由于下颌切牙区拥挤有少许复发，必须注意仔细观察。

第1章 1 咬合诱导
第2章 2 拥挤
第3章 3 下颌扩弓
第4章 4 上颌扩弓
第5章 5 扩弓治疗的困难期在于侧方牙群替换期
第6章 6 病例 全口扩弓的实际
第7章 7 扩弓治疗的验证
第8章 8 的关键 上下颌扩弓成功

■病例报告03　偏颌：仅上颌扩弓①（图1~图5）

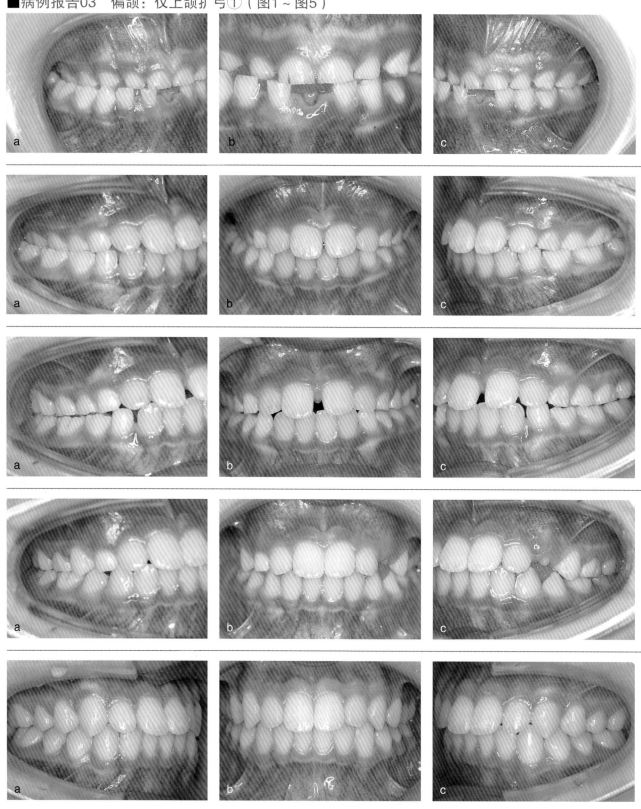

解释说明

初诊时：女性，5岁11个月。
主诉：下颌恒中切牙从乳中切牙的舌侧萌出。
口内检查发现下颌右偏，中线偏斜，右侧磨牙区反𬌗。通过咬合

调整解决偏颌，定期观察。
8岁5个月时切牙区替换完成，因未能解决右侧后牙反𬌗和中线偏斜的问题，使用Schwarz appliance进行上颌扩弓，改善磨牙反𬌗。

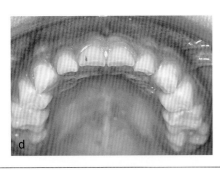
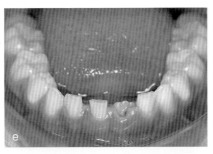

图1a~e 5岁11个月。1998.06.30。初诊时下颌右偏，中线偏斜，右侧磨牙反𬌗。试图通过咬合调整改善偏颌。

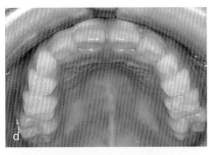
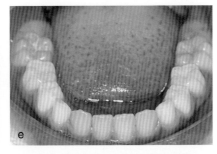
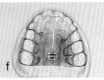

图2a~f 8岁5个月。2001.01.11。仅通过咬合调整未能解决偏颌问题，遂使用Schwarz appliance扩大上颌。

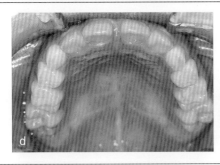
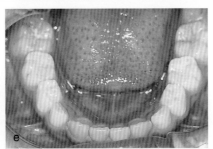
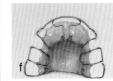

图3a~f 8岁11个月。2001.06.28。扩弓后正中分离，磨牙反𬌗改善，中线一致。正中分离使用带有金属弹线的活动矫治器解决。

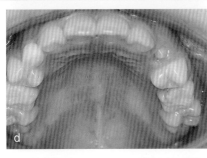
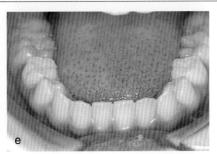

图4a~e 9岁8个月。2002.03.25。关闭正中间隙，中线完全一致。在侧方牙群替换时磨牙关系容易发生偏移，需密切注意观察（watchful neglect）。

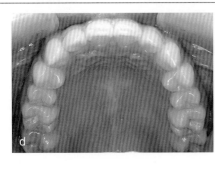
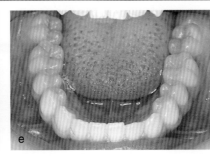

图5a~e 15岁7个月。2005.03.07。第二磨牙完全萌出，无龋坏和牙周问题，恒牙排列整齐，咬合紧密，笔者认为日后不会复发。

9年8个月后

扩弓6个月后解除右侧磨牙反𬌗，扩弓引起的正中分离可通过金属弹线关闭间隙。之后无须佩戴保持器，定期观察即可。

15岁7个月复诊时没有出现复发，无龋坏和牙周问题，获得了正常的恒牙列。

磨牙反𬌗在乳牙列期或混合牙列期不能自愈，一定要早期治疗。

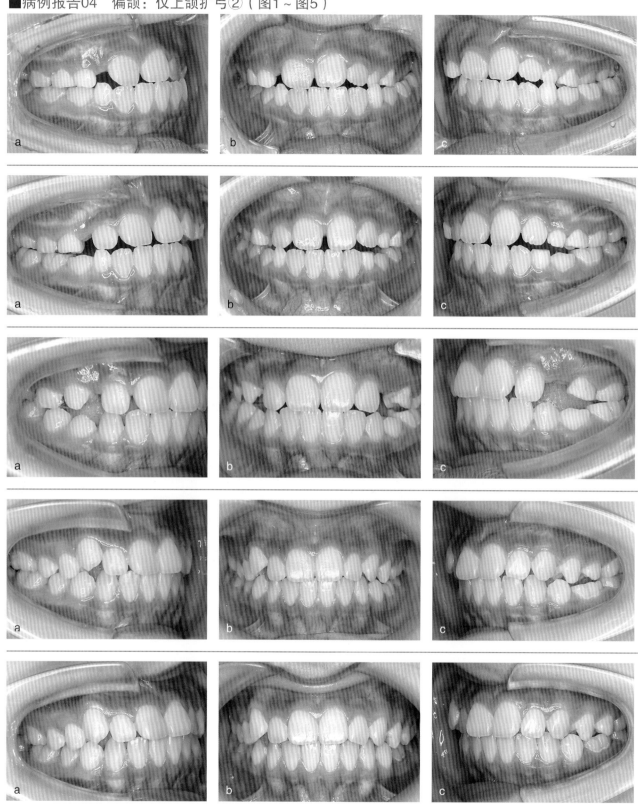

初诊时：女性，8岁11个月。

主诉：龋病。

检查可见下颌左偏，中线偏斜，左侧磨牙反𬌗。向患儿家长说明反𬌗不能自愈之后取得家长同意，开始早期矫正。使用Schwarz appliance扩大上颌牙弓，改善反𬌗关系。

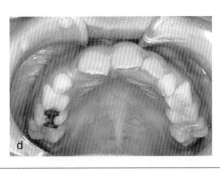
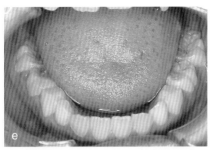

图1a～e 8岁11个月。2004.01.26。初诊时。可见下颌左侧颌偏位，中线偏斜，左侧磨牙反殆。

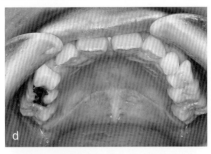
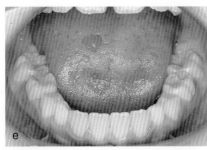
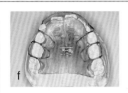

图2a～f 9岁10个月。2004.12.29。Schwarz appliance扩大上颌，来改善反殆。

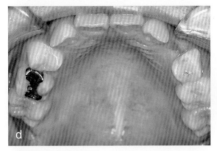
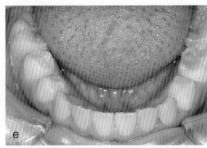

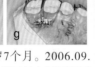

图3a～g 11岁7个月。2006.09.16。上颌右侧尖牙区的空间明显不足，为获得间隙，更换了让上颌第一磨牙远中移动，侧切牙前方移动的活动矫正装置。

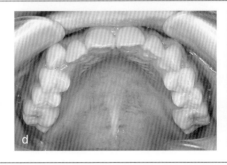
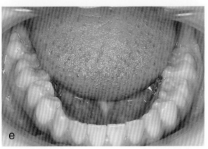

图4a～e 13岁4个月。2008.01.12。上颌右侧尖牙空间稍有不足，尖牙突出，患者及家长不希望托槽固定矫治，保持现状观察。

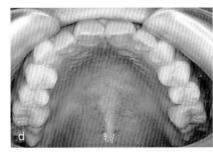
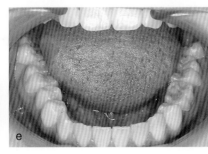

图5a～e 15岁5个月。2010.03.17。下颌左侧第二乳磨牙以外，恒牙替换完，第二磨牙萌出完成。上颌右侧尖牙突出程度较少。

6年6个月后

上颌扩弓后偏颌改善，中线达到一致，反殆也得到改善。之后在侧方牙群替换期发现左上尖牙的萌出空间不足，遂更换活动矫治器，在上颌远中移动第一磨牙的同时向前方移动侧切牙。15岁5个月复诊时尖牙仍有部分外突，由于患儿和家长均拒绝托槽矫正治疗，于是定期观察。偏颌可加重反殆程度，几乎不能自愈，在发现的早期阶段就要及时治疗。

第1章 1 咬合诱导
第2章 2 拥挤
第3章 3 下颌扩弓
第4章 4 上颌扩弓
第5章 5 扩弓治疗的困难期在侧方牙群替换期
第6章 6 全口扩弓的实际病例
第7章 7 扩弓治疗的验证
第8章 8 上下颌扩弓成功的关键

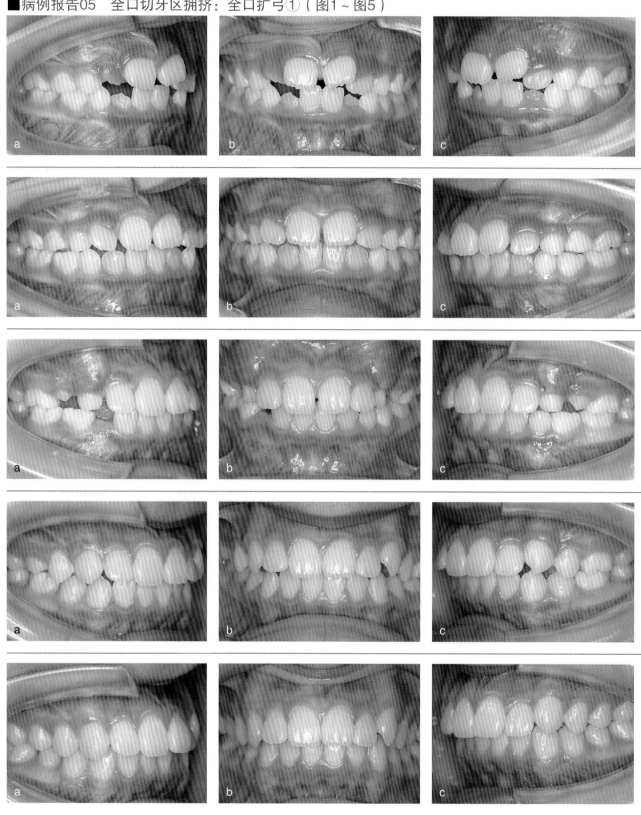

解释说明

初诊时：女性，5岁8个月。
主诉：定期龋齿检查。

上下颌侧切牙萌出时出现切牙区拥挤，于是在7岁10个月时全口
使用Schwarz appliance进行扩弓治疗以解除拥挤。扩弓结束后
未出现其他问题，并且建立了稳定的咬合关系，因此没有再使用

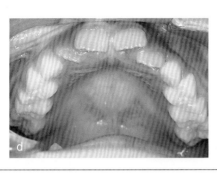
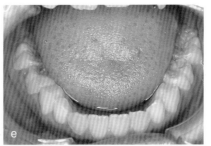
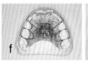

图1a~g　7岁10个月。2005.07.16。可见上颌和下颌前牙区拥挤，使用Schwarz appliance行全口扩弓。

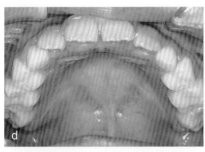
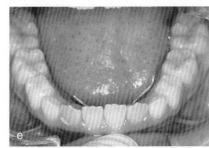

图2a~e　8岁4个月。2006.01.24。切牙替换期尖牙间牙弓宽度生长明显，顺着生长发育进行全口扩弓。特别是在下颌，在下颌乳尖牙未脱的情况下排齐下颌4颗切牙

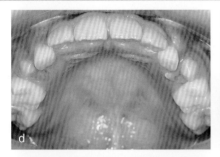
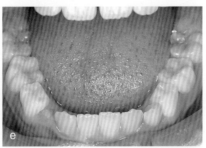

图3a~e　10岁8个月。2008.05.10。侧方牙群替换期，随着下颌恒尖牙萌出，切牙区的拥挤复发率较高。另外，上颌尖牙也可能出现萌出空间不足，要注意尖牙容易外突。

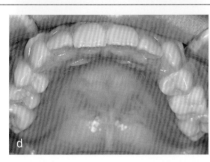
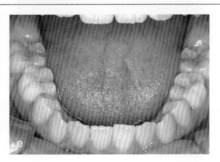

图4a~e　11岁11个月。2009.08.08。上下颌尖牙、第一前磨牙萌出时，等待第二乳磨牙替换。这时如果尖牙和第一前磨牙的萌出空间不足时，可以适当地片切第二乳磨牙近中面，有可能诱导为没有拥挤的状态。

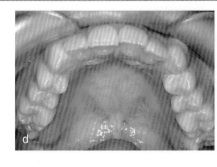
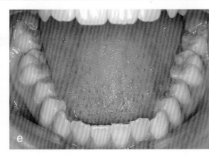

图5a~e　14岁10个月。2012.08.01。第二磨牙完全萌出前必须定期咬合维护，在这期间至少需要在下颌使用可摘式保持器。

7年后

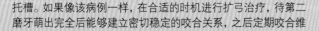

托槽。如果像该病例一样，在合适的时机进行扩弓治疗，待第二磨牙萌出完全后能够建立密切稳定的咬合关系，之后定期咬合维护，治疗效果也不会比托槽矫正治疗差。但是，一旦出现突发问题，大家应该掌握托槽矫正技术来解决。

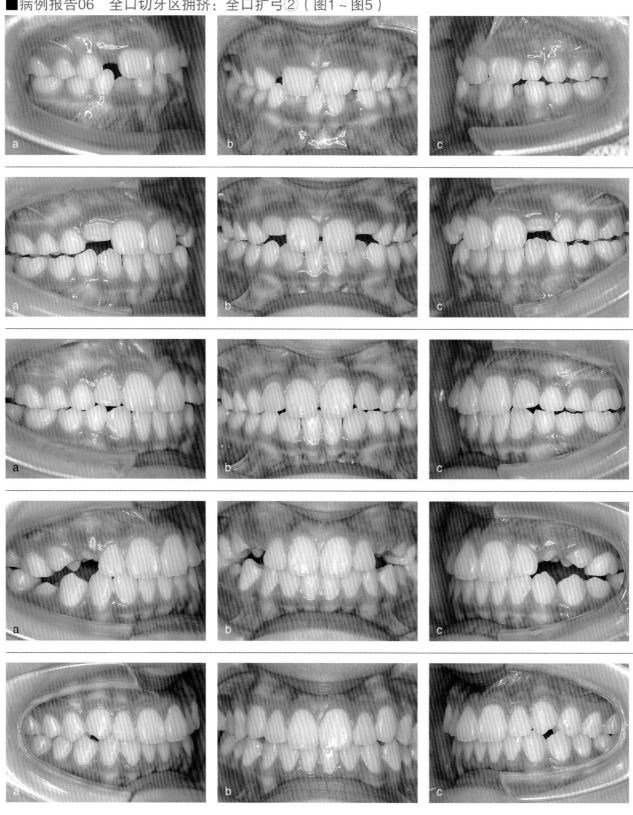

初诊时：女性，5岁6个月。
主诉：定期龋病治疗。

下颌侧切牙萌出时出现拥挤，检查可见上颌侧切牙萌出空间不足。
7岁3个月时使用Schwarz appliance扩弓，解除拥挤。

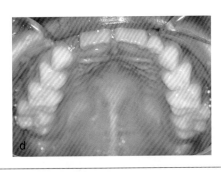

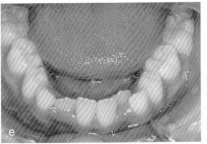

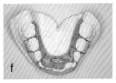

图1a~f　6岁5个月。2006.08.11。下颌侧切牙萌出时出现拥挤，检查可见上颌侧切牙萌出空间不足。先用 Schwarz appliance 扩大下颌。

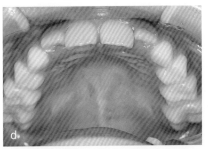

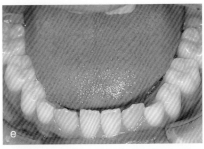

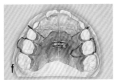

图2a~f　7岁3个月。2007.06.25。下颌4颗切牙排列整齐。上颌侧切牙萌出空间不足，开始上颌扩弓。

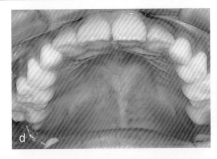

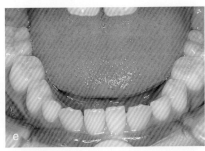

图3a~e　8岁5个月。2008.08.18。随着侧切牙萌出完成，尖牙间宽度的生长也几乎完成。在乳尖牙未脱，尖牙间牙列的生长快速期扩弓，考虑到多少会出现复发，要松弛地排列4颗切牙。

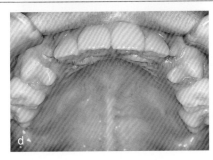

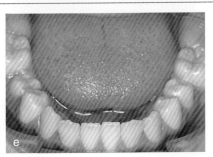

图4a~e　9岁10个月。2010.01.20。侧方牙群替换期的咬合容易不稳，切牙区拥挤可能复发，容易出现上颌前突、下颌前突、偏颌和不良舌习惯等情况。扩弓后的侧方牙群替换期是最困难的时期。

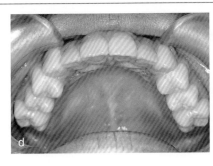

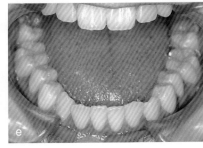

图5a~e　12岁2个月。2012.05.28。侧方牙群替换完成，下颌第二磨牙正在萌出，从切牙到第一磨牙的咬合关系紧密。虽然在扩弓时松弛地排列切牙，但在尖牙萌出完成后，牙列也会变得十分紧密。

5年9个月后

本病例先行下颌扩弓，约10个月后，在上颌侧切牙萌出期开始上颌扩弓。
虽然左上尖牙有扭转倾向，但未使用托槽，在第一磨牙之前的牙列咬合关系稳定。另外，由于上颌第二磨牙尚未萌出，必须仔细定期管理咬合。

第1章 1 咬合诱导
第2章 2 拥挤
第3章 3 下颌扩弓
第4章 4 上颌扩弓
第5章 5 扩弓治疗的困难期在于侧方牙群替换期
第6章 6 全口扩弓的实际病例
第7章 7 扩弓治疗的验证
第8章 8 上下颌扩弓成功的关键

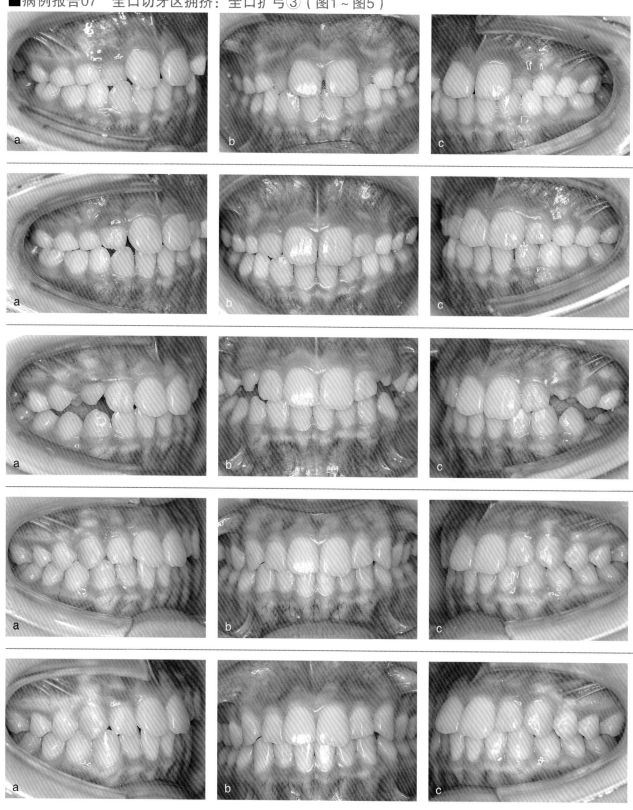

解释说明

初诊时：女性，8岁1个月。
主诉：上颌恒侧切牙在乳侧切牙的腭侧萌出。
在拔除乳侧切牙，龋病治疗结束后，家长希望矫正上颌侧切牙。

为了解决生长空间不足的问题进行上颌扩弓，之后侧切牙向唇侧移动。因下颌切牙区也出现轻度拥挤，于是下颌也进行扩弓。
在切牙替换期行全口扩弓，除上颌侧切牙的唇向移动外，几乎没有发生其他牙齿的移动。

第1章
1 咬合诱导

第2章
2 拥挤

第3章
3 下颌扩弓

第4章
4 上颌扩弓

第5章
5 于侧方牙群替换期在扩弓治疗的困难期在

第6章
6 全口扩弓的实际病例

第7章
7 扩弓治疗的验证

第8章
8 上下颌扩弓成功的关键

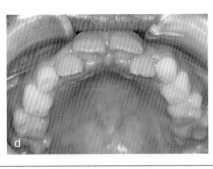
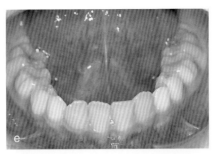
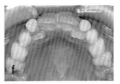

图1a～f　8岁4个月。2002.01.26。初诊时，以"上颌恒侧切牙在乳侧切牙的腭侧萌出"为主诉来院。

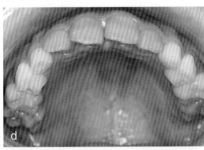
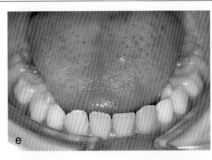

图2a～g　8岁8个月。2002.05.17。上颌扩弓和下颌扩弓并用。使用Schwarz appliance。

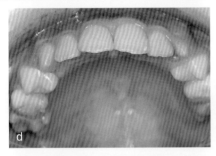
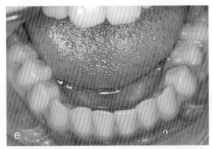

图3a～e　10岁8个月。2004.05.14。侧方牙群替换期。尖牙、前磨牙没有出现萌出空间不足和萌出异常。在侧方牙群替换完成前一直使用活动矫正装置作为保持。

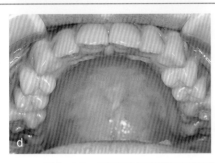
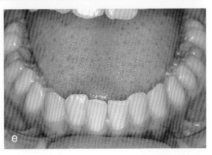

图4a～e　12岁6个月。2006.03.27。第二磨牙萌出完成，咬合紧密。下颌切牙区开始出现轻度拥挤。

11年1个月后

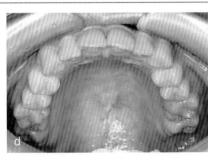
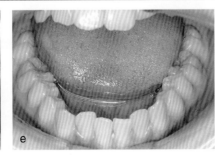

图5a～e　19岁5个月。2013.02.25。上颌未出现复发，下颌可见轻度拥挤。

19岁5个月时复诊，上颌虽未出现复发，但下颌可见轻度拥挤。即使使用标准方丝弓解决下颌切牙区的拥挤，该部位也是复发率最高的区域，下颌扩弓后的复发率更高。下颌切牙区的复发非常容易引起患者的注意，也是患者最为介意的部位。

由于该病例的拥挤度处于临床允许的范围内，故没有再进行托槽矫正治疗，若患者对此有诉求，笔者将考虑只在下颌切牙区再次矫正。

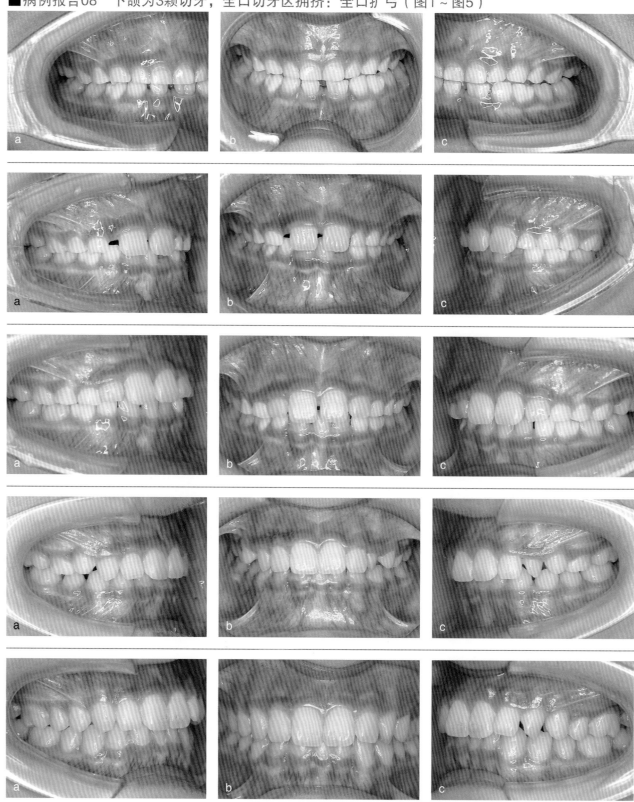

初诊时：男性，6岁11个月。

主诉：下颌恒切牙从乳切牙的舌侧萌出。

口内检查发现下颌双侧乳中切牙和乳侧切牙为融合牙，摄X线片

确认，结果发现左下先天缺失1颗切牙（或右侧中切牙和侧切牙为融合牙），只存在3颗切牙（3 incisors）。下颌切牙区拥挤，上颌侧切牙萌出空间不足。

选择全口扩弓的方式解决拥挤。

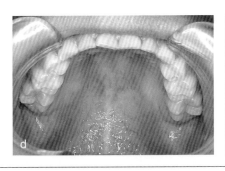

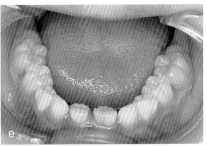

图1a～e　6岁11个月。2003.05.02。下颌双侧乳中切牙和乳侧切牙为融合牙，X线片发现左下先天缺失1颗切牙（或右侧中切牙和侧切牙为融合牙），只存在3颗切牙（3 incisors）。

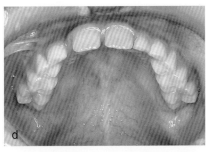

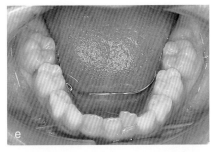

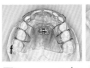
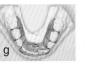

图2a～g　8岁1个月。2004.06.18。上颌侧切牙萌出空间不足，下颌3颗切牙也出现拥挤，采用Schwarz appliance行全口扩弓的方案。

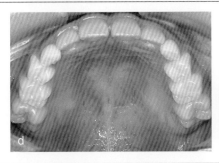

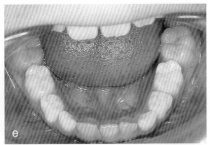

图3a～e　9岁3个月。2005.08.18。全口扩弓结束，上颌4颗切牙，下颌3颗切牙排列疏松。

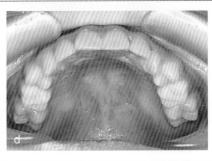

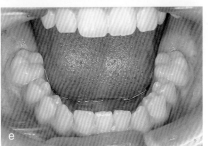

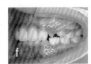

图4a～f　11岁8个月。2008.01.25。侧方牙群替换期，左上尖牙多少存在扭转，开始从腭侧萌出，将对颌第一乳磨牙的颊斜面进行咬合调整，向颊侧诱导上颌尖牙。

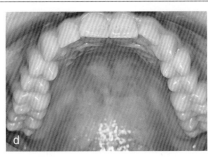

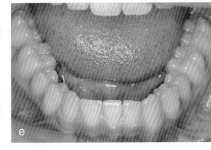

图5a～e　15岁7个月。2011.12.19。第二磨牙萌出，恒牙列完成。此时上颌中线对准下颌切牙，从专业的角度来看并不美观，但普通人几乎不会注意到，不用在意。

8年8个月后

扩弓后除了左上尖牙有轻度扭转之外，没有发现其他问题。第二磨牙萌出后建立了紧密稳定的咬合关系。该病例在先天缺失1颗恒切牙的情况下，下颌切牙区轻度拥挤。比起通过拔除两颗前磨牙解除拥挤的方法，也可考虑选择拔除1颗下切牙（参考第5章5-6）。

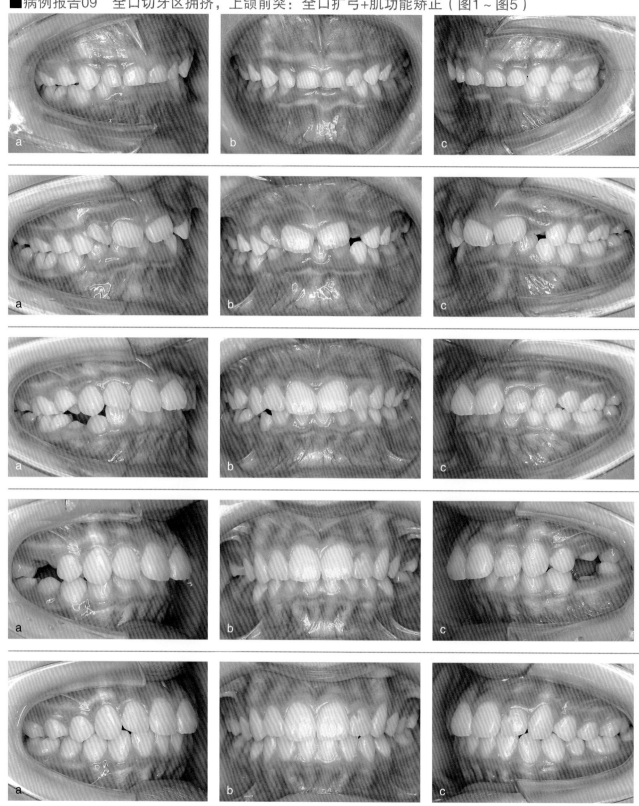

初诊时：女性，7岁6个月。

该病例左下中切牙和侧切牙为融合牙，乳尖牙间的宽度严重不足，完全不能满足3颗切牙的萌出需求。覆𬌗覆盖较深，终末平面为远中阶梯型。这种情况下第一磨牙初期的咬合为Angle Ⅱ类关系。如果不进行干预，这种状态将维持到恒牙列的咬合。另外，上颌前突的深覆盖病例将抑制下颌向前方生长，最终咬合的建立有必要采取抬高咬合的措施，预测咬合诱导效果的难度非常高。

第1章
1
咬合诱导

第2章
2
拥挤

第3章
3
下颌扩弓

第4章
4
上颌扩弓

第5章
5
扩弓治疗的困难期在于侧方牙群替换期

第6章
6
全口扩弓的实际病例

第7章
7
扩弓治疗的验证

第8章
8
上下颌扩弓成功的关键

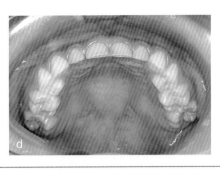 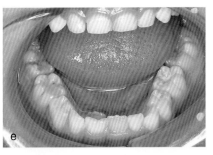 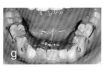

图1a～g　7岁6个月。2002.02.05。初诊时，下颌切牙区重度拥挤，先使用Schwarz appliance扩大下颌。

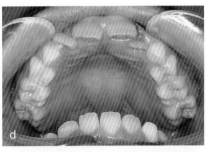 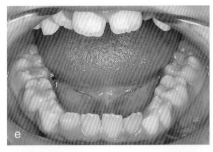

图2a～g　8岁9个月。2003.05.12。从上颌侧切牙萌出开始，上颌牙列紊乱，开始使用Schwarz appliance同时扩大上下颌。

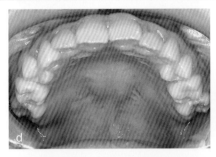 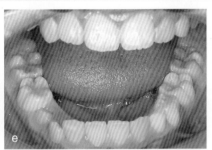

图3a～f　10岁8个月。2005.05.06。全口扩弓结束，但是，上颌开始出现前突倾向。

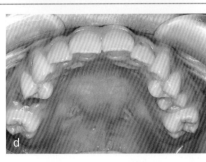 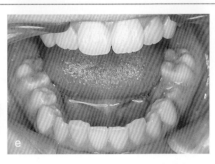 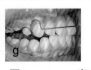

图4a～g　12岁11个月。2007.07.21。侧方牙群替换期。上颌前突的倾向更为严重，头颅定位片判定下颌为后方位时，利用斜导来诱导下颌向前方移动。

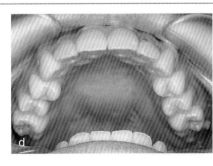 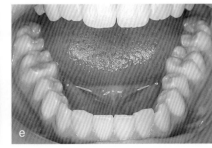

图5a～f　14岁6个月。2009.02.28。直到下颌第二磨牙完全萌出，下颌前移后建立了稳定的颌位关系。侧貌可见口唇前突现象消失，审美线变得自然。

7年后

在切牙替换期利用生长发育扩大下颌牙弓后排齐切牙。初诊时预测在侧方牙群替换期将一直保持Angle Ⅱ类咬合关系，但随着上颌前突和深覆𬌗深覆盖的现象，抑制下颌向前方生长的倾向越来越明显。利用斜导使下颌前移，咬合抬高，逐渐建立上下颌在矢状向和垂直向上的咬合关系。

该病例仅使用Schwarz appliance和斜导排齐牙列，调整咬合。但是在大多数扩弓病例中，很少能仅仅依靠活动矫治器就能达到这样的效果，通常都需要使用标准方丝弓的方法进行矫正。

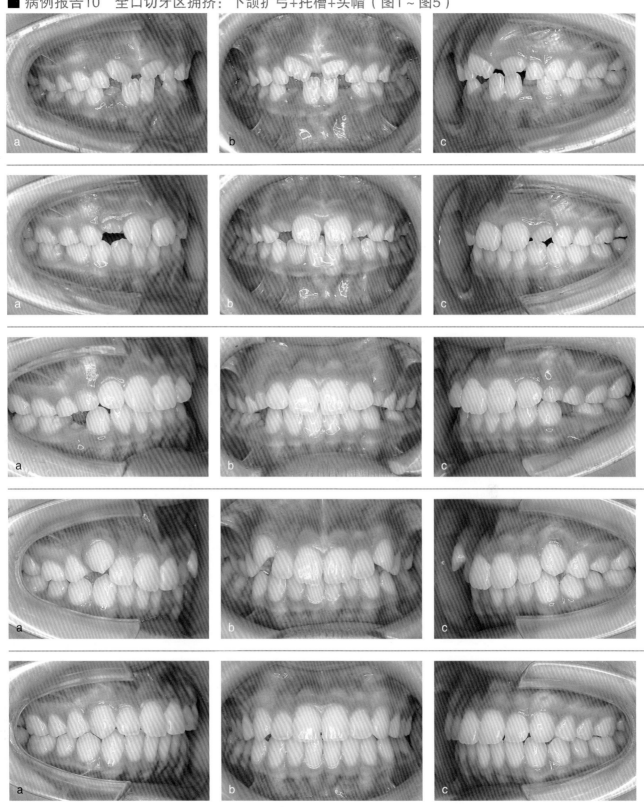

初诊时：女性，6岁6个月。
主诉：下颌恒切牙从乳切牙舌侧萌出。
拔除乳中切牙后观察，发现恒中切牙逐渐排入乳侧切牙之间。但

是，在下颌侧切牙萌出时，空间明显不足出现拥挤。上颌中切牙萌出时可见正中分离并向远中倾斜，患儿和家长都希望矫正治疗。
下颌使用Schwarz appliance扩弓，上颌用MTM关闭正中间隙和

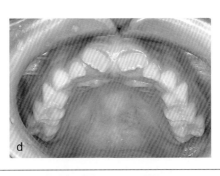
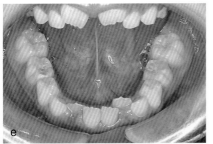

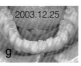

图1a~g 7岁5个月。2004.05.14。初诊时为6岁6个月，恒切牙从乳牙舌侧萌出，拔除乳中切牙后观察，发现恒中切牙逐渐排入乳侧切牙之间。但是，在下颌侧切牙萌出时，空间明显不足出现拥挤。

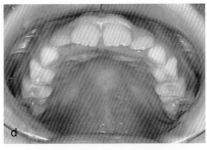
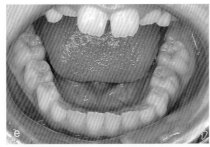
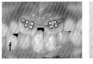
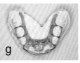

图2a~g 8岁2个月。2005.02.04。下颌使用Schwarz appliance扩弓，上颌未进行扩弓，使用MTM关闭正中间隙和纠正远中倾斜。

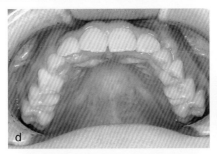
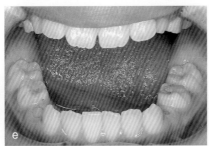

图3a~e 10岁7个月。2007.07.18。侧方牙群替换期。下颌尖牙在排齐的4颗切牙偏唇侧萌出。下颌第一前磨牙萌出时空间不足，片切第二乳磨牙近中邻面确保空间。

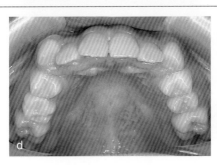
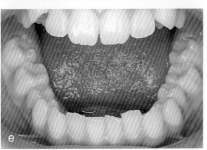

图4a~g 11岁9个月。2008.09.20。用头帽远中移动上颌第一磨牙，为确保上颌尖牙的萌出空间，托槽法排齐牙列。

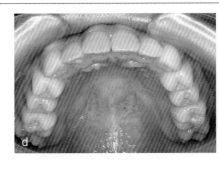
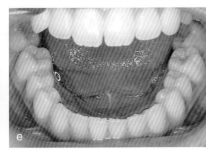

图5a~e 14岁8个月。2011.08.11。上下颌前牙区拥挤解除，第二磨牙完全萌出，咬合紧密。定期行咬合管理和龋病、牙周病的预防，保持着非常整齐的牙列。

7年3个月后

纠正远中倾斜（counter winging），未进行扩弓。
在侧方牙群替换期，上颌尖牙因空间不足偏唇侧萌出，另外，下颌切牙区的拥挤有所复发。因此，利用头帽远中移动上颌第一磨牙，为尖牙萌出提供充足的空间，全口使用托槽法排齐牙列。像

这个病例一样，即使我们在切牙替换期进行了扩弓治疗，下颌拥挤在侧方牙群替换期复发的概率非常高，上颌尖牙的位置也容易发生异常。因此，大家不仅要会使用活动矫治器，也应当掌握托槽等治疗手段。

第1章 1 咬合诱导
第2章 2 拥挤
第3章 3 下颌扩弓
第4章 4 上颌扩弓
第5章 5 扩弓治疗的困难期在于侧方牙群替换期
第6章 6 全口扩弓的实际病例
第7章 7 扩弓治疗的验证
第8章 8 上下颌扩弓成功的关键

■病例报告11　全口切牙区拥挤：全口扩弓+托槽（图1～图5）

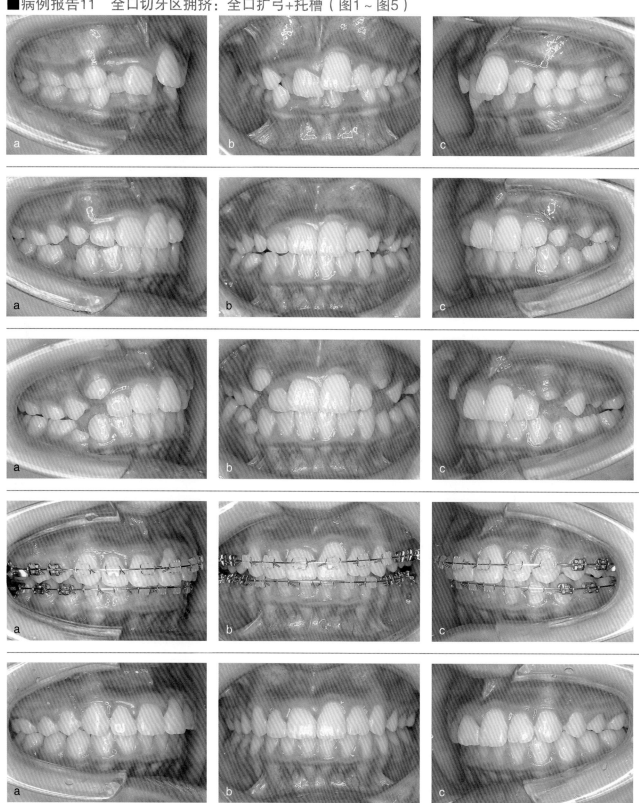

 解释说明

初诊时：女性，8岁4个月。
该病例为切牙区拥挤伴深覆𬌗深覆盖，牙弓狭窄的病例。终末平

面为垂直型，第一磨牙呈尖对尖（Angle Ⅱ类关系）的咬合关系。下颌乳尖牙未脱，切牙区替换接近完成，在生长发育慢速期开始治疗。

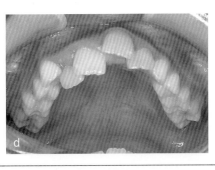

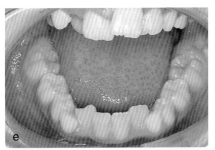

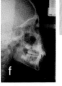

图1a~h　8岁4个月。2003.06.28。初诊时。用Schwarz appliance扩大上下颌牙弓。

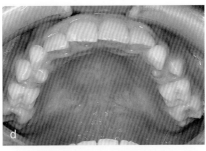

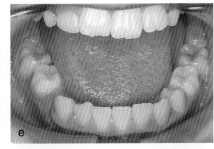

图2a~e　10岁2个月。2005.04.12。扩弓结束。随着下颌牙弓的扩大，下颌切牙排齐，深覆盖改善。另外，随着上颌扩大，下颌向前方移动，终末平面变为近中阶梯型（磨牙的咬合关系按照Angle分类为标准classⅠ）。

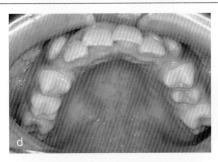

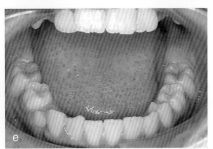

图3a~e　10岁5个月。2005.07.30。上颌恒尖牙萌出时。在切牙替换期就已经排列整齐的上颌牙列也随着上颌恒尖牙的萌出出现紊乱。下颌牙列虽排列整齐，但侧方牙群替换期的咬合管理最为困难。在这个阶段使用托槽法。

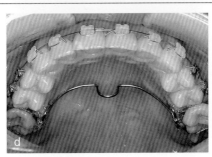

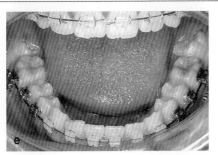

图4a~e　12岁整。2007.07.17。主动治疗结束。仅通过活动矫治器扩大上下牙列改善咬合非常困难。本病例选择使用直丝弓矫正方法以获得紧密咬合。长面型、深覆盖伴随拥挤的病例通过非拔牙矫正改善咬合，解决前突问题，同时也不增加下颌平面角（FMA）。

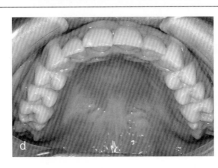

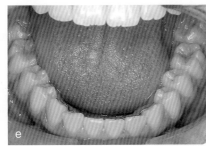

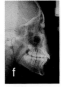

	初诊时	去除装置时
FMA	35.0	34.5
FMIA	54.0	50.0
IMPA	91.0	95.5
SNA	83.5	83.0
SNB	76.0	78.0
ANB	7.5	5.0
Y-axis	72.5	67.5
U1 to L1	116.0	116.5

图5a~f　12岁1个月。2007.03.12。装置去除1个月后。

3年9个月后

即使在切牙替换期通过活动矫治器排齐牙列，要在侧方牙群替换期维持扩弓效果也很难。另外，仅依靠活动矫治器几乎不可能维持扩弓后上下颌牙列在三维方向上的正常咬合关系。仅仅具备活动矫治的技能不能开展扩弓治疗，至少需要掌握标准方丝弓矫正的方法。

■病例报告12　全口切牙区拥挤、不良舌习惯：全口扩弓+托槽（图1～图5）

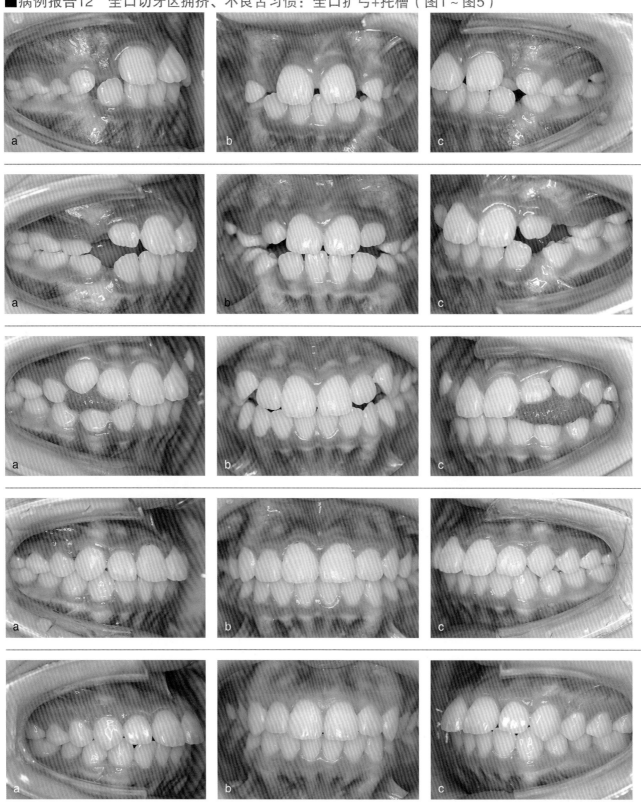

初诊时：女性，6岁9个月。
主诉：龋病。

在定期复查时，因左上侧切牙萌出空间不足希望接受矫正治疗。检查可见上下颌牙弓狭窄，磨牙舌侧倾斜。另外，下颌乳尖牙早失。7岁6个月时，利用Schwarz appliance全口扩弓。在侧方牙群

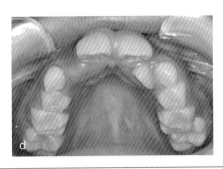
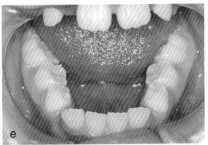

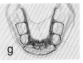

图1a~g 7岁6个月。2001.06. 22。使用Schwarz appliance扩大狭窄的牙弓。在上颌装置中加入舌簧，推左上切牙向唇侧移动。

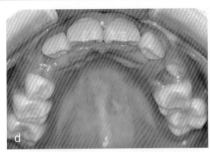
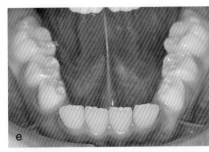

图2a~e 8岁整。2001.12. 26。全口扩弓约6个月后，牙弓狭窄得到改善。左上侧切牙也向唇侧移动。

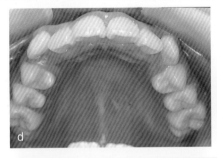
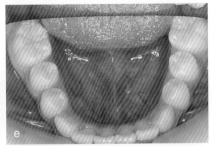

图3a~e 9岁11个月。2003.12. 08。侧方牙群替换期尖牙区出现咬舌习惯，侧方牙群开𬌗。这样的情况仅靠活动矫治器几乎不能解决。

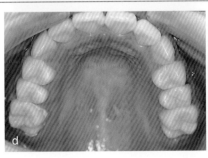
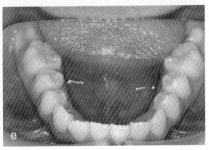
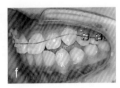

图4a~f 10岁9个月。2004.09. 25。对吐舌习惯的处置为优先解决牙列开𬌗，此时仅在上颌使用托槽治疗开𬌗。

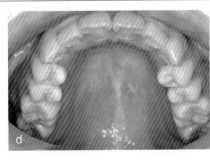
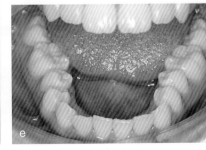

图5a~e 18岁2个月。2013.02. 18。可见上下颌磨牙区牙列均有狭窄倾向。另外，前牙区可见轻度拥挤。由于牙弓狭窄，上颌前牙前突的感觉增加。患者很难注意到磨牙区的变化，但前牙区的变化很明显，患者很容易提出前牙的问题。

10年8个月后

第1章
1
咬合诱导

第2章
2
拥挤

第3章
3
下颌扩弓

第4章
4
上颌扩弓

第5章
5
扩弓治疗的困难期在于侧方牙群替换期

第6章
6
全口扩弓的实际病例

第7章
7
扩弓治疗的验证

第8章
8
上下颌扩弓成功的关键

替换期发现尖牙区存在不良咬舌习惯导致侧方牙群开𬌗。对吐舌习惯的的处置为优先解决牙列开𬌗，此时仅在上颌使用托槽治疗开𬌗。18岁2个月复诊时未见上颌前牙区复发，但上下颌出现牙弓狭窄的倾向。另外，前牙区可见轻度拥挤。侧方牙群替换期容易出现咬舌习惯导致侧方牙群开𬌗，这样的情况仅靠活动矫治器几乎不能解决，必须使用托槽等治疗手段。

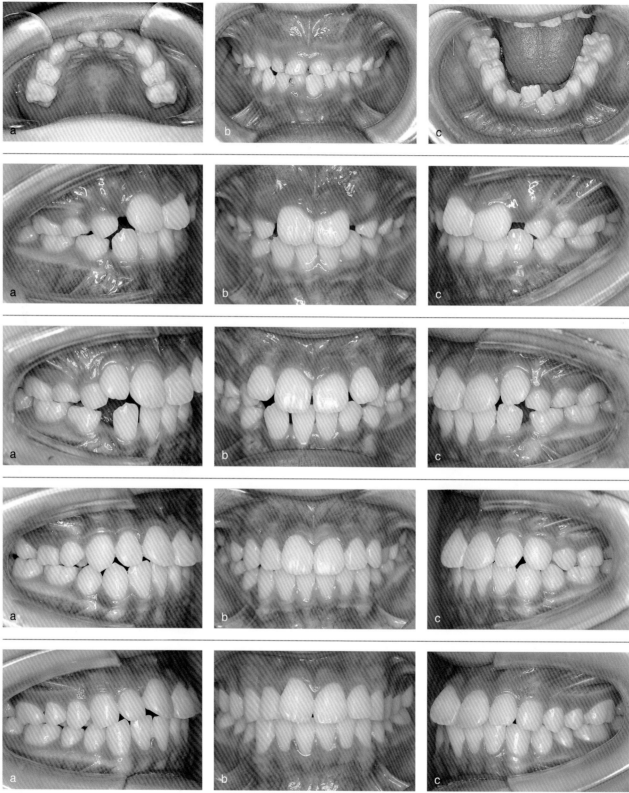

初诊时：男性，6岁5个月。

主诉：龋病，下颌中切牙拥挤。

该病例下颌切牙区拥挤度较大，连续拔除乳切牙后在4颗恒切牙

的排齐阶段进行扩弓。

通常在使用序列拔牙法时最终还需拔除前磨牙。序列拔牙法是与以不拔牙作为矫治目标的扩弓治疗完全相反的治疗手段。序列拔牙法有着快速排齐4颗切牙，缩短装置佩戴周期的优点，扩弓治

1 咬合诱导 第1章

2 拥挤 第2章

3 下颌扩弓 第3章

4 上颌扩弓 第4章

5 扩弓治疗的困难期在于侧方牙群替换期 第5章

6 全口扩弓的实际病例 第6章

7 扩弓治疗的验证 第7章

8 上下颌扩弓成功的关键 第8章

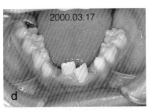
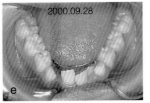
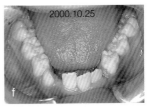
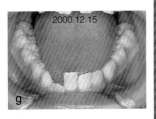

图1a~c　6岁5个月。2000.02.28。初诊时。

图1d~g　6岁6个月至7岁3个月。选择序列拔牙法：拔除乳侧切牙→拔除乳尖牙→排齐下颌4颗切牙。

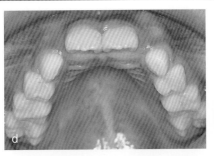
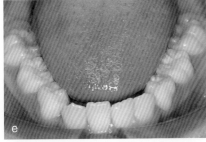

图2a~g　7岁7个月。2001.05.12。在4颗切牙的排齐阶段，使用Schwarz appliance全口扩弓。

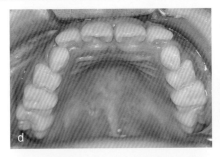
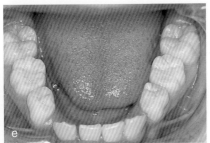

图3a~e　8岁8个月。2002.06.17。改善牙弓狭窄后上颌侧切牙顺利萌出。但是，下颌尖牙的萌出空间仍然不足，继续扩弓。

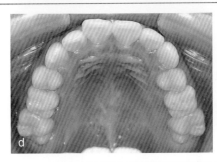
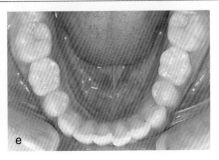

图4a~e　10岁8个月。2004.06.16。上下颌第二乳磨牙未脱时上下颌切牙区基本排齐。个别牙多少有些不齐，建议使用托槽方法矫正，但患者拒绝，因此定期观察。

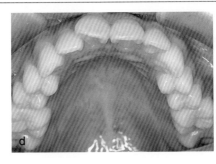
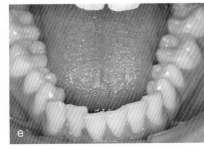

图5a~e　14岁10个月。2008.08.22。复查时可见第二磨牙萌出完全，恒牙列完成。上颌磨牙区出现狭窄倾向，切牙区拥挤有所复发。

8年5个月后

疗有着能够诱导病例成为不拔牙病例的优势，应当吸取二者的长处。该病例为预期需要拔牙的病例，但最终没有拔牙。

但是，连续拔除乳尖牙使牙弓长度明显减少。乳尖牙早失导致恒尖牙萌出空间不足，如果之后不进行连续拔除乳牙的操作，仅依靠扩弓治疗很难解决这个问题，结果也可能使得切牙区拥挤的复发率高于其他病例，牙列也会整体狭窄化。当然，扩弓治疗还是在乳尖牙未脱的状态进行，效果比较理想。

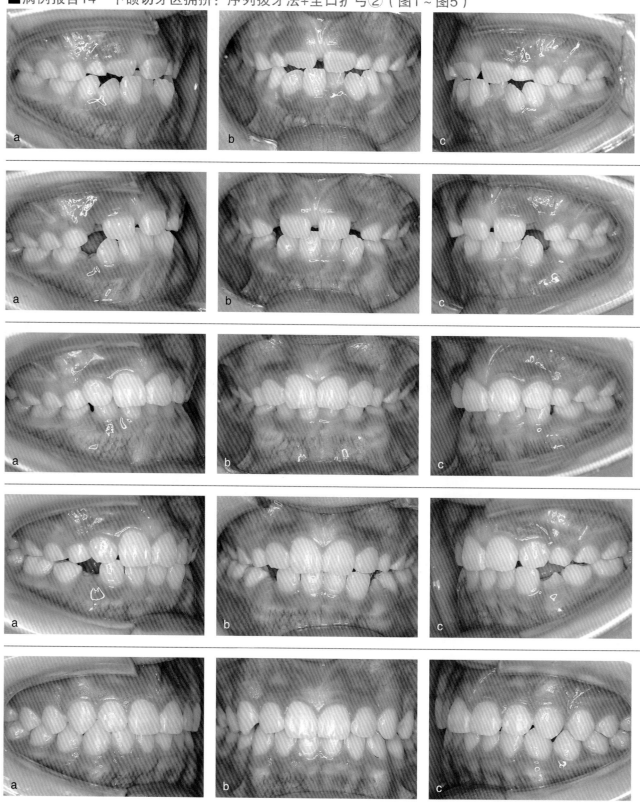

解释说明

初诊时：男性，7岁10个月。
与病例报告13一样，是一个采用序列拔牙法＋全口扩弓的病例。
该病例牙弓狭窄，切牙区重度拥挤（下颌乳尖牙间的空间不足量

为–3.8mm），因此判断为拔牙病例。到9岁5个月，预计按照序列
拔牙法→拔除第一前磨牙→托槽矫正的顺序进行治疗。
但是，由于家长在同时期获知妹妹（7岁：切牙替换期，下颌切牙
拥挤）的治疗方案为非拔牙矫正，因此希望哥哥也能进行不拔牙

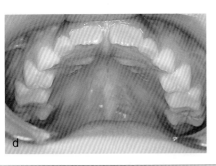
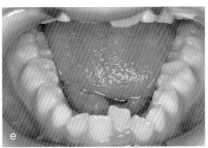

图1a～e　7岁10个月。2004.10.20。初诊时。牙弓狭窄，下颌乳尖牙间空间不足量为-3.8mm，重度拥挤。依照"解除下颌拥挤的治疗方案"（参考第3章3-8和3-9），判断为拔牙矫正病例。

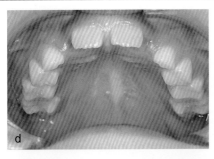
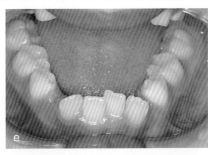

图2a～e　8岁整。2004.12.08。按照序列拔牙法→拔除第一前磨牙→托槽矫正的顺序治疗。

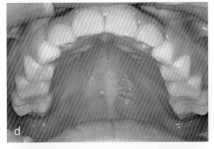
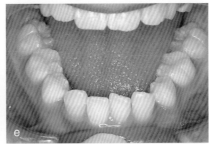

图3a～e　9岁5个月。2006.06.08。此时家长强烈要求不拔牙。于是在"改为扩弓治疗，若拥挤不能解除则拔除前磨牙"的前提条件下获得家属理解和同意，立即转为扩弓非拔牙的治疗方案。

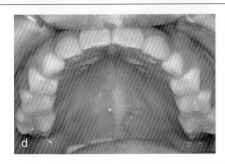
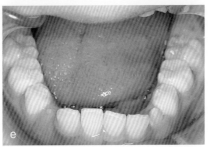
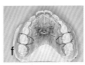

图4a～g　9岁10个月。2006.11.11。使用Schwarz appliance扩弓。基本可以确保下颌尖牙的萌出空间。

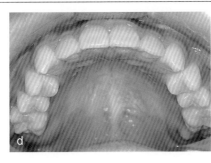
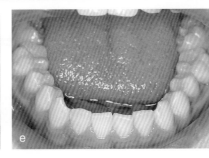

图5a～e　13岁4个月。2010.04.27。第二磨牙正在萌出，在不拔牙的情况下排齐了牙列，咬合紧密。只是在第二磨牙完全萌出前，有必要定期进行咬合管理。

矫正。于是在"改为扩弓治疗，若拥挤不能解除则拔除前磨牙"的前提条件下获得家属理解和同意，立即转为扩弓非拔牙的治疗方案。该病例以扩弓非拔牙的方式排齐牙列，确保了牙弓长度。对这样严重拥挤的病例进行非拔牙矫正的案例很多，笔者尽量

按照"解除下颌拥挤的治疗方案"（参考第3章3-7和3-9）进行治疗，但并非绝对。这次的结果虽然顺利地发展为不拔牙病例，但是当扩弓不能解除拥挤，扩弓后导致双颌前突，侧貌变差的时候，必须考虑拔除前磨牙。

5年6个月后

第1章 1 咬合诱导
第2章 2 拥挤
第3章 3 下颌扩弓
第4章 4 上颌扩弓
第5章 5 扩弓治疗的困难期在于侧方牙群转换期
第6章 6 全口扩弓的实际病例
第7章 7 扩弓治疗的验证
第8章 8 上下颌扩弓成功的关键

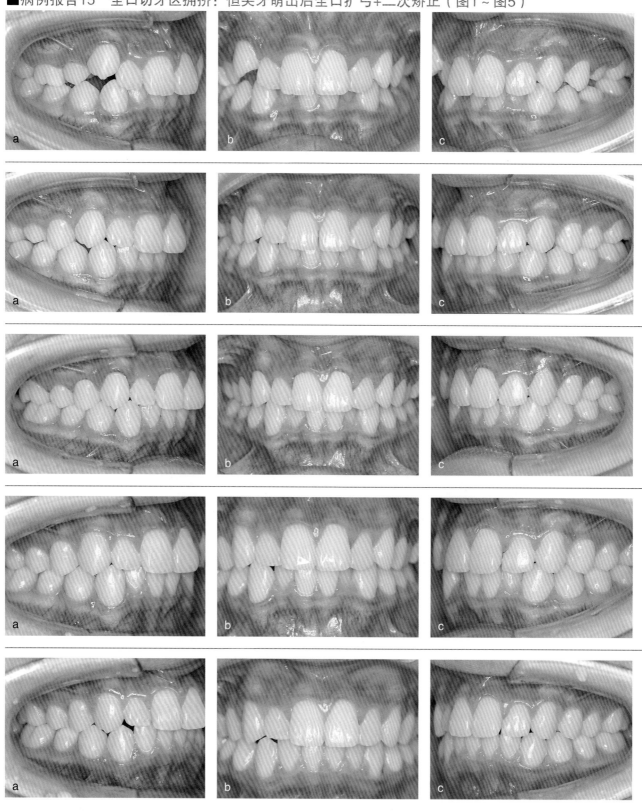

初诊时：男性，8岁2个月。
主诉：龋病。

龋病治疗结束后定期来院复查，12岁3个月时希望接受矫正治疗。检查示侧方牙群替换结束，右上尖牙空间不足导致偏唇侧萌出，下颌切牙区可见中度拥挤。在12岁3个月至13岁3个月的一年

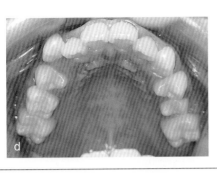

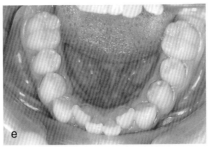

图1a~g　12岁3个月。2002.07.27。右上尖牙空间不足导致偏唇侧萌出，下颌切牙区可见中度拥挤。使用Schwarz appliance全口扩弓。

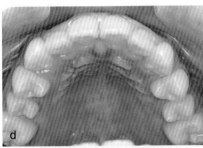

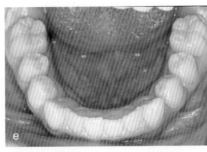

图2a~e　13岁3个月。2003.07.22。全口扩弓1年后。右上尖牙尚未排入牙列，下颌前牙区拥挤解除。

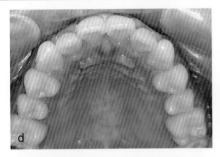

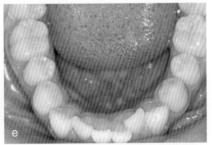

图3a~e　14岁4个月。2004.08.27。13岁9个月至14岁4个的7个月间没有佩戴保持器。上颌状态稳定，但下颌前牙区的拥挤复发到初诊时的状态。

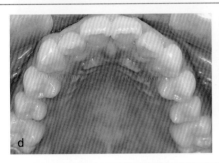

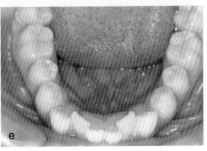

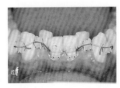

图4a~f　14岁8个月。2004.12.14。复发后下颌尖牙间牙弓宽度没有增加，以最小限度邻面去釉，行MTM排齐下颌切牙。

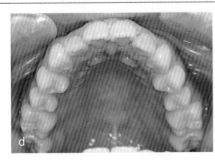

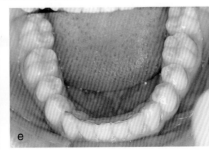

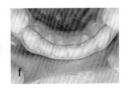

图5a~f　15岁整。2005.04.30。MTM后为避免复发，尖牙与尖牙间固定保持器保持。

间全口扩弓，之后活动保持器佩戴半年。在13岁9个月至14岁4个月的7个月内没有佩戴保持器，上颌状态稳定，但下颌前牙区的拥挤复发到初诊时的状态。

4个月后（14岁8个月）拥挤再次复发至初诊时的状态。下颌尖牙萌出后的扩弓治疗复发时间早、程度大。复发后不再行扩弓治疗，通过最小限度的邻面去釉，以MTM排齐下颌切牙。

2年9个月后

■病例报告16　全口切牙区拥挤：Quad helix+托槽（图1～图5）

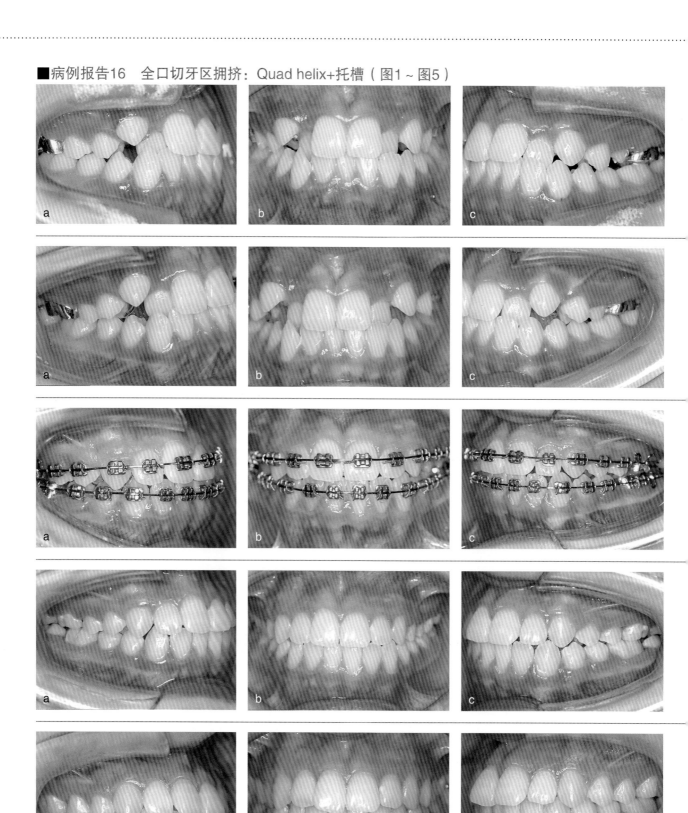

解释说明

初诊时：女性，11岁8个月。
磨牙关系为Angle Ⅰ类，牙列拥挤。检查可见4颗第二磨牙已经萌

出，上颌牙弓狭窄伴切牙区拥挤，下颌切牙区轻度拥挤。
11岁10个月时上颌使用Quad helix扩弓治疗，2个月后使用托槽全口矫正。关于Quad helix的临床文献很多，但对于其治疗后长期

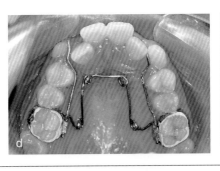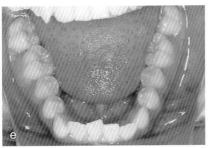

图1a~e　11岁10个月。1988.09.19。初诊时11岁8个月。磨牙关系为Angle Ⅰ类，牙列拥挤。检查可见4颗第二磨牙已经萌出，上颌牙弓狭窄伴切牙区拥挤，下颌切牙区轻度拥挤。从11岁10个月时使用Quad helix上颌扩弓2个月。

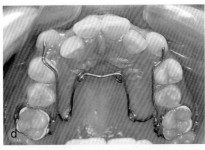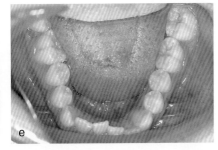

图2a~e　12岁整。1998.11.21。上颌侧切牙唇侧移动的空间出现后结束扩弓治疗。

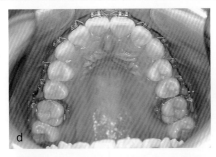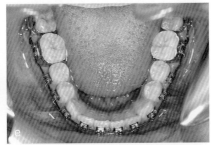

图3a~e　13岁5个月。2000.04.22。扩弓结束后使用托槽全口矫正。

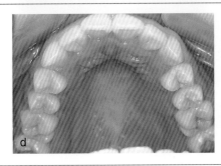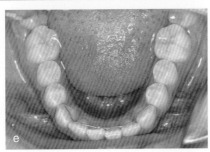

图4a~e　13岁5个月。2000.05.08。主动矫正治疗结束后，拆掉托槽，下颌尖牙间粘接舌侧丝进行保持。

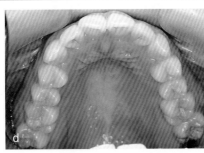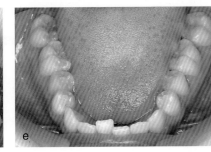

图5a~e　22岁3个月。2009.03.04。扩弓治疗后10年3个月，主动矫正治疗后8年10个月时，上颌出现狭窄倾向，右上中切牙轻度扭转。右下侧切牙舌侧移位，拥挤再次出现。

10年5个月后

稳定性的论文非常少见。

该病例在扩弓治疗后10年3个月，主动矫正治疗后8年10个月时，上颌出现狭窄倾向，但出于临床允许的范围之内。然而，在下颌舌侧丝去除之后拥挤复发，维持该部位治疗效果的稳定性相当困难。

第1章 1 咬合诱导

第2章 2 拥挤

第3章 3 下颌扩弓

第4章 4 上颌扩弓

第5章 5 扩弓治疗的困难期在于侧方牙群替换期

第6章 6 全口扩弓的实际病例

第7章 7 扩弓治疗的验证

第8章 8 上下颌扩弓成功的关键

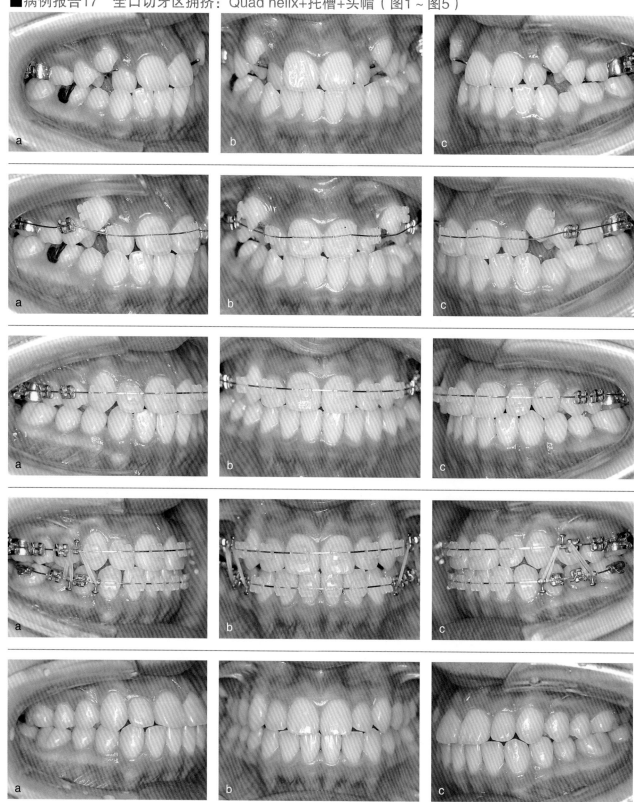

初诊时：女性，8岁2个月。
主诉：前牙区拥挤。
11岁9个月时开始矫正治疗。磨牙关系为Angle Ⅰ类，牙列拥挤

伴上颌牙弓狭窄，生长空间严重不足。上颌前牙区严重拥挤，双侧侧切牙于腭侧萌出，尖牙偏唇侧萌出。下颌切牙区可见轻度拥挤。
11岁9个月时上颌行Quad helix扩弓，历时2个月。

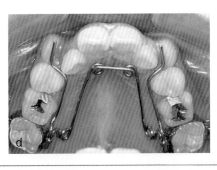

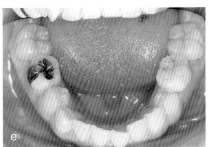

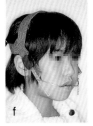

图1a～f 11岁9个月。2001.12.29。磨牙关系为Angle I类，牙列拥挤。上颌使用Quad helix扩弓，再使用头帽远中移动第一磨牙。

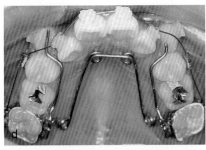

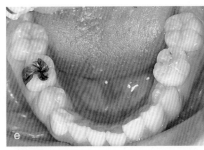

图2a～e 11岁10个月。2002.01.19。上颌扩弓和远中移动第一磨牙同时进行，只在上颌使用托槽排齐牙列。

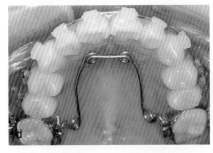

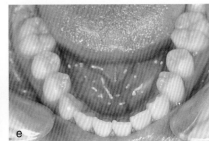

图3a～e 13岁6个月。2003.10.04。将上颌尖牙和侧切牙整齐排入到牙列中。为保持第一磨牙间宽度，切断部分Quad helix充当腭杆。

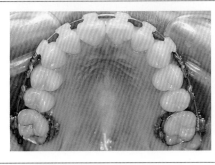

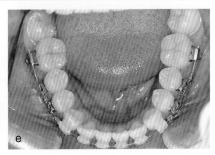

图4a～e 14岁4个月。2004.07.17。下颌也通过托槽使咬合紧密。

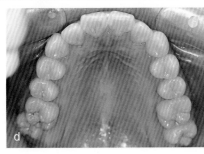

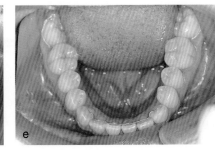

图5a～e 15岁1个月。2005.04.15。第一磨牙远中移动后出现后牙段拥挤，拆除装置后左上第二磨牙颊侧异位萌出，有必要再次矫正。

3年4个月后

另外，为了确保上颌尖牙的萌出空间，使用头帽牵引远中移动上颌第一磨牙。

11岁10个月时上颌扩弓和远中移动第一磨牙同时进行，只在上颌使用托槽排齐牙列。当上颌尖牙和侧切牙整齐排入到牙列后，下颌也通过托槽使咬合紧密。拆除装置后左上第二磨牙颊侧异位萌出，有必要再次矫正。

同欧美人相比，日本人的牙弓长度短，远中移动第一磨牙时容易发生后牙段拥挤，由此可见，磨牙的远中移动存在界限。

1 第1章 咬合诱导
2 第2章 拥挤
3 第3章 下颌扩弓
4 第4章 上颌扩弓
5 第5章 扩弓治疗的困难期在于侧方牙群替换期
6 第6章 全口扩弓的实际病例
7 第7章 扩弓治疗的验证
8 第8章 上下颌扩弓成功的关键

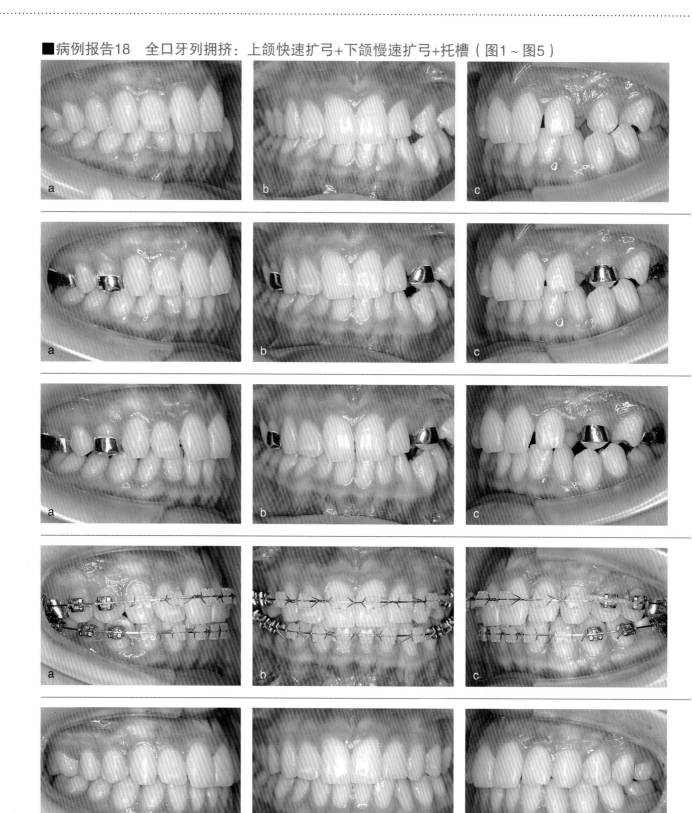

初诊时：女性，14岁2个月。
主诉：左上前牙拥挤。
磨牙关系为Angle I类，牙列拥挤。

上颌牙弓狭窄，左上尖牙缺乏萌出空间，于腭侧异位萌出。左侧第一磨牙为正锁𬌗。下颌前牙区轻度拥挤，双侧磨牙舌侧倾斜，牙弓狭窄。治疗方案为上颌快速扩弓，在解除牙弓狭窄的同时增加牙弓长度，确保左上尖牙的萌出空间。

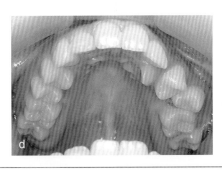
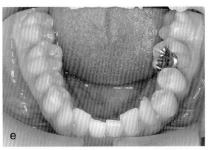

图1a～e　14岁2个月。2007.10.13。以"左上前牙拥挤"为主诉来院。磨牙关系为Angle I类，牙列拥挤，全口牙弓狭窄。

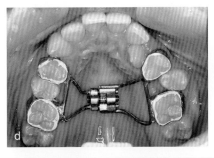
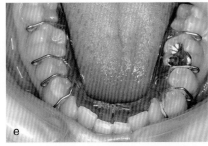
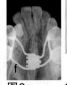

图2a～g　14岁4个月。2007.12.15。上颌使用Hyrax快速扩弓，下颌使用Schwarz appliance慢速扩弓。

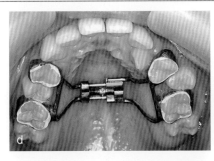
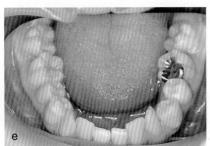
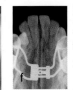

图3a～f　14岁5个月。2007.12.28。上颌快速扩弓，扩弓量为0.25mm×早晚2次×13天=6.5mm。X线显示腭中缝被打开。到腭中缝分离部填满新骨为止将快速扩弓装置作为保持器使用。

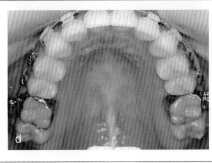
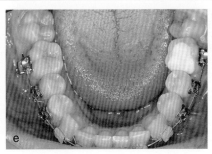

图4a～f　15岁10个月。2009.05.30。去除上颌快速扩弓装置后，可以佩戴活动式保持器防止复发。最后使用托槽排齐牙列，使咬合紧密。

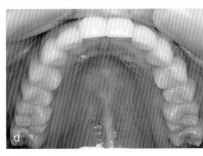
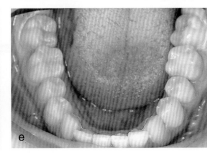

图5a～e　16岁整。2009.08.05。矫正结束时。牙弓狭窄和拥挤解除，咬合紧密，获得了非常整齐的恒牙列。

1年10个月后

下颌利用Schwarz appliance纠正磨牙舌侧倾斜，解除下颌拥挤。有报道曾经指出上颌快速扩弓存在加力时疼痛、易复发、软组织肿胀、磨牙颊倾、下颌平面角增大、牙龈萎缩、牙槽骨丧失、牙根吸收等缺点。而本病例的扩弓量为6.5mm，为左上尖牙提供了充足的萌出空间，并未出现上述现象。快速扩弓后的复发率很高，其扩弓量常常要超过所需，而在本病例中，仅依靠最小限度的扩弓量也获得了很好的效果。

第**7**章

扩弓治疗的验证

矫正治疗后牙列稳定吗?

矫正治疗后的牙列稳定性

矫正治疗后维持牙列稳定性,即如何避免复发(保持)是所有矫正治疗面临的最大课题。近代正畸学之父Angle[1]认为"保持是非常重要的课题,即使对于能力很强的医生也并不容易"(图1)。

当时Angle被称为"器械派",与他活跃于同一时期,发表了舌弓的Mershon[1]被称为"自然派"。Mershon认为"矫正治疗后牙齿的位置将受到自然力的影响,而人类始终无法对抗这种自然力"。另外,发布了Hawley氏保持装置的Hawley[1]曾说"如果有人对保持矫正治疗效果负责的话,我将送他一半的治疗费"。由此可见复发的苦恼,以至于需要医生去制作正畸保持器。

关于"矫正治疗后的稳定性"这个大课题,从过去到现在已经有众多世界著名的正畸专家对此进行了研究并发表病例,有许多激烈的争论[2-4]。但是,为了防止正畸术后的复发,长期或永久保持仍是最佳策略,在主动矫治阶段就能根本性解决复发的方法还没有出现。

能预测矫正后的复发可能性吗?

长期追踪正畸术后的研究报告在国内外非常罕见。最著名的报告是华盛顿大学的 Riedel、Little等[6-12](1960—2002),对各种拔牙或非拔牙的病例在正畸术后的长期稳定性进行了大量研究。Little[9,12]报道了在能够术后长期保持理想下颌牙弓状态的病例中,拔除4颗第一前磨牙的病例占28%(61例中有17例);混合牙列期使用序列拔牙法的病例约占27%(30例中有8例);混合牙列期通过固定式或可摘式装置将牙列长度扩大1mm以上的病例占11%(26例中有3例)。与其说正畸医生必须考虑如何维持术后咬合的长期稳定性。还不如说是应该认识到术后效果通常都不稳定。Little的研究也存在令人沮丧的报告,即使是拔除前磨牙或序列拔牙病例的正畸治疗,也只有大约30%是稳定的,这个结果令很多正畸医生感到失望(图2)。

另外,Little[9,12]认为,正畸术后复发的严重程度受多种因素影响,包括保持期的长短、治疗开始的年龄、错𬌗畸形的分型、性别、牙齿模型和侧貌分析的测量值等,无论怎样组合,对预测正畸术后咬合的长期稳定性和复发几乎没有任何作用,由此表明术后的复发不可预测。

参考病例如图3所示。

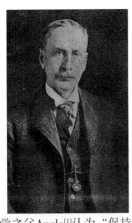

图1　近代正畸学之父Angle[1]认为"保持是非常重要的课题，即使对于能力很强的医生也并不容易"。这比矫正治疗中的任何环节都来得困难。参考文献[13]。

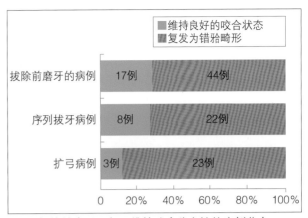

图2　保持结束后10年，维持咬合稳定性的病例分布。

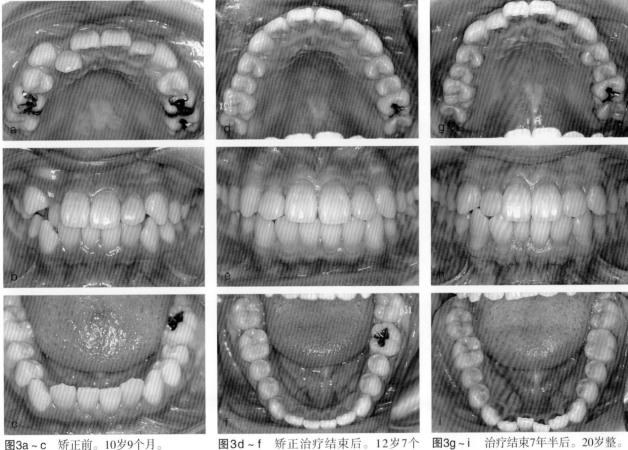

图3a～c　矫正前。10岁9个月。

图3d～f　矫正治疗结束后。12岁7个月。

图3g～i　治疗结束7年半后。20岁整。

图3　恒尖牙萌出后使用托槽进行标准方丝弓矫正的病例。主动治疗结束后，上颌佩戴活动式保持器，下颌未佩戴保持器。半年后来院定期检查，此后便没有再来过医院。上颌即使没戴保持器也比较稳定，但是下颌前牙区出现了明显的拥挤。

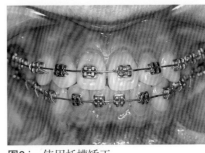

图3j　使用托槽矫正。

165

7-2 下颌前牙区的复发率最高！

下颌前牙区的复发

复发不仅仅容易出现在扩弓病例，几乎所有错殆畸形的病例都会发生[1]。无论是上颌前突、下颌前突、双颌前突，还是拥挤、开殆、深覆殆，都有可能出现复发。按照Little[2-3]的说法，不出现复发才是非常罕见的现象。福原[4-5]曾写到："为什么前牙区的复发常常困扰我们，因为肉眼通常都会忽视磨牙区的复发，大多数患者也没有出现什么大问题。但前牙区的复发会很容易被注意到。"下颌前牙区是患者照镜子时最常看到的位置，也是最容易被指出出现复发的部位。

下颌前牙区拥挤不仅仅存在于拥挤病例，也常常出现在各种错殆畸形。无论是拔牙或非拔、扩弓或非扩弓的病例，矫正下颌前牙时往往会增加尖牙间的牙弓宽度[6]（图1，图2）。另外，在拔除前磨牙的正畸病例中，尖牙将沿着牙列的弓形向远中移动，尖牙间的牙弓宽度还是被少量扩大。众所周知，在恒牙列完成期增加了尖牙间牙列宽度的病例常常在前牙区出现复发，因此很多正畸医生不建议增加尖牙间的牙列宽度[7-8]。

下颌尖牙间的牙弓宽度比治疗前小吗？

将托槽装置并用GMD装置或唇挡，使上下颌磨牙向远中移动以增加牙列长度。从Greenfield[9]98.5%的非拔牙病例来看，总体认为这些非拔牙病例是成功的。但是，仔细检查Greenfield病例的下颌牙弓会发现下颌前牙区出现复发。Greenfield记载治疗的著作中，有术后长期追踪数据的只有5例。这些病例在治疗结束时，尖牙间牙冠宽度增加了2.66~5.37mm，在治疗结束4~7年后，所有的病例都有1.00~3.75mm的复发量。

需要特别注意的是其中1个病例，该病例在治疗结束时扩弓量为2.66mm，但6年7个月后减少了3.75mm，比初诊时尖牙间宽度还减少了1.09mm，变得更窄。另外4例虽有复发，但仍保持着2.00~4.03mm的扩弓量。下颌磨牙间宽度比下颌尖牙间宽度更容易保持稳定性，其中两例在治疗结束4~7年后第一磨牙间宽度几乎没有改变，3例出现1.00~1.80mm的复发量。几乎所有的病例保持在4.00~6.51mm的扩弓量。

中村[10]调查了29个正畸术后20年以上的病例，总结得出尖牙间宽度的平均变化量为上颌-1.7mm（-3.0~0.3mm），下颌-1.6mm（-3.0~1.0mm），几乎所有的病例尖牙间宽度都比治疗前减少。但是，磨牙间宽度的变化量却非常小，上颌0.0mm（-1.5~1.0mm），下颌0.7mm（-1.0~1.5mm）。

Little[2]（1990）认为"比起其他病例，在混合牙列期进行扩弓的病例更容易出现复发倾向。保持后下颌牙弓长度和宽度都缩小严重"。尖牙间宽度增加的病例在治疗结束后容易复发得比治疗前的状态更差，特别是下颌扩弓的病例，复发率高，预后非常糟糕。

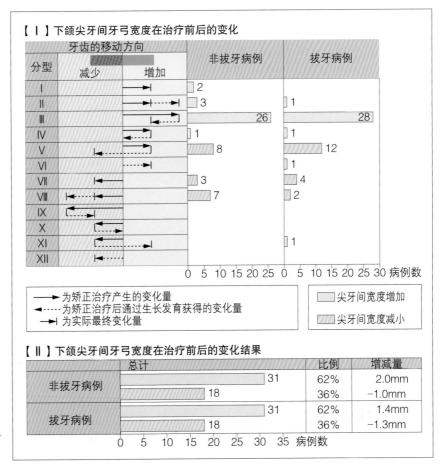

图1　下颌尖牙间牙弓宽度在治疗前后的变化和结果。

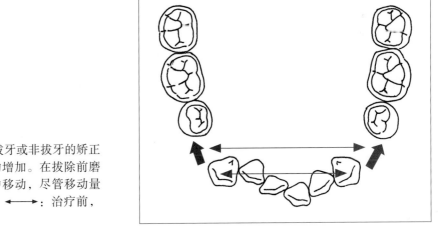

图2　下颌前牙拥挤的病例，无论在拔牙或非拔牙的矫正治疗中，大多可以见到尖牙间宽度的增加。在拔除前磨牙的病例中，尖牙沿牙弓形态向远中移动，尽管移动量不大，但尖牙间的宽度也有所增加。◄———►：治疗前，◄———►：治疗后。

为什么下颌前牙区的复发率高?

恒尖牙萌出后，尖牙间的牙弓宽度呈负增长！

　　下颌前牙为什么比其他部位容易复发？笔者认为最大的原因在于牙弓的生长发育规律，特别是下颌尖牙间的特异性生长发育[1]。

　　仔细观察下颌尖牙间宽度的生长曲线[2]（图1），乳尖牙间宽度在下颌中切牙萌出前几乎没有生长，一旦开始萌出，尖牙间宽度即开始增加。然后随着下颌侧切牙的萌出不断增加，下颌侧切牙萌出完成时生长速度降低，恒尖牙萌出时稳定下来。之后，恒尖牙在乳尖牙的稍偏颊侧处开始萌出，尖牙间宽度暂时性增加，完全萌出后立即减少。随后下颌恒尖牙间宽度持续减少，下颌恒尖牙萌出时（9岁8个月）宽度为23.24mm，20岁整时是20.78mm，比当初减少了2.46mm（参考表1：恒尖牙间宽度）。

　　町田等[1-3]的研究表明，牙间宽度的测量在上颌以腭侧牙颈部最低点，下颌以舌侧牙颈部最低点为标准来进行。由于尖牙固有的圆锥形牙冠形态，如果以舌侧牙颈部最低点为标准测量尖牙间宽度，刚萌出时随着尖牙牙冠的露出，尖牙间宽度快速减少。恒牙列完成期下颌恒尖牙间宽度的减少量比其他部位要大得多。

　　临床上，很多医生会发现恒尖牙一旦萌出，原本排列整齐的下颌切牙开始出现拥挤。实际上，很多正畸医生都意外地不知道尖牙间宽度在恒尖牙萌出后呈负增长。所以，混合牙列后期切牙区拥挤的治疗，是在尖牙间宽度缩小的时期逆着负生长的力量进行扩弓。如前所述，Little[4-5]、Greenfield[6]、中村等[7]认为矫正后尖牙间宽度反而比治疗前缩小，表明了矫正治疗的失败，与之相比，笔者支持町田等的研究，恒尖牙间宽度缩小的原因在于这个部位特异的生长发育，即使不矫正也会缩小。矫正治疗后尖牙间宽度的减少应该被定义为复发（图2）。

未经过矫正治疗的下颌前牙也出现拥挤

　　Hopkins和Murphy[8]报告了在洛杉矶学校组织的每年一次的"Smile of the Year"比赛中，对优胜者10年后的牙列进行调查发现，约半数正畸术后出现了下颌前牙区拥挤。下颌前牙区变化的原因不仅仅在于正畸术后的复发，每个患者都会出现与矫正治疗无关的生长性、增龄性变化，这是一种正常的生理现象。因此下颌前牙区的拥挤通过扩弓或拔牙矫正等很容易排齐牙列，但要维持长期稳定性（保持）比任何部位都困难。即使如此也不能作为自己治疗不当的借口，而是应该努力进行长期保持。

■下颌切牙萌出期，下颌尖牙间牙弓宽度的变化

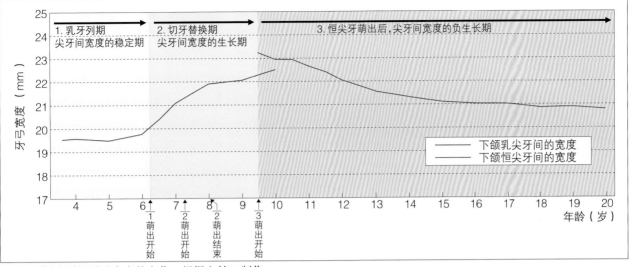

图1 下颌尖牙间牙弓宽度的变化。根据文献[2]制作。

表1 下颌牙弓宽度的变化（mm）。根据文献[2]改编

	萌出时	20岁整	生长量
第一磨牙间宽度	34.67 （6岁6个月）	34.95	0.28
第二前磨牙间宽度	32.56 （11岁整）	32.18	−0.38
第一前磨牙间宽度	27.71 （11岁整）	27.82	0.11
恒尖牙间宽度	23.24 （9岁8个月）	20.78	−2.46

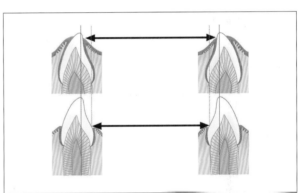

图2 尖牙间宽度的减少：尖牙牙冠形态在视觉上的减小。尖牙固有圆锥形的牙冠形态，如果测量尖牙，其牙尖之间的宽度并没有变化。如果以舌侧牙颈部最低点为标准点，随着尖牙牙冠的萌出，容易在视觉上出现牙齿间宽度快速减少的错觉。但是，即便忽略这些因素，下颌恒尖牙间宽度在之后的减少量远比其他部位大得多。

7-4 　下颌前牙区复发的其他原因·1

原因1：侧方牙群替换期（C＋D）－（3＋4）＝负值

笔者认为下颌前牙区拥挤复发的最大原因在于牙列的生长发育，特别是下颌尖牙生长发育的特异性。另外，还有其他很多原因。

第5章5-3"不要错误地认为存在离位间隙"章节中曾描述到乳尖牙和第一乳磨牙脱落，第二乳磨牙未脱时要密切注意恒尖牙、第一磨牙的萌出。町田等[1-2]认为，这个时期的侧方牙群（C＋D）－（3＋4）＝负值（上颌为–1.42mm，下颌为–0.03mm）。与上颌相比，上颌的离位间隙较大。然而在恒尖牙、第一前磨牙萌出，第二乳磨牙存在的时期，离位间隙几乎没有剩余，一定要注意较宽的恒尖牙萌出容易出现前牙区拥挤。因此，如第5章5-3所述，在切牙替换期行扩弓治疗时必须顺利地度过侧方牙群替换期。

原因2：上颌骨与下颌骨的生长差

Bisihra[3]报告了上颌尖牙间宽度比下颌尖牙间宽度更为稳定的观点。青春期颅颌面的生长发育规律一般为，相对于向下方生长，上下颌牙列更倾向于向前方生长[4]。由于下颌牙列被限制在上颌牙列内，无论是缩小下颌牙弓长度还是进行上颌扩弓，或两者同时进行，上颌都比较稳定。而限制下颌牙列的矢状向力作用到下颌前牙的前方和侧方，使牙弓长度和尖牙间宽度减少，导致半圆形前牙区的排列紊乱，成为下颌前牙区产生拥挤的重要原因[2]（图1）。

原因3：颌运动

咀嚼、吞咽等日常的颌运动[5]和异常咬合（Bruxism）、夜磨牙等异常的颌运动等，经常使下颌尖牙受到侧方及唇侧的压力。这种侧方压力能够使尖牙内倾，来自唇侧的压力可使前牙舌倾。所有这些矢向力引起尖牙宽度缩小，可导致正常牙列在多年以后发生拥挤（图2）。

原因4：后方磨牙的萌出动力导致尖牙向近中舌侧移动

福原[6]指出了尖牙间宽度减少的原因为"第二、三磨牙的萌出力量可使第一磨牙和第一、二前磨牙向前方移动（图3a），以弓状形态排列在前牙区两端，至关重要的尖牙被这些力量推向前方。因磨牙区牙列向前变窄，这种推力的方向朝向前内方，即尖牙间宽度的减少方向，因此切牙区出现拥挤（图3b）"。

■上颌骨与下颌骨的生长差

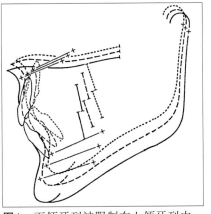

图1 下颌牙列被限制在上颌牙列内，限制下颌牙列的矢状向力作用到下颌前牙的前方和侧方，使牙弓长度和尖牙间宽度减少。根据文献[4]改编。

■颌运动

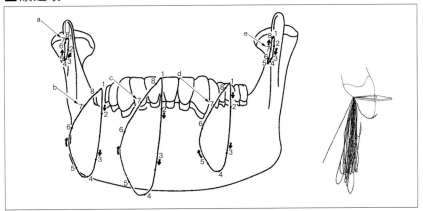

图2 颌运动通常使下颌尖牙受到侧方和唇侧的压力。这些力量易成为缩小尖牙间宽度的力量。根据文献[5]改编。

■后方磨牙的萌出动力导致尖牙向近中舌侧移动

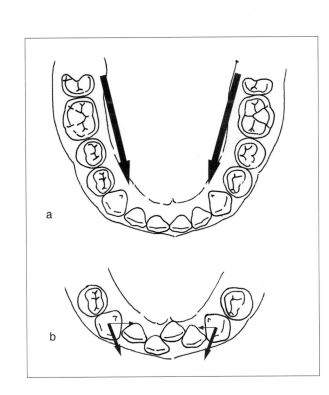

图3 第二、三磨牙的萌出力量可使第一磨牙和第一、二前磨牙向前方移动，尖牙被这些力量推向前方。因磨牙区牙列向前变窄，这种推力的方向朝向前内方，即尖牙间宽度的减少方向，因此切牙区出现拥挤。

7-5 下颌前牙区复发的其他原因·2

原因5：咬唇、吮指、唇肌力量异常等不良习惯

咬唇、吮指等不良习惯容易导致下颌前牙拥挤。图1是有严重咬下唇习惯的患者，替牙期出现了严重的下颌前牙拥挤和上颌前突。

需要注意的是，很多替牙期的儿童会加入中学吹奏部演奏萨克斯和单簧管等带笛的乐器。吹奏带笛乐器要求将振动笛片卷入下唇，很容易对下颌前牙区产生压力。特别是带笛乐器初学者很容易加上过多的力量，每天过度会使扩弓后的牙列很快复发。因此，这类替牙期的患者必须注意唇肌力量异常的问题（图2）。另外，下唇肌力异常也很容易导致下颌拥挤[2]（图3）。

原因6：咬合高度减少

矫正治疗后的咬合关系不完全紧密、咬合高度增加的情况很多见。随着时间的推移，最大牙尖交错时的咬合高点减少，随之下颌牙列的长度和宽度减少，前牙出现拥挤。另外，非矫正患者磨牙的磨耗或缺损、倾斜等也会使咬合高度降低，前牙的接触压力变大，因而上颌前牙出现散隙（flareout）、下颌前牙区出现拥挤的情况也很多见[2]。

原因7：双重咬合

部分矫正治疗后的病例看上去已经建立紧密的咬合，但随后会出现正中咬合位和颞下颌关节正中关系的不协调，出现双重咬合。这种情况下的下颌很容易回到原来的位置，这时产生的侧方和前后向的咬合力也容易使下颌前牙出现拥挤[7]。

另外，正中咬合位和正中关系位相差很大的情况同样容易导致拥挤发生。

以上列举了下颌尖牙间拥挤复发的原因，除此之外还有很多因素，这些复合因素共同导致了下颌拥挤的易发。

■咬唇习惯

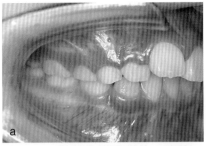
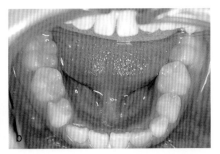
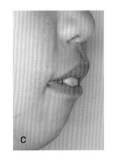

图1a~c　有咬唇习惯的患者。8岁整。

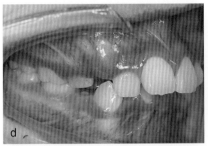
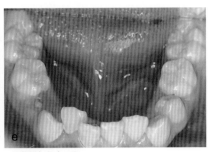

图1d，e　随着替牙期下颌的拥挤变严重，上颌前突加重。

■带笛乐器对下颌前牙区的压迫

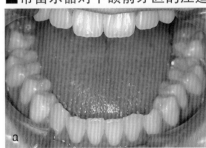
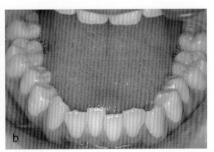
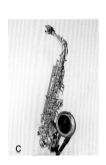

图2a~c　演奏萨克斯或单簧管等带笛乐器对下颌切牙区造成压力，是拥挤容易复发的原因。
a. 中学入学时的牙列。b. 进入吹奏乐部练习萨克斯7个月时，拥挤加速出现。

■唇肌力量异常

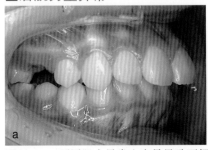
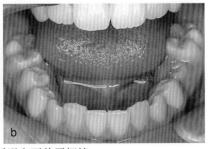
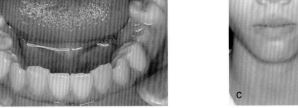

图3a~c　下唇肌力异常也容易导致下颌后退和下前牙拥挤。

第1章　1　咬合诱导

第2章　2　拥挤

第3章　3　下颌扩弓

第4章　4　上颌扩弓

第5章　5　扩弓治疗的困难期在于侧方牙群替换期

第6章　6　全口扩弓的实际病例

第7章　7　扩弓治疗的验证

第8章　8　上下颌扩弓成功的关键

7-6 下颌扩弓病例的验证·1方法

下颌扩弓病例的验证

[病例]

病例人数12名。治疗开始年龄为6岁4个月至8岁4个月，平均年龄为7岁5个月。都处于前牙区替换期，下颌双侧乳尖牙未脱、下颌中切牙萌出开始至侧切牙萌出完成期。

[治疗方案、开始时期及扩弓方法]

治疗方案[1-2]和开始时期以表1为准，使用Jarabak接触点（Jarabak broken contact point）的方法（图1）测量乳尖牙间宽度不足的量。扩弓装置均使用Schwarz appliance。每旋转360°扩开0.8mm，扩大频率为从一周后开始10天一次，扩大扩弓螺旋1/4圈（90°）至1/2圈（180°）。

每天佩戴装置的时间约12小时。扩弓目标为排齐下颌乳尖牙间的4颗切牙，获得少量的牙间间隙。

另外，若中途乳尖牙脱落，需继续行扩弓治疗以维持乳尖牙间宽度，确保下颌恒尖牙的萌出空间。

[保持方法和过程]

达到上述目标后结束扩弓治疗，扩弓装置可作为可摘式保持器继续使用，或制作新的带有扩大螺旋的可摘式保持器。保持到以下颌恒尖牙、第一前磨牙、第二前磨牙的侧方牙群替换完成为止。若保持期间下颌切牙区出现拥挤倾向，旋转保持装置中的扩大螺旋进行扩弓，及早消除拥挤。

因此，这12个病例不存在明确的扩弓结束时期，在侧方牙群替换完成前，可以适当地微调可摘式保持器。因此，当提到这些病例扩弓结束时，一般是指几乎获得最大扩弓量的时期。

[评价方法]

分别以扩弓前、扩弓结束时、复查时的3个阶段评价这12个病例。依据笔者的治疗方案，不同病例在相同时期的表现有所不同。

采用迁野、町田等[2,5]提出的，以下颌乳尖牙舌侧牙颈部最低点为标准点，测量下颌乳尖牙间牙弓宽度和下颌第一磨牙间牙弓宽度。

另外，采用Little的异常指数（irregularty index）[6]（图2）和Jarabak接触点（Jarabak broken contact point）的算法为标准评价拥挤度，测量各时期下颌乳尖牙间和恒尖牙间的拥挤量（图1）。

■下颌扩弓病例的验证规则

表1　解除切牙替换期下颌拥挤的治疗方案

下颌中切牙萌出期	下颌侧切牙萌出期	治疗方案
乳尖牙间的间隙不足量	乳尖牙间的间隙不足量	
2.0mm 以内	1.0mm以内	拥挤有自然治愈的可能性，watchful neglect（注意仔细观察不予治疗）
2.0～3.0mm	1.0～3.0mm	尖牙间宽度不足的可能性较大，不予观察，直接选择扩弓治疗
3.0mm以上	3.0mm以上	只通过扩弓排齐前牙很困难，需要在序列拔牙法至全口矫正为前提下同时进行乳牙邻面片切和序列拔牙法，最后全口矫正。

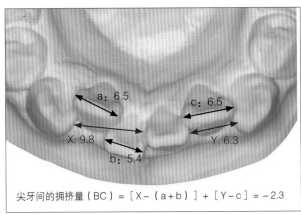

尖牙间的拥挤量（BC）＝［X－（a＋b）］＋［Y－c］＝－2.3

图1　接触点算法。笔者采用Jarabak接触点算法［坂本的牙弓长度不调（arch length discrepancy）计算法］计算测量前牙区拥挤度。

测量方法

（可用间隙）－（牙冠宽度）＝（实际可用间隙）

计算尖牙间宽度，笔者将计算结果定位尖牙间拥挤量（BC），拥挤的情况下为负值。

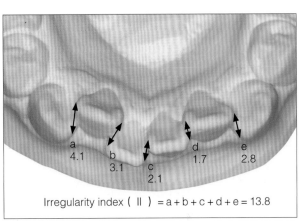

Irregularity index（Ⅱ）＝a＋b＋c＋d＋e＝13.8

图2　异常指数（Irregularity index）。这个异常指数是Little提出的测量下颌前牙区拥挤度的指数，测量5个下颌前牙区解剖学邻接点间的直线距离（a~e），再计算出总数（mm）。参考数值（mm）如下：

不足3.5mm：minimal（轻度）

3.5～6.5mm：moderate（中度）

超过6.5mm：severe（重度）

另外，以下图中的Irregularity index以Ⅱ标记。

验证结果一览

[扩弓前]

12个病例中，下颌乳尖牙间牙弓宽度最小是17.3mm，最大是21.4mm（表1）。同样，下颌第一磨牙牙弓宽度最小是28.4mm，最大的是34.2mm（表2）。

根据迁野、町田等[2,5]正常牙列的数据的数值表，这12个病例与同时期正常牙弓相比，下颌乳尖牙间牙弓宽度和下颌第一磨牙间牙弓宽度的值较小，有牙弓狭窄的倾向（图1a，2a）。异常指数（Irregularity index）[6]（表4）显示severe（重度）7例、moderate（中度）3例、minimal（轻度）2例，平均值为7.12。根据接触点（Broken contact point）算法测量乳尖牙间的拥挤量（表3），最大是-8.1mm，最小是-0.6mm，平均为-2.95mm。

[扩弓结束时]

下颌乳尖牙间牙弓宽度最小是22.3mm、最大25.4mm、平均为23.72mm，比扩弓前平均增加3.84mm。下颌乳尖牙间牙弓宽度同正常牙弓相比，有11例超过同期平均值（图1b）。

异常指数的平均值为1.67，中度2例、轻度10例、重度为0，扩弓后的变化非常明显。乳尖牙间的拥挤量最大为-1.4mm，8例出现牙间散隙，切牙区拥挤几乎完全解决。

下颌第一磨牙牙弓间宽度最小值是33.3mm、最大值是39.7mm、平均值为36.45mm，比扩弓前增加了4.15mm。下颌第一磨牙间牙弓宽度同正常牙弓相比，11例超出了同期平均值（图2b）。

[复查时]

下颌乳尖牙间牙弓扩弓量最小值是18.7mm、最大值是24.6mm、平均值为21.34mm，与扩弓结束时相比，平均复发2.38mm，但还是保证了1.46mm的扩弓量。下颌乳尖牙间牙弓宽度同正常牙弓相比，2例超出同期平均值，3例在生长线上，7例在平均值以下（图1c）。异常指数（Irregularity Index）显示重度2例、中度5例、轻度6例，平均值为2.93，该值在复查时变得不理想，临床允许范围内的轻度病例只占一半。另外，尖牙间的拥挤量最大是-2.9mm、最小是0.0mm、平均为-0.79mm。下颌第一磨牙间牙弓宽度的最小值是30.8mm，最大值是40.1mm，平均值为35.27mm，比扩弓结束时平均复发1.19mm，比扩大前扩大2.96mm。

下颌第一磨牙间牙弓宽度同正常牙弓相比，6例比同期平均值增加，6例在平均值之下，其稳定性高于尖牙间牙弓宽度。

■假设的验证结果

表1 下颌尖牙间牙弓宽度的变化量。a→b，b→c，a→c 为增减量

	a. 扩弓前	a→b	b. 扩弓结束后	b→c	c. 复诊时	a→c
病例1▲	20.7	1.9	22.6	−3.6	19.0	−1.7
病例2✕	18.3	6.1	24.4	−3.9	20.5	2.2
病例3✳	17.3	6.0	23.3	−4.0	19.3	2.0
病例4●	19.8	2.8	22.6	−0.3	22.3	2.5
病例5＋	21.4	2.0	23.4	−3.1	20.3	−1.1
病例6−	20.0	4.7	24.7	−3.3	21.4	1.4
病例7—	19.3	3.0	22.3	−1.1	21.2	1.9
病例8◆	20.1	3.1	23.2	−4.5	18.7	−1.4
病例9■	21.3	1.7	23.0	−0.8	22.2	0.9
病例10◆	20.5	3.9	24.4	0	24.4	3.9
病例11✕	19.7	5.7	25.4	−0.8	24.6	4.9
病例12✳	20.1	5.2	25.3	−3.1	22.2	2.1
平均	19.88	3.84	23.72	−2.38	21.34	1.46

单位mm

表2 下颌第一磨牙间牙弓宽度的变化量。a→b，b→c，a→c 为增减量

	a. 扩弓前	a→b	b. 扩弓结束后	b→c	c. 复诊时	a→c
病例1▲	33.3	3.0	36.3	−0.1	36.2	2.9
病例2✕	33.8	2.2	36.0	−2.0	34.0	0.2
病例3✳	32.1	3.7	35.8	−5.0	30.8	−1.3
病例4●	32.7	3.1	35.8	1.3	37.1	4.4
病例5＋	31.0	2.3	33.3	0.3	33.6	2.6
病例6−	28.4	7.1	35.5	−4.2	31.3	2.9
病例7—	33.0	3.3	36.3	−2.1	34.2	1.2
病例8◆	32.3	2.9	35.2	−1.3	33.9	1.6
病例9■	34.2	5.5	39.7	−0.7	39.0	4.8
病例10◆	33.1	5.3	38.4	−1.0	37.4	4.3
病例11✕	31.1	8.4	39.5	0.6	40.1	9.0
病例12✳	32.7	3.0	35.7	−0.1	35.6	2.9
平均	32.31	4.15	36.46	−1.19	35.27	2.96

单位mm

表3 下颌尖牙间拥挤量（BC）的变化

	a. 扩弓前	b. 扩弓结束后	c. 复诊时
病例1▲	−1.0	0	−0.3
病例2✕	−8.1	0	−0.1
病例3✳	−2.1	−0.2	−1.2
病例4●	−1.5	0	0
病例5＋	−0.6	0	−1.5
病例6−	−6.6	−0.3	−1.5
病例7—	−0.7	0	−0.7
病例8◆	−4.1	−1.4	−2.9
病例9■	−3.9	−0.5	0
病例10◆	−2.4	0	−0.8
病例11✕	−3.8	0	0
病例12✳	−0.6	0	−0.5
平均	−2.95	−0.2	−0.79

	a→b	b→c	a→c
扩弓量	2.75	−0.59	2.16

单位mm

表4 异常指数（Irregularity index）的变化

	a. 扩弓前	b. 扩弓结束后	c. 复诊时
病例1▲	4.8	0.8	2.8
病例2✕	*	0.4	1.1
病例3✳	9.9	1.2	3.8
病例4●	9.4	1.2	1.3
病例5＋	1.2	0.5	3.6
病例6−	10.5	2.0	5.0
病例7—	3.7	0.8	1.0
病例8◆	*	2.7	7.2
病例9■	12.9	1.7	0.7
病例10◆	6.8	4.0	3.5
病例11✕	9.4	0.7	1.0
病例12✳	2.6	4.0	4.1
平均	7.12	1.67	2.93

不足3.5mm	轻度
3.5～6.5mm	中度
超过6.5mm	重度

*侧切牙未萌出时不能测量。

下颌扩弓的验证结果：总结

[尖牙间宽度]

尖牙间牙弓宽度的最大扩弓量为3.84mm，复诊时复发2.38mm，维持的扩弓量是1.46mm（表1）。但是，在乳尖牙和恒尖牙的替换期，由于没有统一牙颈部最下点为标准点，因此没能标示尖牙间牙弓宽度正确的扩弓量和复发量。应用接触点（Broken contact point）算法计算尖牙间拥挤量可见尖牙间牙弓宽度增加了2.75mm，复发0.59mm，维持的扩弓量为2.16mm（表3）。笔者将这些数值与实际病例对照，从尖牙间牙弓宽度的变化量（表1）计算出尖牙拥挤量的变化（表3），发现"尖牙间牙弓宽度增加2.75mm，复发0.59mm，维持的扩弓量2.16mm"的结论更接近现实。

异常指数（Irregularity index）（表4）显示扩弓前重度7例、中度3例、轻度2例。扩弓结束后，中度2例、1轻度0例，可见改善明显。但是，复诊时轻度6例、中度5例、重度1例。另外，复诊时的异常指数（Irregularity index）比初诊时更差，2例由轻度变为中度，1例由中度变为重度，共计3例。

[第一磨牙间宽度]

第一磨牙间牙弓宽度的变化量为4.15mm，复发1.19mm，维持扩弓量为2.96mm（表2）。在同一时期，同一装置扩弓，磨牙间牙弓宽度的扩弓量比尖牙间牙弓宽度大，复查时仍维持2.96mm的扩弓量。如第2章2-4所述，尖牙间牙弓宽度在恒尖牙萌出后减少，下颌第一磨牙萌出后仍有使该区扩大的生长潜力。

[复发的模式]

一般情况下，治疗前拥挤度大的病例复发概率大。在本篇列举的病例中，有6例（病例1、5、7、8、10、12）复发成接近治疗前的拥挤状态，病例3和病例6复发成不同的状态。因此，前牙区有"复发至治疗前状态"的规律性。主动治疗结束后，切牙区邻面接触点的力度不同，接触点弱的地方牙列紊乱，与病例3和病例6一样朝着不同模样复发的病例也不少见。

另外，前牙区拥挤的复发虽然常见，但前磨牙至磨牙几乎没有复发，仍然维持着整齐的牙列。也许同第5章5-5描述的"前牙区和磨牙区拥有各自的排列空间[7-9]"有关。

[关于切牙替换期开始的扩弓治疗]

复查时异常指数（Irregularity index）显示，6例轻度病例在临床允许的范围内。尖牙间的拥挤量最大-2.9mm，最小0.0mm，平均-0.79mm。另外，本次列举的病例2、3、9、11在切牙替换期没做任何治疗。假设从混合牙列后期或恒牙列完成期开始矫正治疗，按照常规标准方丝弓的拔牙标准，一定会出现符合拔牙标准的病例，但最后移行到了非拔牙治疗。鉴于这些结论，我们可以认为从切牙替换期开始扩弓治疗非常有效。

■下颌尖牙间、磨牙间牙弓宽度变化的比较（图1，图2）

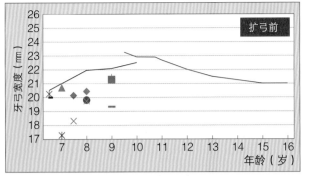

图1a 下颌尖牙间牙弓宽度，扩弓前。

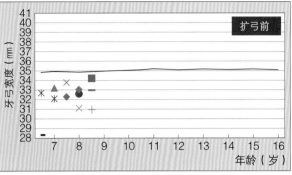

图2a 下颌磨牙间牙弓宽度，扩弓前。

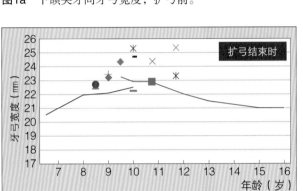

图1b 下颌尖牙间牙弓宽度，扩弓结束时。

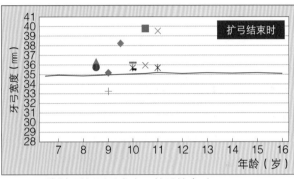

图2b 下颌磨牙间牙弓宽度，扩弓结束时。

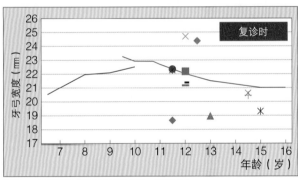

图1c 下颌尖牙间牙弓宽度，复诊时。

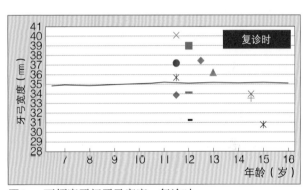

图2c 下颌磨牙间牙弓宽度，复诊时。

假设的验证

■病例1（图3）

下颌尖牙间牙弓宽度的变化量（mm）　a→b：＋1.9，b→c：−3.6，a→c：−1.7

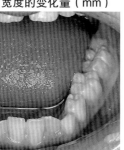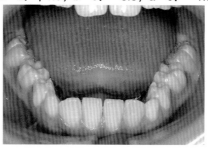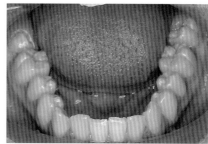

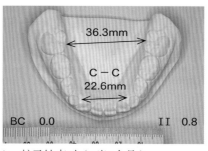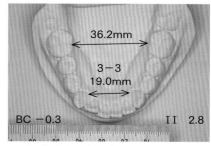

a　扩弓前（7岁3个月）。

b　扩弓结束时（8岁6个月）。

c　复诊时（12岁11个月）。

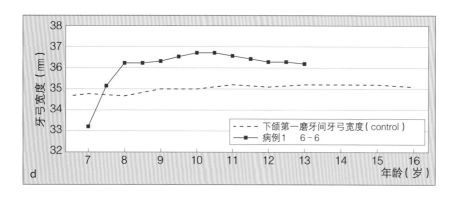

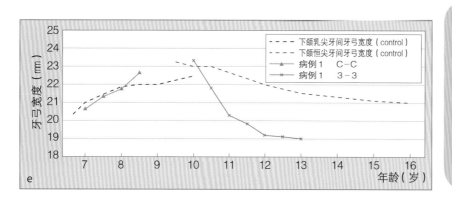

要点

病例1：本病例是第6章病例报告02。尖牙间牙弓宽度在乳尖牙未脱期间，比正常曲线有更大的扩弓量，恒尖牙萌出后宽度明显减少。复诊时，尖牙间牙弓宽度虽大幅减少，但意外地发现拥挤量很小。另外，第一磨牙间牙弓宽度比曲线有更大的扩弓量，并维持了扩弓效果。

■病例2（图4）

下颌尖牙间牙弓宽度的变化量（mm）　a→b：+6.1，b→c：−3.9，a→c：+2.2

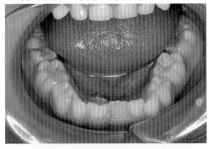

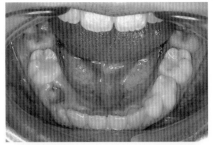

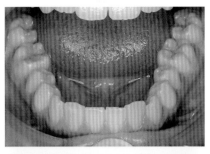

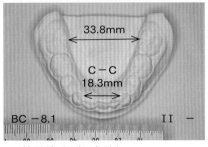

33.8mm
C－C
18.3mm
BC −8.1　　　　II －

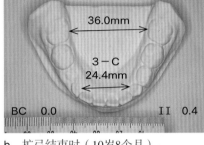

36.0mm
3－C
24.4mm
BC 0.0　　　　II 0.4

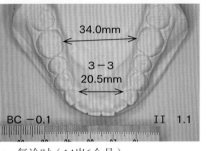

34.0mm
3－3
20.5mm
BC −0.1　　　　II 1.1

a　扩弓前（7岁6个月）。

b　扩弓结束时（10岁8个月）。

c　复诊时（14岁6个月）。

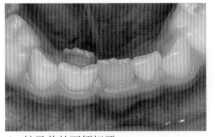

d　扩弓前的下颌切牙。

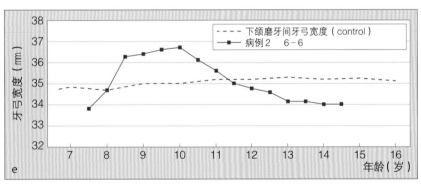

e

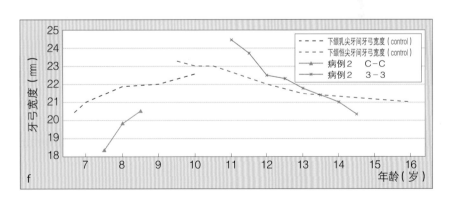

f

要点

病例2：本病例是第6章病例报告09。扩弓前左侧乳中切牙和侧切牙是融合牙，乳尖牙间几乎没有恒切牙3颗牙齿的萌出空间的重度拥挤病例。扩弓结束时切牙排列整齐，尖牙萌出时比图中宽度要宽。去除扩弓装置后宽度缩小，前牙未出现拥挤。扩弓装置去除后，第一磨牙间宽度在扩弓后获得了比图中更大的扩弓量，尖牙间宽度减少，呈现出不同于病例1的状态。

■病例3（图5）
下颌尖牙间牙弓宽度的变化量（mm） a→b：+5.9，b→c：−3.9，a→c：+2.0

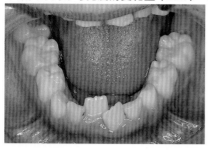
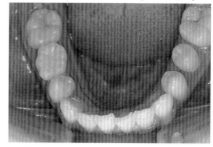
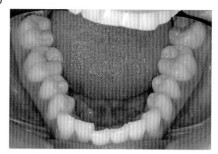

a 扩弓前（6岁4个月）。　　　　b 扩弓结束时（11岁1个月）。　　　c 复诊时（14岁10个月）。

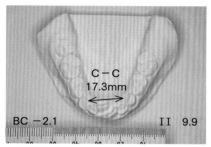

d 乳前牙连续拔除后，下颌切牙排齐时（7岁6个月）。

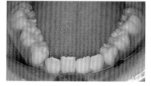

要点　病例3：本病例是第6章病例报告13。乳前牙连续拔除后扩弓的病例。乳前牙连续拔除后牙弓长度明显减少，由于恒尖牙的空间早期丧失，试图扩出减少的牙弓长度显得非常勉强。结果是复发量大于其他病例，牙弓整体变窄。

■病例4（图6）
下颌尖牙间牙弓宽度的变化量（mm） a→b：+2.8，b→c：−0.3，a→c：+2.5

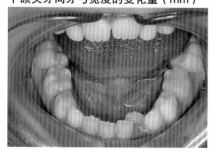
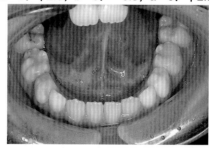
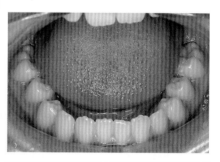

a 扩弓前（7岁10个月）。　　　　b 扩弓结束时（8岁6个月）。　　　c 复诊时（11岁5个月）。

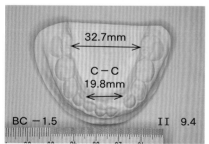
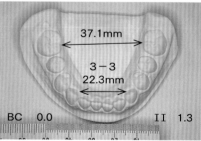

要点　病例4：本病例是第6章病例报告01。去除扩弓装置后尖牙间牙弓宽度保持很好的病例。第一磨牙间牙弓在装置去除后自然生长。

■病例5（图7）
下颌尖牙间牙弓宽度的变化量（mm） a→b：+2.0，b→c：-3.1，a→c：-1.1

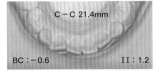

a　扩弓前（8岁4个月）。

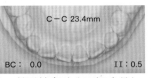

b　扩弓结束时（10岁8个月）。

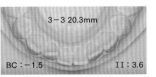

c　复诊时（14岁4个月）。

■病例6（图8）
下颌尖牙间牙弓宽度的变化量（mm） a→b：+4.7，b→c：-3.3，a→c：+1.4

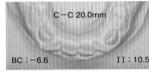

a　扩弓前（6岁9个月）。

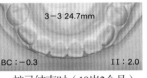

b　扩弓结束时（10岁2个月）。

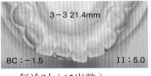

c　复诊时（12岁整）。

■病例7（图9）
下颌尖牙间牙弓宽度的变化量（mm） a→b：+3.0，b→c：-1.1，a→c：+1.9

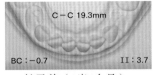

a　扩弓前（8岁4个月）。

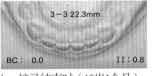

b　扩弓结束时（10岁1个月）。

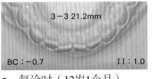

c　复诊时（12岁1个月）。

■病例8（图10）
下颌尖牙间牙弓宽度的变化量（mm） a→b：+3.1，b→c：-4.5，a→c：-1.4

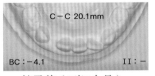

a　扩弓前（7岁6个月）。

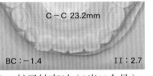

b　扩弓结束时（8岁11个月）。

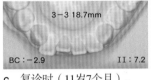

c　复诊时（11岁7个月）。

■病例9（图11）
下颌尖牙间牙弓宽度的变化量（mm） a→b：+1.7，b→c：-0.8，a→c：+0.9

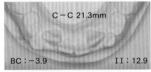

a　扩弓前（8岁4个月）。

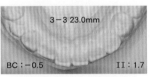

b　扩弓结束时（10岁5个月）。

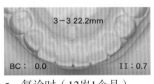

c　复诊时（12岁1个月）。

■病例10（图12）
下颌尖牙间牙弓宽度的变化量（mm） a→b：+3.9，b→c：0.0，a→c：+3.9

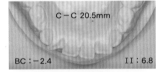

a　扩弓前（8岁整）。

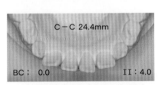

b　扩弓结束时（9岁4个月）。

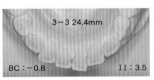

c　复诊时（12岁7个月）。

■病例11（图13）
下颌尖牙间牙弓宽度的变化量（mm） a→b：+5.7，b→c：-0.8，a→c：+4.9

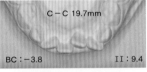

a　扩弓前（7岁10个月）。

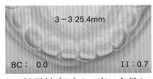

b　扩弓结束时（10岁10个月）。

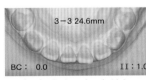

c　复诊时（11岁8个月）。

■病例12（图14）
下颌尖牙间牙弓宽度的变化量（mm） a→b：+5.2，b→c：-3.1，a→c：+2.1

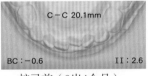

a　扩弓前（8岁4个月）。

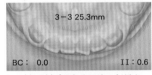

b　扩弓结束时（10岁1个月）。

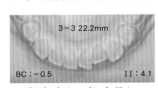

c　复诊时（12岁1个月）。

要点　前牙区复发到治疗前状态（病例5、7、8、10、12）的情况非常多见，邻面接触点弱的部位牙列紊乱，也有复发成不同状态的病例（病例6）。

第1章　1　咬合诱导
第2章　2　拥挤
第3章　3　下颌扩弓
第4章　4　上颌扩弓
第5章　5　于侧方牙群替换期在扩弓治疗的困难期在
第6章　6　全口扩弓的实际病例
第7章　7　扩弓治疗的验证
第8章　8　上下颌扩弓成功的关键

关于长期稳定性的参考文献

关于上颌扩弓，有快速扩弓、慢速扩弓，间歇力扩弓、持续力扩弓，固定式、可摘式等组合，能够设计出各种各样的扩弓装置，如今也仍在一边改良一边使用。因此，上颌扩弓长期稳定性的参考文献，不仅要把握住这些装置的特征，还要考虑扩弓开始的年龄、扩弓过程、扩弓结束的年龄、保持过程，去除保持装置的年龄等并进行比较研究。另外，还必须考虑患者的术前状况、扩弓量、复发量和宽度测量的标准点（牙尖顶点、牙颈部、窝沟等）（图1）。

表1、表2是笔者调查总结了描述上颌牙弓快速扩弓至慢速扩弓长期稳定性的主要论文[1-8]一览表。

以下笔者将通过上述的研究，加上其他文献对上颌扩弓逐一地进行讨论。

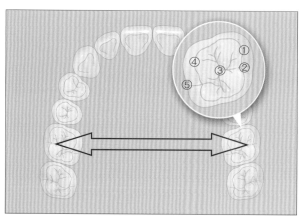

图1a 第一磨牙牙弓宽度的测量点。
①第一磨牙近中颊尖顶
②第一磨牙近中沟和颊侧边缘隆线的接点
③第一磨牙近中颊侧窝
④第一磨牙近中舌侧牙尖顶
⑤第一磨牙腭侧牙颈部最低点

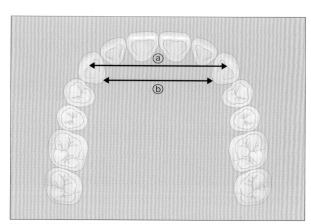

图1b 测量尖牙间牙弓宽度的标准点。
ⓐ牙尖
ⓑ腭侧牙颈部最低点

■上颌扩弓的长期稳定性

表1　关于上颌扩弓长期稳定性的主要论文（第一磨牙区）

作者	发表年度	文献No.	扩弓方式和装置	实验数量	治疗开始时间	扩弓结束时的扩弓量	扩弓维持量（复发量）	扩弓维持度（%）	测量标准点
Ferris T Alexander RG	2005	1	快速扩弓 Hyrax扩弓器	20	11.1岁	13.6岁 扩弓5.13mm	24.3岁 3.88mm（−1.25mm）	75.6	①
Linder– Aronson A Lindgren J	1979	2	快速扩弓 Hyrax扩弓器	23	14.4岁	2个月 扩弓5.86mm	5年后 3.55mm（−2.31mm）	60.6	不明
Moussa R	1995	3	快速扩弓 Haas扩弓器	55	12.1岁	15.7岁 扩弓6.9mm	30.2岁 5.6mm（−1.3mm）	81.2	①
Brust EW	1992	4	快速扩弓 McNamara扩弓器	146	8.5岁	9.3岁 扩弓5.8mm	11.8岁 4.9mm（−0.9mm）	85.1	⑤
Herold JS	1989	5	快速扩弓 Hyrax扩弓器	19	12.85岁	15.53岁 扩弓3.9mm	21.11岁 2.1mm（−1.8mm）	56.4	②
			慢速扩弓 Quad helix	20	12.39岁	14.92岁 扩弓4.6mm	19.38岁 2.4mm（−2.2mm）	52.2	②
			慢速扩弓 活动扩弓器	11	11.21岁	14.05岁 扩弓4.6mm	18.77岁 3.2mm（−1.4mm）	67.4	②
Schwarze CW	1972	6	慢速扩弓 活动扩弓器	109	不明	不明 扩弓3.65mm	不明 1.65mm（−2.00mm）	45.2	④
Huynh T kennedy DB Joondeph DR Bollen AM	2009	7	慢速扩弓 Haas扩弓器	57	8.1岁	9.2岁 扩弓5.3mm	13.2岁 4.0mm（−1.3mm）	75.5	③
			慢速扩弓 Quad helix	43	8.3岁	9.4岁 扩弓5.1mm	13.3岁 3.4mm（−1.7mm）	66.7	③
			慢速扩弓 Hyrax扩弓器	32	7.8岁	8.8岁 扩弓4.7mm	13.0岁 3.6mm（−1.1mm）	76.6	③
关崎	2011	8	慢速扩弓 Schwarz appliance	12	7.8岁	10.2岁 扩弓5.61mm	14.1岁 4.18mm（−1.43mm）	74.5	⑤

表2　关于上颌扩弓长期稳定性的主要论文（尖牙区）

作者	发表年度	文献No.	扩弓方式和装置	实验数量	治疗开始时间	扩弓结束时的扩弓量	扩弓维持量（复发量）	扩弓维持度（%）	测量标准点
Ferris T Alexander RG	2005	1	快速扩弓 Hyrax扩弓器	20	11.1岁	13.6岁 扩弓3.15mm	24.3岁 2.65mm（−0.44mm）	84.1	ⓐ
Linder– Aronson A Lindgren J	1979	2	快速扩弓 Hyrax扩弓器	22	14.4岁	2个月 扩弓2.19mm	5年后 0.88mm（−1.31mm）	40.2	不明
Moussa R	1995	3	快速扩弓 Haas扩弓器	55	12.1岁	15.7岁 扩弓4.6mm	30.2岁 2.7mm（−1.9mm）	58.7	ⓐ
Herold JS	1989	5	快速扩弓 Hyrax扩弓器	19	12.85岁	15.53岁 扩弓3.2mm	21.11岁 1.9mm（−1.3mm）	62.5	ⓐ
			慢速扩弓 Quad helix	20	12.39岁	14.92岁 扩弓2.1mm	19.38岁 1.3mm（−0.8mm）	61.9	ⓐ
			慢速扩弓 活动扩弓器	11	11.21岁	14.05岁 扩弓3.2mm	18.77岁 2.1mm（−1.1mm）	65.6	ⓐ
Schwarze CW	1972	6	慢速扩弓 活动扩弓器	105	不明	不明 扩弓1.77mm	不明 1.02mm（−0.75mm）	57.6	ⓐ
关崎	2011	8	慢速扩弓 Schwarz appliance	12	7.8岁	9.2岁* 扩弓3.98mm	14.1岁 1.88mm（−2.10mm）	47.2	ⓐ

*上颌双侧乳尖牙未脱时

第1章　1　咬合诱导

第2章　2　拥挤

第3章　3　下颌扩弓

第4章　4　上颌扩弓

第5章　5　扩弓治疗的困难期在于侧方牙群替换期

第6章　6　全口扩弓的实际病例

第7章　7　扩弓治疗的验证

第8章　8　上下颌扩弓成功的关键

上颌快速扩弓的理解

[快速扩弓期间]

快速扩弓期间，扩大螺旋已达到极限时为防止短时间内复发，一定要注意快速更换扩弓装置。花冈、坂井等[1]表明在快速扩弓期撤去装置时，上颌中切牙间的空间约3.0mm，而3小时后即变成约1.5mm，咬合型X线片观察到左右切牙孔间距离、上颌第一磨牙间扩弓量、颊侧倾斜量等在短时间内就会回到4天前的状态。

[快速扩弓结束时]

快速扩弓在2~3周即获得所需的扩弓量，治疗结束时也将同样快速复发。所以，从快速扩弓结束到腭中缝分离区被新生骨填满的数月时间，一定要持续使用扩大装置作为保持器使用或使用其他的保持装置。

[保持期间]

Storey[2-3]报道了在快速扩弓后腭中缝分离区形成的新骨，非常疏松薄弱。Ricketts RM[2]也描述快速扩弓的保持非常困难。花冈、坂井等[1]叙述到，快速扩弓也会引起牙冠颊侧倾斜，保持期间有复发到原倾斜度（舌侧倾斜）的倾向，即使长期保持也有复发的倾向。

将快速扩弓装置作为保持装置使用时，笔者有过扩大螺旋会自然反转回去后复发的病例。因此，为了维持扩弓量，最好使用自凝树脂固定扩弓螺旋以防逆旋。另外，腭中缝分离区新骨生长，去除保持装置后更换托槽装置。上腭应使用可摘式保持装置或放置腭杆等，尽可能地预防复发（图1，图2）。

[保持结束后]

如上所述，快速扩弓期间至保持期间都有快速复发的可能，保持结束后会复发多少呢？Krebs[4]描述，大多数保持结束的病例，治疗后4~5年确实有减少的记录。表1，2中记录了笔者调查扩弓后复发的论文。根据论文记载，宽度测量的标准点虽然有些不同（前项：图1），上颌第一磨牙间牙弓宽度的扩弓量为3.9~6.9mm，2.5年至大约10年的观察复诊发现扩弓量减少了0.9~2.31mm，扩弓维持度为85.1%~56.4%。同样，上颌尖牙间扩弓量为2.91~4.6mm，减少0.44~1.9mm，扩弓维持度是84.1%~40.2%。

[复发的对策]

如上所述，几乎所有的快速扩弓病例在整个治疗期间都会发生复发，因此在治疗过程中一定要考虑复发量。Haas[5-6]建议当扩大螺旋到达极限10.5~11.0mm时，继续扩弓至磨牙正锁合的过度治疗。McNamara等[5]主张上颌和下颌应该在维持磨牙接触状态下的最大限度扩弓。笔者在后节将通过病例介绍（第8章8-6），使用简单的活动扩弓器矫正治疗导致磨牙正锁𬌗、下颌后缩、深覆盖和咀嚼障碍。Haas的方法同样有产生失败的可能性，同Haas的扩弓量相比，笔者认为能维持上下颌咬合关系的McNamara等的扩弓量比较适宜[7]。

■从快速扩弓装置向托槽的转换

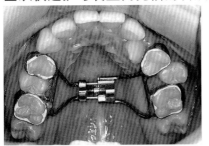

图1a 腭中缝分开部到新骨生成为止使用快速扩弓装置作为保持器保持。

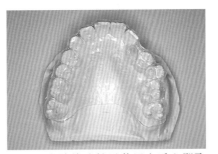

图1b 去除快速扩弓装置之后立即取印模，即刻制作透明保持器。

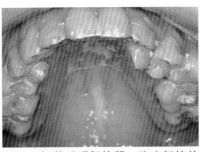

图1c 佩戴透明保持器，防止拥挤的复发。该病例制作了即刻透明保持器，佩戴至更换下一副快速扩弓器为止。

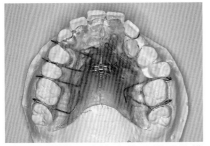

图1d 利用去除快速扩弓器后的模型，制作腭部基托类型的可摘式保持器。

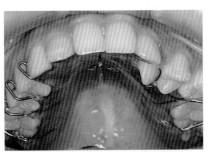

图1e 将透明保持器换成腭部基托类型的保持器。该装置含有扩大螺旋，在扩弓量少的情况下或出现复发的情况下，可继续扩弓。

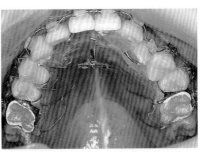

图1f 图2a~e尽可能地考虑减少复发，粘接托槽。

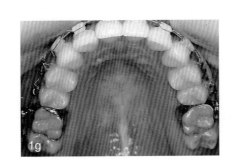

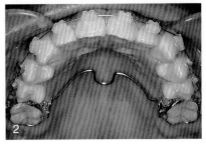

图1g 矫正结束之前。
图2 参考病例。扩弓后改用托槽矫正，为防止复发而使用腭杆的病例。

要点 腭中缝分开处新骨生成，从扩弓保持转为托槽矫正的情况下，应尽可能使用可摘式保持装置和腭杆等防止复发。图2a~g同第6章病例报告18为同一病例，从快速扩弓装置转为托槽装置，是笔者预防复发的方法。

第1章
1 咬合诱导

第2章
2 拥挤

第3章
3 下颌扩弓

第4章
4 上颌扩弓

第5章
5 扩弓治疗的困难期在于侧方牙群替换期

第6章
6 全口扩弓的实际病例

第7章
7 扩弓治疗的验证

第8章
8 上下颌扩弓成功的关键

7-10 上颌扩弓的长期稳定性·3慢速扩弓

上颌慢速扩弓的理解

[活动扩弓器的长期稳定性]

最近，在日本的一般临床医生（以下省略为GP）间流行活动扩弓器，海内外关于长期稳定性的文献几乎没有。在笔者能够调查的范围内，关于活动扩弓器长期稳定性的描述只有Herold JS[1]和Schwarze CW[2]的两篇文献（第7章7-8，表1，表2）。Herold JS的文献中记载了活动扩弓器是由扩弓螺旋和Coffin spring组成的扩弓装置，但没有详细的图解说明。Schwarze CW对侧方扩弓病例进行了长期追踪调查，但是并没有记载使用的是快速扩弓还是慢速扩弓。

但是，McNamara的文献[3]中记载了Schwarze CW的论文使用的是活动扩弓器，表上也有关于McNamara的文献记载。Schwarze CW和使用Schwarz appliance的Schwarz AM[4]并非同一个人。McNamara认为Schwarz appliance来源于Schwarze（≠Schwarz：发音也不同）的名字，不能否认Schwarze CW的扩弓装置可能是活动扩弓器。确切描述活动扩弓器长期稳定性的论文只有Herold JS仅有的11个病例的数据（数据值参考第7章7-8，表1，表2）。

[Quad helix的长期稳定性]

同活动扩弓器相比，Quad helix的临床报告和快速扩弓治疗前后的对比研究论文比较多见，但关于长期稳定性的文献几乎也没有。笔者仅调查

出Herold JS[1]的20个病例和Huynh T等[5]的43病例研究（参考第7章7-8，表1，表2）。

[Haas扩弓器，Hyrax扩弓器的长期稳定性]

最近出现的Haas扩弓器、Hyrax扩弓器等将原本用于快速扩弓的装置变成慢速扩弓装置，但相关病例报告更少。关于长期稳定性，笔者调查的范围内仅有Huynh T等[5]的Haas扩弓器、Hyrax扩弓器加上Quad helix比较研究的一篇论文，也只记载了术后约4年的观察经过。根据Huynh T等研究表明，无论使用Haas扩弓器、Hyrax扩弓器、Quad helix哪种慢速扩弓装置，几乎都能得到同样的结果（参考第7章7-8，表1，表2）。

[快速扩弓和慢速扩弓长期稳定性的比较]

Herold JS[1]描述了Hyrax扩弓器的快速扩弓、Quadhelix的慢速扩弓，活动扩弓器（扩大螺旋或带Coffin spring）的慢速扩弓等3种扩弓方法，所有装置治疗后都会出现复发，没有哪种装置存在特别的优势。这次，在笔者调查的所有关于快速扩弓和慢速扩弓的论文中（第7章7-8，表1，表2），由于研究方法和资料不同，不能得到数据间的统计学差异，同Herold的观察一样，在复发方面没有更好的扩弓装置。

另外，笔者发现这些数据根据各研究者扩弓后是否继续行矫正治疗（仅扩弓，只活动矫正，或转换为托槽装置）、治疗开始的时期、矫正力作用时间的长短、保持方法和保持时间的长短等有很大差异。

■Quad helix治疗的长期病例

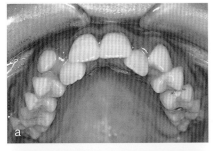

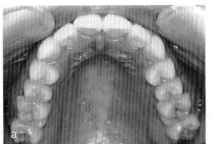

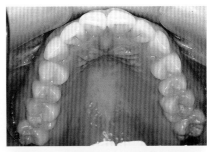

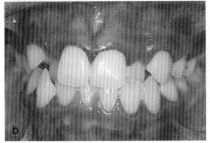

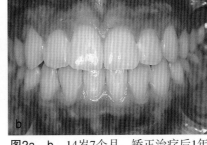

图1a，b　初诊时。11岁8个月。

图2a，b　14岁7个月。矫正治疗后1年2个月。

图3a，b　22岁3个月。矫正结束后8年10个月。

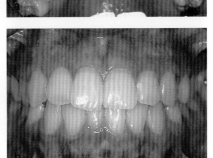

图4　Quad helix上颌扩弓。12岁整时。
图5　扩弓后，使用托槽装置矫正牙弓。12岁9个月时。

要点　有关Quad helix临床报告的论文很多，但关于长期稳定性的论文非常少。图1～图5为矫正结束后8年的病例，可见上颌牙列有少量狭窄倾向，在临床允许范围内。

第1章　1　咬合诱导

第2章　2　拥挤

第3章　3　下颌扩弓

第4章　4　上颌扩弓

第5章　5　扩弓治疗的困难期在于侧方牙群转换期

第6章　6　全口扩弓的实际病例

第7章　7　扩弓治疗的验证

第8章　8　上下颌扩弓成功的关键

7-11 上颌利用Schwarz appliance扩弓的验证·1

扩弓的优点、缺点

最近，在日本的GP间流行着各大口腔杂志都有介绍的基托式活动扩弓装置。但这些杂志只强调了扩弓的优点，几乎没有描述容易复发的缺点。另外，如前所述，全球范围内几乎没有关于活动扩弓器长期稳定性的记载。因此，笔者筛选了本院使用Schwarz appliance治疗后的12个病例，归纳了关于长期稳定性的数据，从各个角度进行分析[1]。

[患者信息]

患者开始治疗的时期在7岁整至8岁7个月，平均年龄是7岁9个月，切牙替换期的男生4名，女生8名，共计12名。来院时的主诉下颌切牙区拥挤的8名，上颌切牙区拥挤的1名，上下颌切牙区拥挤的3名（表1）。

[治疗方法]

所有的病例均可见牙弓狭窄倾向，有扩弓的必要性，使用Schwarz appliance扩弓。只有病例1和病例5在Schwarz appliance扩弓之后，换成托槽继续矫正。

[计测项目]

1. 上颌第一磨牙间牙弓宽度，上颌乳尖牙至恒尖牙间牙弓宽度

分成扩弓前、矫正结束时、复查时3个时期制

取患者模型并行测量。测量标志点参考迁野、町田等[1-2]的研究，以舌侧牙颈部最低点为基准点，由于测量尖牙间牙弓宽度时存在替牙转换，乳尖牙在扩弓结束时若未开始替换，即视为达到最大扩弓限度的时期。一侧或双侧的乳尖牙脱落，在扩弓量较少的情况继续扩大牙弓，获得足够的扩弓量后停止治疗，将该时期作为上颌第一磨牙牙弓宽度扩弓结束的时期。

另外，依照迁野、町田等的研究，使用了上颌第一磨牙牙弓间宽度，上颌乳尖牙至恒尖牙间牙弓宽度的数据值（第2章2-4）。

2. 上颌第一磨牙、牙轴、牙槽骨、腭部扩弓的变化

为调查Schwarz appliance扩弓病例中上颌第一磨牙倾斜度、牙槽骨、腭部的扩弓量，将6例石膏模型在通过双侧第一磨牙舌侧沟咬合平面的垂直面进行分割，画出横断面，比较扩弓前、矫正结束时、复查时的变化。将连接第一磨牙断面图的颊舌尖顶点的直线分为二等分界线设定为假想牙轴，对牙轴的变化进行比较。

以藤田等[3]的结论第一磨牙全长平均值19.2mm为参考值，连接颊舌牙尖顶点的直线和二等分界线的交点向根尖部以下20.0mm处设为假想根尖。

将扩弓前、矫正结束时、复查时测量分析重叠，连接左右第一磨牙舌尖顶点的直线的二等分线和腭部的交点设为基准点，重叠二等分线（第7章7-12记载）。

■Schwarz appliance的验证

表1　Schwarz appliance 的验证。患者的数据

	性别	主诉	a 扩弓前	b 矫正结束时	c 复诊时	治疗方案
病例 1	女子	下颌切牙区拥挤	7岁6个月	10岁1个月	15岁6个月	Schwarz appliance 扩弓，后托槽装置矫正
病例 2	男子	下颌切牙区拥挤	7岁10个月	7岁7个月	15岁10个月	Schwarz appliance 扩弓及牙列矫正
病例 3	女子	上下颌切牙区拥挤	8岁5个月	10岁8个月	17岁整	Schwarz appliance扩弓及牙列矫正
病例 4	女子	下颌切牙区拥挤	7岁6个月	10岁6个月	16岁3个月	Schwarz appliance扩弓及牙列矫正
病例 5	女子	上下颌切牙区拥挤	8岁7个月	12岁1个月	14岁2个月	Schwarz appliance扩弓，后托槽装置矫正
病例 6	男子	下颌切牙区拥挤	8岁整	11岁8个月	13岁11个月	Schwarz appliance扩弓及牙列矫正
病例 7	女子	下颌切牙区拥挤	7岁整	10岁4个月	13岁5个月	Schwarz appliance扩弓及牙列矫正
病例 8	女子	下颌切牙区拥挤	7岁9个月	8岁7个月	13岁整	Schwarz appliance扩弓及牙列矫正
症例 9	女子	上下颌切牙区拥挤	8岁6个月	10岁3个月	11岁7个月	Schwarz appliance扩弓及牙列矫正
病例 10	男子	下颌切牙区拥挤	7岁整	9岁3个月	11岁9个月	Schwarz appliance扩弓及牙列矫正
病例 11	男子	下颌切牙区拥挤	7岁8个月	9岁5个月	15岁2个月	Schwarz appliance扩弓及牙列矫正
病例 12	女子	上颌切牙区拥挤	7岁6个月	8岁5个月	11岁7个月	Schwarz appliance扩弓及牙列矫正
平均	男 4 女 8		7岁9个月	12岁2个月	14岁1个月	

第1章 1 咬合诱导

第2章 2 拥挤

第3章 3 下颌扩弓

第4章 4 上颌扩弓

第5章 5 扩弓治疗的困难期在于侧方牙群替换期

第6章 6 全口扩弓的实际病例

第7章 7 扩弓治疗的验证

第8章 8 上下颌扩弓成功的关键

从验证结果中学习

[结果和讨论]

1. 扩弓前

12例患者主诉都是切牙拥挤。不仅是上颌乳尖牙间牙弓宽度，上颌第一磨牙间牙弓宽度比迁野，町田等研究的平均值要小（表1，图1）。通过这些结果可以推断出上颌乳尖牙间牙弓宽度和上颌第一磨牙间牙弓宽度存在关联。在切牙区替换期前牙拥挤的情况下，磨牙区牙列狭窄的可能性也会更高[1]。

坂井[4]将乳牙列发展成错𬌗畸形的恒牙列，和发展成正常恒牙列的情况进行了比较，发现乳牙列上颌牙槽骨基底部的大小有差异，发展为错𬌗畸形的上颌牙槽基底部变小，特别是前部有所不同。另外，关于上颌乳尖牙间牙槽基底的发育规律，正常牙列和错𬌗畸形牙列十分类似（图5）。

McNamara JA[5]叙述到在混合牙列前期牙弓非常狭窄的情况下，第一磨牙区虽有生长潜力。也不能获得足够的空间。笔者从坂井和McNamara JA的报告中发现，切牙替换前期切牙拥挤，乳尖牙间的发育量少，即使在乳尖牙生长发育最旺盛的切牙替换期，也没有超过正常咬合生长量，只是普通生长，因此不会达到正常值，另外，笔者还推测到切牙区的拥挤和磨牙区的狭窄倾向会持续到侧方牙群替换期，甚至持续到恒牙列（图6）。

因此，当发现上颌牙槽骨基底部明显比正常牙列小时，为了恢复正常咬合的生长曲线，扩弓治疗非常有效。另外，考虑到复发量，要将扩弓量超出正常咬合的生长曲线，过矫正十分必要[1]。

2. 矫正治疗结束时

矫正治疗结束时，上颌第一磨牙间牙弓宽度增加了5.61mm，上颌乳尖牙间牙弓宽度增加了4.18mm。除了病例1以外，第一磨牙间牙弓宽度都比迁野、町田等研究的平均值大（表1，图1b，图2b）。如前一章节叙述的那样，扩弓量接近或达到正常咬合的生长曲线之上。

根据Schwarz appliance可摘式基托扩弓装置使牙齿倾斜移动的学说[1,6-7]，可以意外得出上颌第一磨牙按照牙轴、牙槽骨、腭部的顺序逐渐扩大的结果（图11）。在这次验证中，病例1和病例2为倾斜移动，旋转中心位于假想根尖附近的颊侧。但是，病例3和病例4的假想根尖间宽度比牙冠部更大，仅有少量的假想牙轴边舌侧倾斜边被扩大。病例5和病例6有部分颊侧倾斜移动，假想根尖间宽度也被扩大。像病例3、4、5、6这4个病例的变化并非倾斜移动，而是牙槽基底的扩宽导致了牙体整体移动。

高滨等[8]认为："使用可摘式基托矫正装置的慢速扩弓病例也可能效果不好，虽然腭部能扩开几毫米，也没有出现牙齿的倾斜移动。还有未能突破快速扩弓=平行移动、慢速扩弓=倾斜移动形式的病例。也有在慢速扩弓时，尽管腭中缝分离极少，但确实扩开的病例。"从高滨等的报告和笔者的病例来看。Schwarz appliance的上颌扩弓治疗，不只是发生通常认为的倾斜移动，似乎也存在牙体（平行）整体移动[1]。

表1　Schwarz appliance的验证，牙弓宽度的变化

	第一磨牙间牙弓宽度的变化量						尖牙间牙弓宽度的变化量					
	a扩弓前	a→b	b扩弓结束时	b→c	c复诊时	a→c	a扩弓前	a→b	b扩弓结束时	b→c	c复诊时	a→c
病例1	27.5	7.3	34.8	-2.8	32.0	4.5	22.7	2.6	25.3	1.5	26.8	4.1
病例2	31.1	5.3	36.4	-4.5	31.9	0.8	23.2	4.5	27.7	-3.9	23.8	0.6
病例3	31.2	4.4	35.6	-0.1	35.5	4.3	25.8	3.4	29.2	-3.4	25.8	0.0
病例4	34.0	3.2	37.2	-0.5	36.7	2.7	25.0	3.5	28.5	-1.4	27.1	2.1
病例5	33.5	7.5	41.0	-1.6	39.4	5.9	26.6	3.9	30.5	-3.1	27.4	0.8
病例6	29.7	9.6	39.3	-1.5	37.8	8.1	26.2	4.9	31.1	-3.2	27.9	1.7
病例7	31.0	6.0	37.0	-2.0	35.0	4.0	22.4	4.6	27.0	2.3	29.3	6.9
病例8	34.0	3.3	37.3	0.1	37.4	3.4	25.7	3.4	29.1	-2.3	26.8	1.1
病例9	34.0	4.0	38.0	-0.2	37.8	3.8	26.8	3.7	30.5	-3.0	27.5	0.7
病例10	32.3	6.2	38.5	-2.5	36.0	3.7	25.0	5.1	30.1	-4.8	25.3	0.3
病例11	32.1	6.4	38.5	-1.1	37.4	5.3	24.3	5.2	29.5	-1.3	28.2	3.9
病例12	33.5	4.1	37.6	-0.4	37.2	3.7	25.1	2.9	28.0	-2.6	25.4	0.3
平均	31.99	5.61	37.60	-1.43	36.17	4.18	24.90	3.98	28.88	-2.10	26.78	1.88

a→b，b→c，a→c为增减量。单位：mm。"b扩弓结束时"实际为c—c未脱时的最大扩弓量时期。

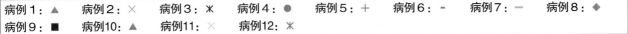

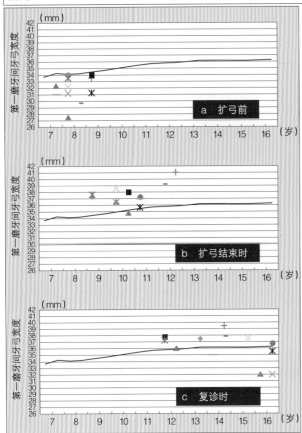

图1　第一磨牙间牙弓宽度。a.扩弓前。b.扩弓结束时。c.复诊时。

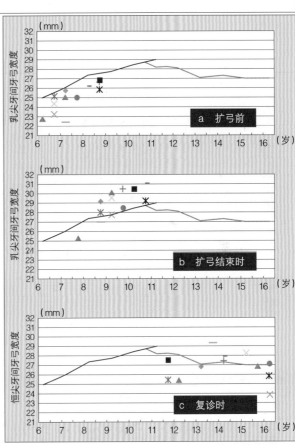

图2　乳尖牙间牙弓宽度。a.扩弓前。b.扩弓结束时。c.恒尖牙间牙弓宽度，复诊时。

3. 术后观察

术后结果显示，上颌第一磨牙间牙弓宽度增加5.61mm，复发1.43mm，扩弓量维持在4.18mm（最大扩大时的74.5%）。上颌乳尖牙间牙弓宽度被扩大3.98mm，复发2.10mm，扩弓维持量为1.88mm（最大扩弓时的47.2%）。但是，迁野、町田等[12]研究表明，尖牙间宽度从萌出时到20岁整仅生长0.28mm的状况来看（图4，表3），上颌第一磨牙间牙弓宽度从萌出时到14岁整生长了2.47mm，尽管后期生长量很少，可从萌出到20岁整也生长了2.58mm（图5，图6）。本次研究对象的治疗开始年龄约8岁，术后复诊时约14岁，根据迁野、町田的数据表明，在此年龄段上颌第一磨牙间牙弓宽度的增加量是1.95（2.47-0.52）mm。因此，如果考虑到生长量，那么扩弓维持量4.18mm-生长量1.95mm=实际扩弓维持量2.23mm。从混合牙列期到恒牙列期上颌扩弓的论文和病例报告来看，术后观察发现第一磨牙间保持了3mm左右的扩弓量，这几乎是单纯生长发育的量，笔者认为不能证明是扩弓治疗的成功（图7）。

测量第一磨牙间牙弓宽度时，12个病例中有6例比迁野、町田等研究的平均值要大，2例在平均值之上，4例在平均值以下（图1c）。尖牙间牙弓宽度上，3例比平均值大，4例在平均值水平，5例在平均值以下（图2c）。同第一磨牙间牙弓宽度相比，尖牙间牙弓宽度的复发量更大。磨牙区的复发量再多，由于前磨牙到磨牙是直线排列，即使有狭窄倾向，也通常不会被注意到。但是，前牙区即使1mm左右的复发也会通过拥挤和旋转被突显出来。另外，前牙如果没有拥挤，可能还会表现为前突。对患者、医生来讲，因为前牙区的复发表现明显，成为了扩弓治疗最大的缺憾（图8，图9）。

在术后观察时，上颌第一磨牙牙轴、牙槽骨、腭部不断扩大，治疗时的力量虽然有所不同，但实验中的6个病例都显示了同样的结果，所有的假想牙轴都向舌侧倾斜移动（图11）。但是，假想牙根间宽度比扩弓结束时增加，这是牙根颊侧转矩的结果（图12）。一是由于颊侧倾斜的上颌第一磨牙的舌侧牙尖与下颌对应的牙尖镶嵌，牙轴直立。二是同下颌复发一样，牙和牙槽骨会整体向舌侧复发。上颌第一磨牙区到20岁为止仅有少量的生长，随着牙槽底部的水平方向的生长，假想牙根尖间宽度增加。

笔者研究了上颌第一磨牙间牙弓宽度的数据，和表1中列举的Huynh T等[9]关于Haas扩弓器、Hyrax扩弓器加上Quad helix慢速扩弓3种装置的比较研究论文，治疗开始时、治疗结束时、术后观察期间的表现几乎相同，扩弓量、复发量、扩弓维持量也几乎相同。通过这些观察，笔者认为Schwarz appliance、Haas扩弓器、Hyrax扩弓器、Quad helix等各种慢速扩弓装置中没有哪个存在特别明显的优势。

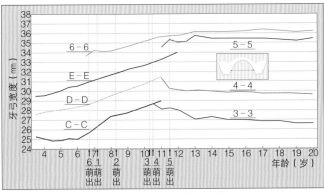

图3　上颌牙弓宽度的变化。根据文献[2]制作。

表2　上颌牙弓宽度的变化（mm）
参考文献[2]制作。

	萌出时	8岁整 生长量	14岁整 生长量	20岁整 生长量
上颌第一磨 牙间宽度	33.67 （6岁6个月）	34.19 0.52	36.14 2.47	36.25 2.58
上颌第二前 磨牙间宽度		34.53 （11岁整）	35.43 0.90	35.45 0.92
上颌第一前 磨牙间宽度		31.4 （11岁整）	29.97 −1.43	29.63 −1.77
上颌恒尖牙 间宽度		28.52 （10岁4个月）	27.27 −1.25	26.6 −1.92

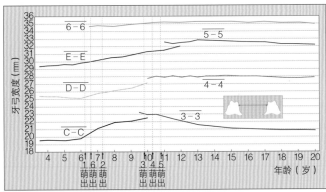

图4　下颌牙弓宽度的变化。参考文献[2]制作。

表3　下颌牙弓宽度的变化（mm）

	萌出时	8岁整 生长量	14岁整 生长量	20岁整 生长量
下颌第一磨 牙间宽度	34.67 （6岁6个月）	34.66 −0.01	35.28 0.61	34.95 0.28
下颌第二前 磨牙间宽度		32.56 （11岁整）	32.76 0.20	32.18 −0.38
下颌第一前 磨牙间宽度		27.71 （10岁整）	28.06 0.32	27.82 0.11
下颌恒尖牙 间宽度		23.24 （9岁8个月）	21.31 −1.93	20.78 −2.46

参考文献[2]制作。

■正常咬合和错𬌗畸形生长的区别

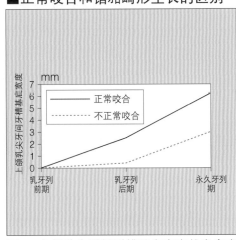

图5　上颌乳尖牙间牙槽基底宽度的发育变化。根据文献[4]改编。

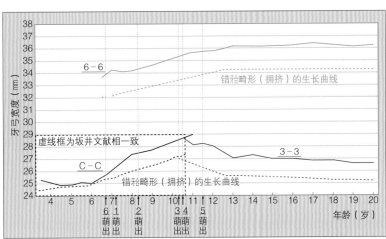

图6　实线是根据文献[2]改编，点线为错𬌗畸形（拥挤）的生长曲线。

要点　切牙替换前期切牙拥挤，乳尖牙间的发育量少。即使在乳尖牙生长发育最旺盛的切牙替换期，也没有超过正常咬合生长量的生长，只是普通生长，因此不会达到正常值。另外，笔者还推测到切牙区的拥挤和磨牙区的狭窄倾向会持续到侧方牙群替换期。

第1章　咬合诱导　1

第2章　拥挤　2

第3章　下颌扩弓　3

第4章　上颌扩弓　4

第5章　扩弓治疗的困难期在于侧方牙群替换期　5

第6章　全口扩弓的实际病例　6

第7章　扩弓治疗的验证　7

第8章　上下颌扩弓成功的关键　8

■Schwarz appliance 上颌扩弓的验证

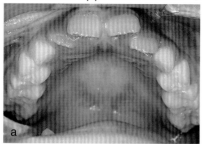

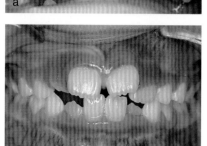

图7a，b　扩弓时，7岁9个月。

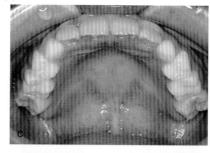

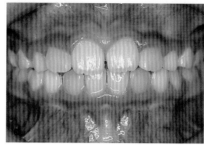

图7c，d　扩弓后，8岁7个月。

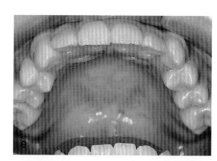

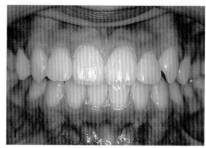

图7e，f　复诊时，13岁整。

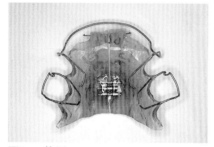

图7g　使用 Schwarz appliance。

 要点　表1中的8个病例为在乳牙未脱时期，对7岁9个月至8岁7个月的儿童开始使用Schwarz appliance进行全口扩弓治疗。在侧方牙群替换完成前一直使用扩弓器或其他保持器维持扩弓效果，再使用托槽矫治建立稳定咬合的病例。

■病例1

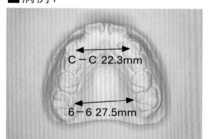

C－C 22.3mm
6－6 27.5mm

图8a　扩弓前，7岁6个月。

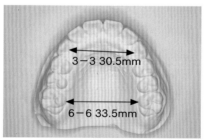

3－3 30.5mm
6－6 33.5mm

图8b　扩弓后，10岁9个月。

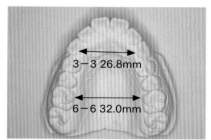

3－3 26.8mm
6－6 32.0mm

图8c　复诊时，15岁6个月。

■病例2

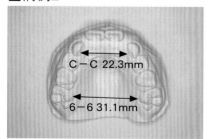

C－C 22.3mm
6－6 31.1mm

图9a　扩弓前，7岁10个月。

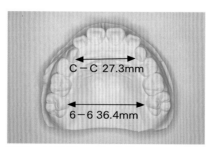

C－C 27.3mm
6－6 36.4mm

图9b　扩弓后，9岁7个月。

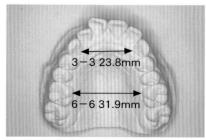

3－3 23.8mm
6－6 31.9mm

图9c　复诊时，15岁10个月。

■上颌第一磨牙、牙轴、牙槽骨、腭部扩弓的变化

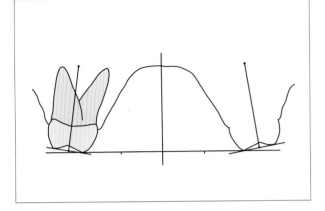

图10 使用Schwarz appliance的扩弓病例根据上颌第一磨牙、牙轴、牙槽骨、腭部的顺序依次扩大。按第一磨牙的左右舌侧沟的咬合平面的垂直面分割石膏模型，描绘横断面，进行扩弓前、治疗结束时、复诊时的比较。连接第一磨牙横断面的颊舌牙尖顶点连线的二等分线设定为假想牙轴，比较牙轴的变化。参考藤田等的第一磨牙全长的平均值19.2mm，从连接颊舌牙尖顶点直线和二等分线的交点到根尖部20.0mm处设为假想根尖。扩弓前、治疗结束时与复诊时的轨迹重叠，连接左右第一磨牙舌尖顶点直线的等分线和腭部的交点设为基准点，重叠等分线。

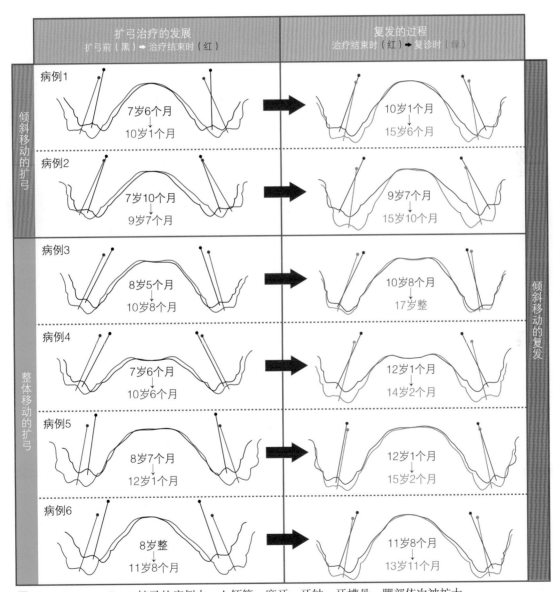

图11 Schwarz appliance扩弓的病例中，上颌第一磨牙、牙轴、牙槽骨、腭部依次被扩大。

■牙轴的变化

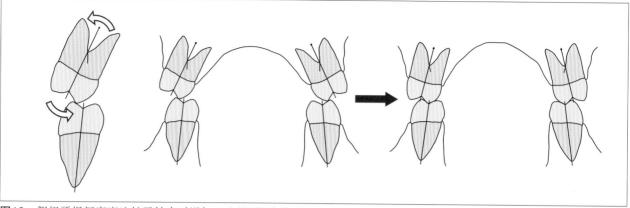

图12 假想牙根间宽度比扩弓结束时增加，这是牙根颊侧转矩的结果。一是由于颊侧倾斜的上颌第一磨牙的舌侧牙尖与下颌对应的牙尖嵌合，牙轴直立。二是同下颌复发一样，牙和牙槽骨会整体向舌侧复发。上颌第一磨牙区到20岁为止仅有少量的生长，随着牙槽底部的水平方向的生长，假想牙根尖间宽度增加。

Schwarz appliance 下颌扩弓病例的验证总结

＜Schwarz appliance下颌扩弓病例的验证＞

1 下颌尖牙间牙弓宽度（两侧尖牙舌侧颈部最低点间距离），最大扩弓量为3.84mm，复发2.38mm，维持1.46mm扩弓量。

2 使用接触点（Broken contact point）的方法计算尖牙扩弓量的方法更接近事实。扩弓量为2.75m，复发0.59mm，维持2.16mm扩弓量。

3 异常指数（Irregular index）法计算扩弓前的12个病例中，重度7例，中度3例，轻度2例。复诊时轻度6例，保持在临床允许范围内。

4 下颌磨牙间牙弓宽度扩大了4.15mm，复发1.19mm，维持2.96mm的扩弓量。

5 下颌磨牙间牙弓宽度也比尖牙间牙弓宽度扩弓量大，复发后，比尖牙间维持了较大的扩弓量。

＜Schwarz appliance上颌扩弓病例的验证＞

1 上颌第一磨牙间牙弓最大扩弓量5.61mm，复发1.43mm，维持扩弓量4.18mm。

2 上颌尖牙间牙弓最大扩弓量3.98mm，复发2.10mm，维持扩弓量1.88mm。

3 扩弓维持度上颌第一磨牙间牙弓是75.0%，上颌尖牙间牙弓47.5%，第一磨牙间比尖牙间扩弓复发量少。

4 上颌第一磨牙、牙轴、牙槽骨、腭部的扩弓变化，达到最大扩弓量时，6个病例中有2例牙齿颊侧倾斜移动，4例牙槽基底变宽，可见牙齿整体移动式的扩弓。

5 随着上颌第一磨牙、牙轴、牙槽骨、腭部的依次扩大，复发时所有的病例都表现为牙齿的倾斜移动。

参考文献

[7-1　矯正治療後の歯列は安定するのか？]

[1] Gorman JC. 中後忠男ほか（訳）. 矯正治療後の咬合の安定性と保定，第5章，小臼歯抜歯が矯正治療後の下顎切歯位置の長期安定性に及ぼす影響. 東京：医歯薬出版，1995；77-91.

[2] 福原達郎. アレキサンダー研究会10年シンポジウム：矯正治療結果の長期安定性を求めて. 矯正臨床ジャーナル 1994；10(9)：11-40.

[3] 福原達郎. 歯列矯正がよくわかる本. 東京：主婦の友社，2006.

[4] Nanda R, Burstone CJ. 中後忠男ほか（訳）. 矯正治療後の咬合の安定性と保定. 東京：医歯薬出版，1995.

[5] 関崎和夫. 咬合誘導－下顎歯列弓拡大を検証する1～4. the Quint-essence 2009；28(3)：70-80, 28(4)：82-90, 28(5)：94-112, 28(6)：84-98.

[6] Little RM. The irregularity index : a quantitative score of mandibular anterior alignment. Am J Orthod 1975；68(5)：554-563.

[7] Little RM, Wallen TR, Riedel RA. Stability and relapse of mandibular anterior alignment-first premolar extraction cases treated by traditional edgewise orthodontics. Am J Orthod 1981；80(4)：349-365.

[8] Little RM, Riedel RA, Artun J. An evaluation of changes in mandibular anterior alignment from 10 to 20 years postretention. Am J Orthod Dentofacial Orthop 1988；93(5)：423-428.

[9] Little RM, Riedel RA, Stein A. Mandibular arch length increase during the mixed dentition : postretention evaluation of stability and relapse. Am J Orthod Dentofacial Orthop 1990；97(5)：393-404.

[10] Little RM. Stability and relapse of dental arch alignment. Br J Orthod 1990；17(3)：235-241.

[11] Little RM. Stability and relapse : early treatment of arch length deficiency. Am J Orthod Dentofacial Orthop 2002；121(6)：578-581.

[12] Little RM. 中後忠男ほか（訳）. 矯正治療後の咬合の安定性と保定，第6章，歯列の排列状態の安定性と後戻り. 東京：医歯薬出版，1995；93-102.

[13] 岩垣宏. 矯正歯科学の実際. 東京：歯苑社出版，1926.

[7-2　後戻りは下顎前歯部がもっとも多い！]

[1] 関崎和夫. 咬合誘導－下顎歯列弓拡大を検証する1～4. the Quint-essence 2009；28(3)：70-80, 28(4)：82-90, 28(5)：94-112, 28(6)：84-98.

[2] Little RM, Riedel RA, Stein A. Mandibular arch length increase during the mixed dentition : postretention evaluation of stability and relapse. Am J Orthod Dentofacial Orthop 1990；97(5)：393-404.

[3] Little RM. 中後忠男ほか（訳）. 矯正治療後の咬合の安定性と保定，第6章，歯列の排列状態の安定性と後戻り. 東京：医歯薬出版，1995；93-102.

[4] 福原達郎. アレキサンダー研究会10年シンポジウム：矯正治療結果の長期安定性を求めて. 矯正臨床ジャーナル 1994；10(9)：11-40.

[5] 福原達郎. 歯列矯正がよくわかる本. 東京：主婦の友社，2006.

[6] Walter DC. Comparative changes in mandibular canine and first molar widths. Angle Orthod 1962；32(4)：232-241.

[7] Gorman JC. 中後忠男ほか（訳）. 矯正治療後の咬合の安定性と保定，第5章，小臼歯抜歯が矯正治療後の下顎切歯位置の長期安定性に及ぼす影響. 東京：医歯薬出版，1995；77-91.

[8] Alexander RG. Evidence based long-term stability. 矯正臨床ジャーナル 2005；21(6)：11-56.

[9] Greenfield RL. 賀久浩生（訳）. 非抜歯矯正. 東京：Oral Care，1999.

[10] 中村道. 保定，長期経過症例から再考する：臨床矯正医が思う保定と治療後の安定. 甲北信越矯正歯科学会雑誌 2000；8(1)：11-14.

[7-3　下顎前歯部に後戻りが多いのはなぜか？]

[1] 関崎和夫. 咬合誘導－下顎歯列弓拡大を検証する1～4. the Quint-essence 2009；28(3)：70-80, 28(4)：82-90, 28(5)：94-112, 28(6)：84-98.

[2] 辻野啓一郎，町田幸雄. 幼児期から青年期にいたる歯列弓幅径の成長発育に関する累年的研究. 小児歯誌 1997；35(4)：670-683.

[3] 町田幸雄. 交換期を上手に利用した咬合誘導. 第1版. 第1刷. 東京：一世出版，2011.

[4] Little RM, Riedel RA, Stein A. Mandibular arch length increase during the mixed dentition : postretention evaluation of stability and relapse. Am J Orthod Dentofacial Orthop 1990；97(5)：393-404.

[5] Little RM. 中後忠男ほか（訳）. 矯正治療後の咬合の安定性と保定，第6章，歯列の排列状態の安定性と後戻り. 東京：医歯薬出版，1995；93-102.

[6] Greenfield RL. 賀久浩生（訳）. 非抜歯矯正. 東京：Oral Care,1999.

[7] 中村道. 保定，長期経過症例から再考する：臨床矯正医が思う保定と治療後の安定. 甲北信越矯正歯科学会雑誌 2000；8(1)：11-14.

[8] Hopkins JB, Murphy J. Variations in good occlusions. Angle Orthod 1971；41(1)：55-65.

[7-4　下顎前歯部の後戻り その他の要因・1]
[7-5　下顎前歯部の後戻り その他の要因・2]

[1] 町田幸雄. 交換期を上手に利用した咬合誘導. 第1版. 第1刷. 東京：一世出版，2011.

[2] 関崎和夫. 咬合誘導－下顎歯列弓拡大を検証する1～4. the Quint-essence 2009；28(3)：70-80, 28(4)：82-90, 28(5)：94-112, 28(6)：84-98.

[3] Bishara SE, Chanda JM, Potter RB. Stability of intercanine width,over bite, and overjet correction. Am J Orthod 1973；63(3)：588-595.

[4] Björk A. Facial development and tooth eruption. An implant study at the age of puberty. Am J Orthod 1972；62：339-383.

[5] Lundeen HC, Gibbs CH. 藤本隆平（監訳）. The Function of Teeth：現代咬合論の原点. 東京：医歯薬出版，2007.

[6] 福原達郎. 矯正臨床のワン・ポイント・アドバイス(4)下顎前歯叢生のリラップスー何故起こるのか，どう治すのかー. 一般臨床医矯正研究会 1992；4：36-39.

[7] 池田和己ほか. Roth orthodontics : Philosophy and case reports. ロス・ウィリアムス・スタディークラブ・イン・ジャパン. 2003.

[7-6　下顎拡大症例の検証・1 その方法]
[7-7　下顎拡大症例の検証・2 その結果]

[1] 関崎和夫. 咬合誘導を考える. 叢生治療の現在：下顎歯列弓拡大について（Ⅰ～Ⅲ）. the Quintessence 2003；22(9)：157-169, 22(10)：177-191, 22(11)：187-199.

[2] 関崎和夫. 咬合誘導－下顎歯列弓拡大を検証する1～4. the Quint-essence 2009；28(3)：70-80, 28(4)：82-90, 28(5)：94-112, 28(6)：84-98.

[3] 坂井正彦. 咬合誘導：いつ，なにを，なぜするか：10. 切歯交換期の諸問題：叢生 乳犬歯は抜歯か非抜歯か. 小児歯科臨床 2003；8(10)：77-85.

[4] 栗原三郎. やさしい歯の移動テクニック 基礎編. 第1刷. 東京：デンタルリサーチ社，1995：14-16.

[5] 辻野啓一郎，町田幸雄. 幼児期から青年期にいたる歯列弓幅径の成長発育に関する累年的研究. 小児歯誌 1997；35(4)：670-683.

[6] Little RM. The irregularity index : A quantitative score of mandibular anterior alignment. Am J Orthod 1975；68(5)：554-563.

[7] 町田幸雄. 誌上シンポジウム 最近の"日本人の顎"は小さくなっているのか？，軟食摂取と永久歯列排列の関係. 日本歯科評論 1998；672：53-61，.

[8] 町田幸雄. 成長発育を考慮したこれからの咬合誘導. 22 咬合誘導の最重要時期，混合歯列期. 日本歯科評論 2001；61(5)：151-159.

[9] 町田幸雄. 交換期を上手に利用した咬合誘導. 第1版. 第1刷. 東京：一世出版，2011.

[7-8　上顎拡大の長期安定性・1]

[1] Ferris T, Alexander RG, Boley J, Buschang PH. Long-term stability of combined rapid palatal expansion-lip bumper therapy followed by full fixed appliance. Am J Orthod Dentofacial Orthop 2005；128(3)：310-325.

[2] Linder-Aronson S, Lindgren J. The skeletal and dental effects of rapid maxillary expansion. Br J Orthod 1979；6(1)：25-29.

[3] Moussa R, O'Reilly MT, Close JM. Long-term stability of rapid palatal expander treatment and edgewise mechanotherapy. Am J Orthod Dentofacial Orthop 1995；108(5)：478-488.

[4] McNamara JA. 宮島邦彰（訳）. 黒田敬之（監訳）. 混合歯列期の矯正治療. 第3刷. 東京：東京臨床出版，2000.

第1章 1 咬合诱导
第2章 2 拥挤
第3章 3 下颌扩弓
第4章 4 上颌扩弓
第5章 5 扩弓治疗的困难期在于侧方牙群替换期
第6章 6 病例 全口扩弓的实际
第7章 7 扩弓治疗的验证
第8章 8 的关键 上下颌扩弓成功

[5] Herold JS. Maxillary expansion : a retrospective study of three methods of expansion and their long-term sequelae. Br J Orthod 1989 ; 16(3) : 195-200.

[6] Schwarze CW. Expansion and relapse in long follow-up studies. Trans Eur Orthod Soc 1972 : 263-274.

[7] Huynh T, Kennedy DB, Joondeph DR, Bollen AM. Treatment response and stability of slow maxillary expansion using Hass,Hyrax, and Quad-helix appliances : A retrospective study. Am J Orthod Dentofacial Orthop 2009 ; 136(3) : 332-339.

[8] 関崎和夫. 上顎歯列弓拡大を考える1〜3. the Quintessence 2010 ; 29(10) : 86-94, 2011 ; 30(2) : 104-117, 30(4) : 120-137.

[7—9 上顎拡大の長期安定性・2 急速上顎拡大]

[1] 花岡宏, 坂井哲夫. 上顎急速拡大法の研究 Ⅰ〜Ⅲ. 日矯歯誌 1978 ; 37(1) : 56-68, 37(3) : 278-294, 306-314.

[2] Ricketts RM. Bioprogressive technique and theraphy. Quad helix Appliance の展開. 第六刷. 東京：ロッキーマウンテンモリタ, 2000.

[3] Storey E. Tissue response to the movement of bones. Am J Orthod 1973 ; 64(3) : 229-247.

[4] Zachrisson BU. 上顎拡大：長期安定性とスマイルエステティクス. 矯正臨床ジャーナル 2002 ; 18(7) : 21-29.

[5] McNamara JA. 黒田敬之(監訳). 歯科矯正治療と顎顔面矯正治療. 初版第1刷, 東京：東京臨床出版, 2006.

[6] Haas AJ. The treatment of maxillary deficiency by opening the midpalatal suture. Angle Orthod 1965 ; 35 : 200-217.

[7] 関崎和夫. 上顎歯列弓拡大を考える1〜3. the Quintessence 2010 ; 29(10) : 86-94, 2011 ; 30(2) : 104-117, 30(4) : 120-137.

[7—10 上顎拡大の長期安定性・3 緩徐上顎拡大]

[1] Herold JS. Maxillary expansion : A retrospective study of three methods of expansion and their long-term sequelae. Br J Orthod 1989 ; 16(3) : 195-200.

[2] Schwarze CW. Expansion and relapse in long follow-up studies. Trans Eur Orthod Soc 1972 : 263-274.

[3] McNamara JA. 宮島邦彰(訳). 黒田敬之(監訳). 混合歯列期の矯正治療 第3刷. 東京：東京臨床出版, 2000.

[4] Schwarz AM. Gebissregelung mit platen. Vienna : Urban& Schwarzenberg, 1938.

[5] Huynh T, Kennedy DB, Joondeph DR, Bollen AM. Treatment response and stability of slow maxillary expansion using Hass,Hyrax, and Quad-helix appliances : A retrospective study. Am J Orthod Dentofacial Orthop 2009 ; 136(3) : 332-339.

[6] 関崎和夫. 上顎歯列弓拡大を考える1〜3. the Quintessence 2010 ; 29(10) : 86-94, 2011 ; 30(2) : 104-117, 30(4) : 120-137.

[7—11 Schwarz appliance による上顎拡大の検証・1]

[7—12 Schwarz appliance による上顎拡大の検証・2]

[1] 関崎和夫. 上顎歯列弓拡大を考える1〜3. the Quintessence 2010 ; 29(10) : 86-94, 2011 ; 30(2) : 104-117, 30(4) : 120-137.

[2] 辻野啓一郎, 町田幸雄. 幼児期から青年期にいたる歯列弓幅径の成長発育に関する累年的研究. 小児歯誌 1997 ; 35(4) : 670-683.

[3] 藤田恒太郎(原著). 桐野忠大(改定). 歯の解剖学 第2版. 東京：金原出版, 1978.

[4] 坂井正彦. 咬合誘導―いつ, なにを, なぜするか― : 子どもたちの口腔内を診て考えておくこと(1). 小児歯科臨床 2002 ; 7(11) : 84-91.

[5] McNamara JA. 宮島邦彰(訳). 黒田敬之(監訳). 混合歯列期の矯正治療 第3刷. 東京：東京臨床出版, 2000.

[6] 神山光男. 上顎の拡大. 歯界展望 1972 ; 39(4) : 593-599.

[7] 関崎和夫. 咬合誘導を考える. 叢生治療の現在：下顎歯列弓拡大について(Ⅰ〜Ⅲ). the Quintessence 2003 ; 22(9) : 157-169, 22(10) : 177-191, 22(11) : 187-199.

[8] 高濱靖英ほか. 拡大ネジ, Ⅳ. 考察と結論. 日矯歯誌 1971 ; 30(2) : 261-269.

[9] Huynh T, Kennedy DB, Joondeph DR, Bollen AM. Treatment response and stability of slow maxillary expansion using Hass,Hyrax, and Quad-helix appliances : A retrospective study. Am J Orthod Dentofacial Orthop 2009 ; 136(3) : 332-339.

第**8**章

上下颌扩弓成功的关键

8-1 下颌扩弓成功的关键

怎样稳定下颌扩弓的效果呢?

下颌前牙部的拥挤治疗,除了必须扩弓3mm以上的困难病例外,通过扩弓来消除拥挤都不是难题。但保持扩弓效果是最难的事情[1-2]。那么,下颌扩弓后怎样才能稳定牙列呢?除了对下颌扩弓这种治疗方法的研究外,很多正畸医生为得到矫正治疗后长期稳定性也进行了相关研究和发表。其中,Gorman[3]发表了减少下切牙复发可能性的有效手段,"维持稳定性的12个关键点"(表1)。除此之外,笔者认为在扩弓时应考虑以下事项[1-2]。

[选择适合扩弓的病例]

①下颌乳尖牙间的拥挤度在3.0mm以下的拥挤病例适合扩弓治疗。

②下颌乳尖牙间的拥挤度在3.0mm以上的情况,基本上是拔除前磨牙,以托槽装置行全口矫正为前提,让恒尖牙间牙弓宽度增加 2～3mm程度进行扩大。这样的病例从开始就不能以非拔牙为目标。

③适合轻度狭窄的牙弓中磨牙牙轴舌侧倾斜病例。拥有正常牙轴牙弓在扩弓时易产生的颊侧倾斜、咬合不稳定和口腔周围软组织不协调,这些很容易成为复发的原因。

[选择扩弓时期]

①下前牙扩弓的最佳时期为:从下颌切牙替牙期到下颌恒尖牙萌出时牙弓宽度的生长发育旺盛期。

②下颌恒尖牙萌出后由于下颌尖牙间牙弓宽度是负生长,矫正后的复发量大。因此,下颌恒尖牙萌出后,通过矫正力增加下颌尖牙间牙弓宽度,需要尽可能停留在最小极限。

[确立紧密的咬合]

①扩弓后,第二磨牙从萌出到建立紧密咬合期间一定要行治疗管理。

②扩弓后,第二磨牙萌出到确立紧密的咬合前,如果下前牙出现拥挤再发的倾向,趁着症状轻的时候,立即行再矫正。遵守以上的事项,在多数病例中"矫正治疗后的下颌尖牙间牙弓稳定化"被认为是可能实现的。

表1 Gorman 的使下颌切牙区稳定的12个关键点。引用文献[3]

1. 尽可能使用序列拔牙法，在混合牙列前期使用唇挡（Lip bumper）使下颌切牙自然移动排齐

2. 下颌切牙的扭转尽量在早期就进行过矫正治疗

3. 治疗初期和保持时进行片切（牙冠近远中宽度的削减和牙冠形态的修整）可增加稳定性

4. 功能治疗中避免下颌尖牙间宽度的扩大

5. 除了面型上不适合拔牙的情况外，下颌牙列的拥挤在4mm或以上的病例需要拔除前磨牙

6. 牙齿移动量越大越容易复发，这种情况下有必要过矫正治疗

7. 在不损害患者面型的情况下，可以让下颌切牙直立到90°

8. 在移动的治疗中调整咬合平面，过矫正深覆𬌗

9. 严重扭转的牙齿需行牙槽嵴纤维切除术

10. 生长结束后保持下颌牙列

11. 拆除矫正装置当时佩戴保持装置

12. 采用重视面貌审美性的治疗法，根据情况有必要永久保持

■下颌前牙区扩弓的适宜时期（图1）

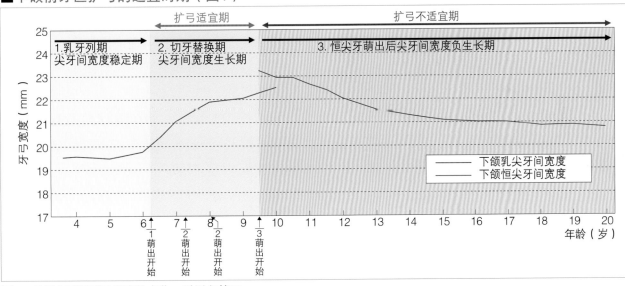

图1 下颌尖牙间牙弓宽度的变化。引用文献[4]。

8-2 在切牙替换期开始扩弓！

从拥挤治疗到拥挤预防

为了得到"矫正治疗后下颌尖牙间牙弓的稳定"，下颌恒尖牙萌出后，对矫正治疗开始时就存在的下颌前牙拥挤，要以从矫正力的作用到保持的治疗观点来寻求最佳解决策略。从前面Little[1-2]所述和多数矫正专业医生的报告得知这是相当困难的[3]。因此笔者对"矫正治疗开始就存在的下颌前牙拥挤"不治疗，而是去除拥挤刚开始发生时的要因，遵循着深田[4-5]定义的咬合诱导的理念（第1章1-1，图1）寻求矫正早期治疗的解决策略。即从拥挤治疗到拥挤预防这一观念的转换。

下颌尖牙间宽度决定4颗切牙的整齐状态！

通过X线片确定恒尖牙的萌出过程，多数的下颌恒尖牙牙胚会沿着侧切牙牙根和牙冠的远中邻接面诱导萌出（图1～图3）。如果下颌4颗切牙存在拥挤，恒尖牙将在狭窄的牙弓宽度中萌出；如果下颌4颗切牙不存在拥挤，多数情况下恒尖牙则拥有足够的萌出空间。可见，萌出时的下颌恒尖牙间牙弓宽度几乎是由侧切牙远中邻面间宽度来决定的。也就是说，从下颌切牙替换期（混合牙列前期）到恒尖牙萌出时，是下颌尖牙间牙弓宽度的生长发育旺盛期，消除下颌4颗切牙的拥挤，诱导恒尖牙牙胚从侧切牙远中邻接面，在足够的尖牙间牙弓宽度的位置萌出非常重要（图1～图3）。笔者认为，即使会有少量复发，为了"矫正治疗后下颌尖牙间牙弓的稳定性"，下颌恒尖牙在足够的空间萌出至关重要。

另外，在成人牙列缺损修复时，下颌尖牙区是口内残存率很高的部分，同时也是种植治疗时重要的埋入部位。因为下颌尖牙部的骨组织状态比其他部位要好，矫正专业医生在拔除前磨牙、下颌恒尖牙远移治疗时，也非常重视使下颌尖牙移动的支抗（固定源）。通常认为下颌恒尖牙的骨质较好，为此在混合牙列后期，其萌出位置在牙槽骨内稳定后，有必要使用较大的力使下颌尖牙移动或前牙区扩弓，相对的，其反作用即复发量也比较大。所以笔者认为，下前牙的拥挤治疗从下颌恒尖牙牙胚阶段，即切牙替换期开始非常有意义。此时不需要使用较强的力，就能够自然诱导恒尖牙正常萌出。

■下颌尖牙宽度由4颗切牙的牙列状态决定

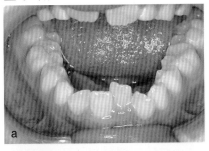
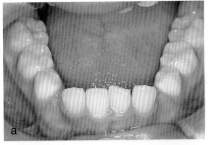
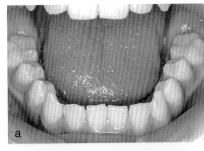

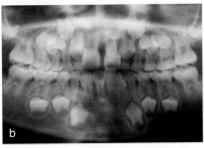
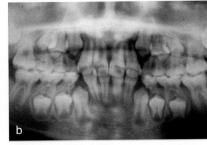
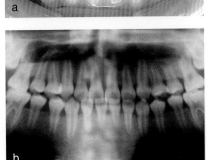

图1a，b　7岁10个月。　　　　图2a，b　9岁8个月。　　　　图3a，b　12岁2个月。

要点　　下颌恒尖牙牙胚在侧切牙牙根和牙冠的远中邻面被诱导萌出，刚萌出的下颌恒尖牙间牙弓宽度基本是由侧切牙远中邻面间宽度决定。在下颌尖牙间牙弓宽度的生长发育旺盛期消除下颌4颗切牙的拥挤，从而诱导恒尖牙牙胚在足够的牙弓宽度间萌出十分重要。

第1章
1
咬合诱导

第2章
2
拥挤

第3章
3
下颌扩弓

第4章
4
上颌扩弓

第5章
5
于侧方牙群替换期
扩弓治疗的困难期在

第6章
6
病例
全口扩弓的实际

第7章
7
扩弓治疗的验证

第8章
8
的关键
上下颌扩弓成功

8-3 下颌恒尖牙萌出后的扩弓易复发！

下颌恒尖牙萌出后不要再扩宽尖牙间牙弓

很多矫正专家指出恒牙列完成后的矫正治疗，矫正力作用期间不改变治疗前的下颌尖牙间牙弓宽度，是防止保持后复发的重要因素[1-4]。下颌前牙拥挤病例，无论在矫正力作用中拔牙或非拔牙，下颌尖牙间牙弓宽度常常被扩大[5]，在拔除前磨牙时沿着牙弓，将下颌尖牙向远中移动，即使是少量的移动也会扩大下颌尖牙间的牙弓宽度（第7章7-2）。下颌恒尖牙萌出后，下颌尖牙间牙弓宽度是负生长，下颌恒尖牙间距离被扩大矫正，从而变成了逆向力量的矫正，矫正后复发量大。也就是说，下颌恒尖牙萌出后，需要尽量减小矫正力作用时的下颌尖牙间牙弓宽度的增加。

恒牙列完成后，被认为是强行增加了下颌尖牙间牙弓宽度的非拔牙扩弓矫正的文献随处可见，而保持方法和矫正后长期观察的文献几乎没有。这种恒牙列完成后的非拔牙扩弓矫正，不保持就希望"矫正治疗后的下颌尖牙间牙弓稳定化"是无稽之谈，必须行下颌尖牙间的永久保持或一生佩戴夜间可摘式保持器。

下颌恒尖牙萌出后的复发对策

笔者在下颌切牙区行矫正治疗时，下颌尖牙萌出时扩弓基本结束，上下颌恒尖牙、第一前磨牙、第二前磨牙的侧方牙群完成替换之前，使用带扩弓螺旋的可摘式保持器保持。在保持期间下颌4颗切牙出现拥挤倾向时，旋转扩弓螺丝继续扩弓，消除早期的拥挤。但在下颌恒尖牙萌出后，扩弓量如前所述，尽可能控制在最小限度内。侧方牙群完全替换后，常在上下颌咬合紧密时摘除可摘式保持器。如果可能，尽量在上下颌第二磨牙萌出、恒牙列咬合紧密前佩戴可摘式保持器。

上下颌第二磨牙萌出后，恒牙列咬合密切时，下前牙复发超出想象的严重病例，可对下颌尖牙间行局部矫正（MTM）治疗。这种情况下，不增加下颌尖牙间牙弓宽度，对尖牙、侧切牙、中切牙行最小限度的邻面去釉，使下前牙的牙冠宽度变小排齐牙列（图1）。此时，用MTM方法，根据患者适应情况，可使用粘托槽、佩戴有钢丝的保持器或透明压模保持器来矫正（图2，图3）。

恒牙列完成后，为达到"矫正治疗后下颌尖牙间牙弓的稳定性"，Alexander、高木等去除3-3保持器后，对下前牙进行邻面去釉，使下颌尖牙间牙弓宽度减小，保持长期的稳定性。恒牙列完成复查时，若确认下颌前牙区有复发倾向，选择下前牙邻面去釉，定期观察。另外，如前所述复诊时复发严重的病例可在下颌尖牙间行MTM治疗。

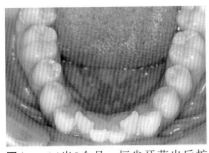

图1a　14岁8个月。恒尖牙萌出后扩弓，复发。

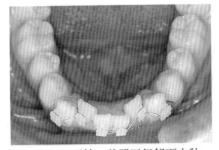

图1b　MTM开始，前牙区行邻面去釉。

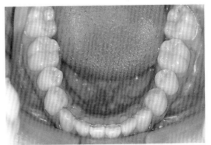

图1c　MTM结束，固定保持器保持。

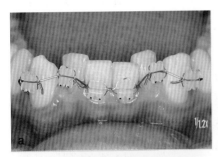

图2a，b　复发后的MTM-托槽矫正法。

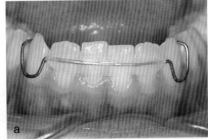

图3a，b　复发后的MTM-弹性保持器（spring retainer）法。

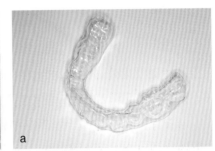

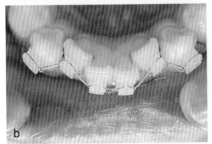

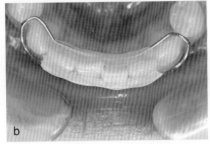

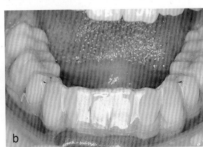

图4a，b　复发后的MTM—透明保持器法。

要点

图1a～c是下颌恒尖牙萌出后的扩弓，由于治疗后没戴保持器导致早期复发的病例（第6章病例报告15）。复发后为扩大下颌尖牙间牙弓宽度，最小限度邻面去釉，后MTM排齐下颌前牙。笔者在恒牙列完成后的复诊时，发现下颌前牙区有复发倾向，行下颌前牙邻面片切，减少下颌尖牙间牙弓宽度，并定期观察。另外，对于复诊时复发严重的病例，可在下颌尖牙间用托槽矫正、弹性保持器（spring retainer）或透明保持器行MTM治疗。

8-4　上下颌扩弓后，建立紧密的咬合最难！

怎样达到紧密咬合呢？

扩大上下颌牙弓时，最难的是建立紧密的咬合。无论怎样的病例，相比于单纯只针对上颌扩弓，下颌同时进行扩弓会更简单。但是上下颌必须有咬合。为使矢状向不变成单颌或双颌前突，水平向不变成左右偏颌，要定期关注上下颌的咬合关系。另外，在此基础上必须建立紧密的上下颌咬合关系。

国内扩弓支持派发表了使用基托矫治器扩弓，但扩弓后又不能建立紧密的咬合关系而结束治疗的病例。而扩弓治疗后，即使咬合不紧密通过自然咀嚼也能确立密切咬合关系的极端论点也有。相反，扩弓否定派的病例报告中，在切牙替换期扩弓后，让侧方牙群自然替换，导致到第二磨牙萌出完成时出现了完全复发，得出否定扩弓治疗结论的报告也有。

以上两个报告都是对侧方牙群替换期的牙、牙列、牙槽骨的生长发育和对该时期的咬合诱导认识不足。由于侧方牙群替换期牙齿之间的咬合嵌合不够，容易导致咬合不稳定。这个时期，牙齿自然地替换，特意被扩大的牙列在短时间内找不到稳定的咬合位置导致复发（参考第5章）。至少要在第三磨牙萌出或拔牙前经常或者间断性地保持。在确认有拥挤再发倾向时，立即扩弓，再矫正治疗，维持被扩大的牙弓，在确定建立了密切的咬合前必须治疗管理。

不仅仅是扩弓治疗，在所有矫正治疗中确立密切的咬合关系是获得长期稳定性最基础的部分。无视这些不可能得到矫正后的长久稳定。笔者认为，为得到紧密的咬合，至少要采取必要的标准方丝弓矫治法和肌功能矫正等手段，如果术者只掌握了活动矫正治疗的技术或扩弓等技术，就不应该进行扩弓等矫正治疗[1-3]。

扩弓很简单，但建立紧密咬合很难！

■病例1：扩弓后，用托槽建立紧密咬合（图1~图5）

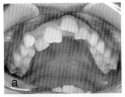
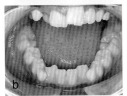
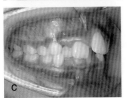

图1a~c　初诊时。

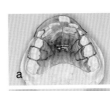
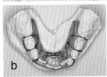

扩弓简单

图2a，b　Schwarz app-liance。

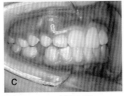
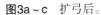

图3a~c　扩弓后。

建立紧密咬合难！

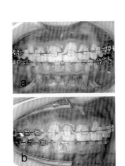
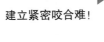

图4a，b　托槽矫正。

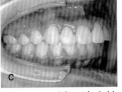

图5a~c　矫正治疗结束时。

■病例2：扩弓后，功能性矫治器矫正矢状向咬合关系，建立紧密咬合（图6~图10）

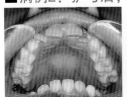
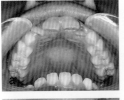
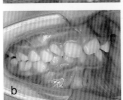

图6a，b　初诊时。

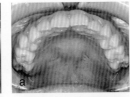
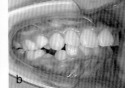

图7a，b　扩弓后。

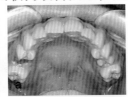
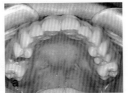
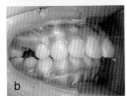

图8a，b　上颌前突。

建立紧密咬合难！

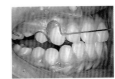

图9　功能矫正时。

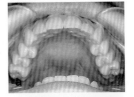
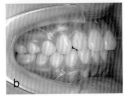

图10a，b　矫正治疗结束时。

8-5 使用简易活动扩弓器的注意点

不是所有的病例都能用活动扩弓器治疗

随着托槽固定矫治法的发展，活动扩弓器几乎不被大学机构和正畸专科医生关注。大约从1995年开始，随着活动扩弓器进行非拔牙扩弓矫正治疗的书籍和口腔商业杂志投稿的增多，使用可摘式基托矫治器的矫正治疗开始在日本的全科医生中流行[1]。

从需要进行扩弓治疗的复杂病例中观察发现，有必要结合拔牙、托槽法、唇挡等治疗手段的病例很多。但是，勉强使用单一的活动矫治器而不拔牙的文献随处可见，笔者对此感到非常担忧。

Graber TM在著作[2]中描述道："当时（1960），可摘式基托矫正装置无论在欧洲还是在美国，是给那些没接受过矫正专科教育的非专业医生使用的装置。另外，几乎所有认为治疗成功的病例都是活动矫治器的支持者们选择性列举出来效果好的病例。""这些可摘式装置看起来是可以被很多临床医生利用的简单装置，实际上非常困难。"

当时（1960）的状况，在日本口腔界经过了50年也几乎没得到改变。没接受过托槽固定矫治教育的口腔医生，使用活动矫治器进行治疗的情况有所增加。日本矫正治疗的整体水平也因此变得糟糕，笔者非常担忧（图1，图2）。

活动矫治器的矫正治疗在有些病例上不比托槽法差，能发挥其良好效果的病例也有许多。而不能按想象移动牙齿、发现调整十分困难的病例也存在。想要所有的病例都用通过活动矫治器治疗是不可能的，在病例的选择上还是要慎重。

Graber TM在同一著作中叙述道："有些时候，正确地选择病例、用正确的技术手段治疗的话，使用活动矫治器会更简单。经常出现的问题反而减少，治疗效果也会更加显著。""在抑制和预防错𬌗畸形的领域中，活动矫治器起到了重要的作用。"另外，Eirew也描述道："自如地从3种治疗方式，即简单的活动矫治器、功能矫正装置、托槽法中，根据需要选择适合的方法能得到更有效的治疗效果。"如果使用活动矫治器，笔者希望大家可以将Graber TM和Eirew[1-2]的箴言牢记在心，慎重地使用。

使用简易活动扩弓器的注意点

■初诊时 诊断为拔牙病例……

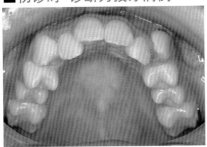

图1a 上颌前牙区中度拥挤。

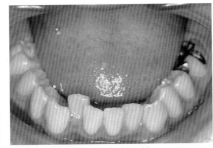

图1b 下颌前牙区中度拥挤。

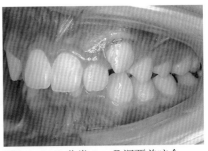

图1c Angle分类class Ⅱ深覆盖咬合。

图1d 侧貌。
图1e 头颅侧位片。

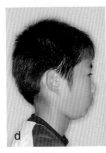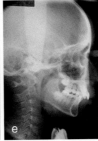

	初诊时
FMA	26.5
FMIA	51.5
IMPA	102.0
SNA	79.0
SNB	72.0
ANB	7.0
Y-axis	66.5
U1 to L1	120.0

 要点　上图的病例10岁2个月时来院希望矫正。模型分析、头颅侧位片分析结果后，诊断为拔除上下颌第一前磨牙。在向患者家长说明治疗方案之后没再来院就诊。

■之后，在他医院（GP）行不拔牙矫正治疗

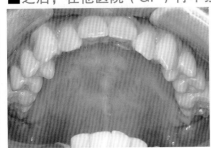

图2a 上颌使用活动扩弓器扩弓。

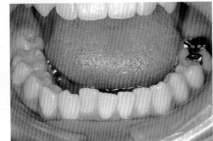

图2b 使用活动扩弓器扩弓。

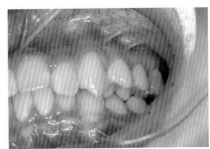

图2c 左侧磨牙正锁𬌗。

图2d 下颌后缩。
图2e 覆盖增加。
图2f 深覆𬌗+咬龈。

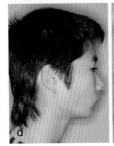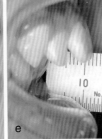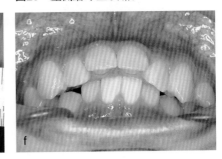

 要点　3年后，在称能不拔牙矫正的其他医院（GP）治疗后，以"完全咬合不上"为主诉再来本院。上颌通过活动扩弓器扩弓后呈正锁𬌗，下颌后缩，上颌覆盖更加明显。

8-6 咬合诱导开始前

咬合诱导不是简单的矫正

很多全科医生（General Practitioner：以下省略为GP）认为咬合诱导是"在儿童期的简单矫正"很容易开展。但咬合诱导（狭义）绝不是简单的矫正。例如1～2颗牙的错𬌗畸形，大多在生长发育期的矫正过程中不能预测其生长。经常听到GP咬合诱导失败中途放弃，移交给正畸专科医生治疗的例子。但是，作为医生决对不能允许这种行为。

在行咬合诱导（狭义）时，要像儿童口腔专业医生一样熟知儿童的牙齿、牙列、牙槽骨、咬合的生长发育，在移动牙齿时正畸专科医生具备的诊断能力和矫正技术是必不可少，为了掌握这些需要不断地努力。如果全科医生（GP），在自知不是正畸专科医生的情况下，应该慎重地考虑自己的矫正技术、能力等，不要盲目进行咬合诱导。对于GP分辨病例的能力来说，冷静地判断自己的矫正技术能力更难，如果感到不安或不确定，还是从一开始就什么都不做，完全交给正畸专科医生比较好。

活动矫治器治疗的优缺点

在行咬合诱导（狭义）时，应掌握标准方丝弓法等基本的矫正治疗方法。因为简单仅使用活动矫治器治疗的GP较多见。无论什么病例都不考虑拔牙，而是勉强使用活动矫治器这种治疗方法的文献和书籍随处可见。只考虑简单地利用活动矫治器治疗，只能让患者受到伤害。

在某些病例中活动矫治器矫正治疗优于托槽矫正法，的确能发挥出完美效果。但活动矫治器不能移动目标牙齿，调整的时候往往会意外地困难，需熟练掌握。活动矫治器不能进行所有的治疗，应该选择适合的病例。另外，活动矫治器矫正治疗途中会遇到极限的情况，需要立即换成托槽矫正法、功能矫正或其他方法来治疗，或同正畸专科医生密切联合治疗十分必要。

不要轻易地进行扩弓非拔牙矫正治疗

从尽可能保留牙齿的观点来看，矫正治疗希望MI（微创）、患者和口腔医生双方都希望不拔牙治疗的情况越来越多。

为达成不拔牙矫正治疗，不可避免地要扩大牙弓。无论是上颌扩弓还是下颌扩弓，上下颌必须有咬合。矢状向不要变成单颌前突或双颌前突，水平向也不能左右偏颌，垂直向不能开𬌗或深覆𬌗，要时刻注意上下颌咬合关系。另外，在此基础上还必须达到上下颌紧密咬合。

但是，无限制地扩弓致使磨牙出现反𬌗的情况也出现过。笔者非常担忧这种草率的扩弓非拔牙矫正治疗。从Tweed[2-3]的拔牙标准开始，最低限度地学习拔牙标准的判断、分析和稳定咬合的基本矫正技术等。即使患者有强烈的不拔牙愿望，口腔医生本身也有不拔牙治疗的想法，但也要根据实际情况判断是否可以行扩弓非拔牙矫正治疗。

另外，最近熟知托槽矫正法的正畸专科医生之间也流行扩弓非拔牙矫正治疗。在重度拥挤的病例中，不顾个人原有的理想牙弓形态，强行扩弓的文献也随处可见。矫正治疗结束后，长期保持扩弓后牙弓形态的文献却很少见。上颌扩弓后相对稳定，但下颌牙弓复发量大。下颌恒尖牙完全萌出后扩弓的病例，该部位的复发量比其他任何部位都大，为保持扩弓效果，需要在下颌尖牙间永久保持，或是一生在夜间像穿睡衣一样佩戴可摘式保持装置。

但是，扩弓非拔牙矫正治疗预后稳定的证据非常少，仍然是必须谨慎使用的治疗手段。

咬合诱导和快速矫正

最近正畸界的话题是牙周外科手术和Corti-cotomy联合使用的快速矫治器：提倡使用PAOO（Periodontally Accelerated Osteogenic Orthodontics）

和轻摩擦力（Low Friction），尽量降低托槽的摩擦力，缩短矫正周期的快速矫正。但是，为什么要急于这样快速进行矫正治疗呢？比这更重要的，是帮助更多类似的患者解决错𬌗畸形的困扰。另外，很多患者和家长从儿童时期就开始关注和在意错𬌗畸形的问题，医生要做的事情还有很多。

患者和口腔医生双方对咬合诱导的认识都要花时间和精力，多数正畸专科医生非常了解被批评的事情。尽可能在短时期内完成最小限度的矫正治疗是理想的。但是，缓慢的治疗过程，随着儿童的生长发育，预防龋病和牙周病、完成健全的恒牙列的需求也越来越明显。这让大家再次重新考虑深田提倡的咬合诱导的理念。笔者认为，患者、家长和口腔医生，寻求悠闲的慢节奏生活和健康的时代正在到来。

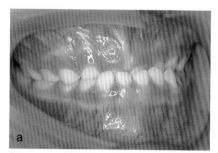
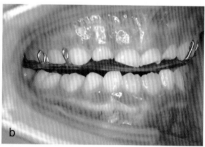
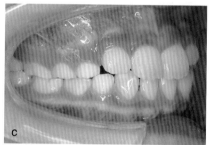

图1a～c 乳牙列的反𬌗治疗，有可能通过在切牙替换期前进行合适的咬合诱导，得到改善。纠正反𬌗后也不能完全放心。青春期后的第二次生长期在大部分情况下无法进行预测，有必要慎重地进行长时间观察。

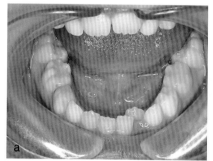
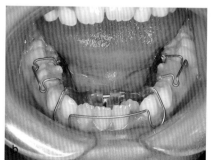
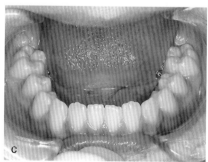

图2a～c 扩弓治疗要选择合适的病例、合适的时期、合适的方法。特别是恒尖牙萌出后的下颌尖牙间的扩弓，易出现散隙，扩弓治疗结束后复发量多，应在恒尖牙萌出前扩弓。另外，不是所有的病例都可以使用活动矫治器进行不拔牙治疗，也应考虑在将来移行为拔除前磨牙—托槽矫正法的基础上，行扩弓非拔牙矫正治疗。

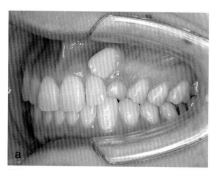
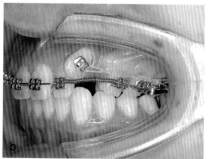
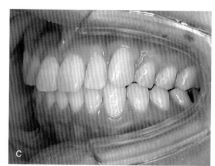

图3a～c MTM不是简单的矫正治疗。虽然看上去很简单，但如果支抗控制不好，也会导致牙齿没有向预想的方向移动，从而破坏咬合关系。希望GP一定要在正畸专科医生的指导下，或有协同治疗的情况下进行治疗。

参考文献

[8−1　下顎拡大の成否のポイント]

[1] 関崎和夫. 咬合誘導を考える. 叢生治療の現在：下顎歯列弓拡大について（Ⅰ～Ⅲ）. the Quintessence 2003；22（9）：157 - 169, 22（10）：177 - 191, 22（11）：187 - 199.

[2] 関崎和夫. 咬合誘導−下顎歯列弓拡大を検証する1～4. the Quintessence 2009；28（3）：70 - 80, 28（4）：82 - 90, 28（5）：94 - 112, 28（6）：84 - 98.

[3] Gorman JC. 中後忠男ほか（訳）. 矯正治療後の咬合の安定性と保定. 第5章. 小臼歯抜歯が矯正治療後の下顎切歯位置の長期安定性に及ぼす影響. 東京：医歯薬出版, 1995；77 - 91.

[4] 辻野啓一郎, 町田幸雄. 幼児期から青年期にいたる歯列弓幅径の成長発育に関する累年的研究. 小児歯誌 1997；35（4）：670 - 683.

[8−2　下顎拡大は切歯交換期に！]

[1] Little RM, Riedel RA, Stein A. Mandibular arch length increase during the mixed dentition. postretention evaluation of stability and relapse. Am J Orthod Dentofacial Orthop 1990；97（5）：393 - 404.

[2] Little RM. 中後忠男ほか（訳）. 矯正治療後の咬合の安定性と保定, 第6章, 歯列の排列状態の安定性と後戻り. 東京：医歯薬出版, 1995；93 - 102.

[3] 関崎和夫. 咬合誘導−下顎歯列弓拡大を検証する1～4. the Quintessence 2009；28（3）：70 - 80, 28（4）：82 - 90, 28（5）：94 - 112, 28（6）：84 - 98.

[4] 深田英朗. 咬合誘導（Dentur Guidance）の一手段としての小児補綴. 小児歯誌 1963；1（1）：115 - 120.

[5] 中村孝, 町田幸雄. 小児歯科カラーアトラス. 2 胎生期の小児歯科. 初版第1刷. 東京：東京臨床出版, 2009；9.

[8−3　下顎永久犬歯萌出後の拡大は後戻りが多い！]

[1] Gorman JC. 中後忠男ほか（訳）. 矯正治療後の咬合の安定性と保定. 第5章. 小臼歯抜歯が矯正治療後の下顎切歯位置の長期安定性に及ぼす影響. 東京：医歯薬出版, 1995；77 - 91.

[2] Alexander RG. Evidence based long−term stability. 矯正臨床ジャーナル 2005；21（6）：11 - 56.

[3] 高木伸治. 非抜歯にて治療を行なったアングルⅡ級, 前歯部叢生の長期観察症例. 臨床家のための矯正 Year Book '08. 東京：クインテッセンス出版, 2008；13 - 22.

[4] 関崎和夫. 咬合誘導−下顎歯列弓拡大を検証する1～4. the Quintessence 2009；28（3）：70 - 80, 28（4）：82 - 90, 28（5）：94 - 112, 28（6）：84 - 98.

[5] Walter DC. Comparative changes in mandibular canine and first molar widths. Angle Orthod 1962；32（4）：232 - 241.

[8−4　上下顎拡大後, 咬合の緊密化がもっとも難しい！]

[1] 関崎和夫. 咬合誘導を考える. 叢生治療の現在：下顎歯列弓拡大について（Ⅰ～Ⅲ）. the Quintessence 2003；22（9）：157 - 169, 22（10）：177 - 191, 22（11）：187 - 199.

[2] 関崎和夫. 咬合誘導−下顎歯列弓拡大を検証する1～4. the Quintessence 2009；28（3）：70 - 80, 28（4）：82 - 90, 28（5）：94 - 112, 28（6）：84 - 98.

[3] 関崎和夫. 上顎歯列弓拡大を考える1～3. the Quintessence 2010；29（10）：86 - 94, 2011；30（2）：104 - 117, 30（4）：120 - 137.

[8−5　安易な床矯正による拡大は要注意！]

[1] 関崎和夫. 咬合誘導を考える. 叢生治療の現在：下顎歯列弓拡大について（Ⅰ～Ⅲ）. the Quintessence 2003；22（9）：157 - 169, 22（10）：177 - 191, 22（11）：187 - 199.

[2] Graber TM, Neumann B. 中後忠男（訳）. グレーバー＆ノイマン　可撤式矯正装置の臨床. 東京：医歯薬出版, 1984；1 - 38.

[8−6　咬合誘導を始める前に]

[1] 関崎和夫. なぜ, いま咬合誘導なのか　一生涯, カリエスフリー・歯周病フリーで健康的なクオリティーライフを過ごすために. the Quintessence 2010；29（1）：115 - 118.

[2] Tweed CH. Indication for extraction of teeth in orthodontic procedure. Am J Othod & Surg 1944；31：405 - 428.

[3] 榎恵（監修）. 歯科矯正学, 第2版. 第1編　総論, 10. 症例分析法4. 頭部X線規格写真による分析法. 3. Tweed 法. 東京：医歯薬出版, 1979；185 - 187.

著者の主な執筆集 ＜咬合誘導関連＞

[1] 関崎和夫. 咬合誘導を考える. 叢生治療の現在：下顎歯列弓拡大について（Ⅰ）. the Quintessence 2003；22（9）：157‐169.

[2] 関崎和夫. 咬合誘導を考える. 叢生治療の現在：下顎歯列弓拡大について（Ⅱ）. the Quintessence 2003；22（10）：177‐191.

[3] 関崎和夫. 咬合誘導を考える. 叢生治療の現在：下顎歯列弓拡大について（Ⅲ）. the Quintessence 2003；22（11）：187‐199.

[4] 関崎和夫. 疾病減少の近未来を見据えた"包括的予防型歯科医院"の構築. the Quintessence 2007；26（5）37‐47.

[5] 関崎和夫. 永久歯萌出異常. デンタルダイヤモンド 2007；1：25‐26.

[6] 関崎和夫. 永久歯萌出異常. Dd 診断力てすと 第4集. 東京：デンタルダイヤモンド社，2008；121‐122.

[7] 関崎和夫. 咬合誘導―下顎歯列弓拡大を検証する 1. 後戻りの要因（前編）. the Quintessence 2009；28（3）：70‐80.

[8] 関崎和夫. 咬合誘導―下顎歯列弓拡大を検証する 2. 後戻りの要因（後編）. the Quintessence 2009；28（4）：82‐90.

[9] 関崎和夫. 咬合誘導―下顎歯列弓拡大を検証する 3. 下顎犬歯間歯列弓安定のための仮説と検証. the Quintessence 2009；28（5）：94‐112.

[10] 関崎和夫. 咬合誘導―下顎歯列弓拡大を検証する 4. 下顎犬歯間歯列弓安定のための考察. the Quintessence 2009；28（6）：84‐98.

[11] 関崎和夫. なぜ，いま咬合誘導なのか 一生涯，カリエスフリー・歯周病フリーで健康的なクオリティーライフを過ごすために. the Quintessence 2010；29（1）：115‐118.

[12] 関崎和夫. 上顎歯列弓拡大を考える―第1報―上顎歯列弓拡大の歴史. the Quintessence 2010；29（10）：86‐94.

[13] 関崎和夫. 上顎歯列弓拡大を考える―第2報―上顎歯列弓拡大の種類とその特徴. the Quintessence 2011；30（2）：104‐117.

[14] 関崎和夫. 上顎歯列弓拡大を考える―第3報―上顎歯列弓拡大の長期安定性. the Quintessence 2011；30（4）：120‐137.

[15] 関崎和夫. 咬合誘導―健全な永久歯列に導くために. 日本歯科評論 2011；822：51‐61.

[16] 関崎和夫. なぜ歯列弓の拡大が必要なのか？. 別冊 the Quintessence 臨床家のための矯正 YEAR BOOK '11. 東京：クインテッセンス出版，2011；80‐82.

[17] 関崎和夫. 効果的な早期歯列拡大とその限界. 日本歯科評論 2012；838：85‐95.

[18] 関崎和夫. 上顎拡大と下顎拡大を考える―効果的な早期歯列拡大とその限界―. 日本一般臨床研究会誌 2012；23：25‐39.